Semiologia e Ginástica Laboral
TEORIA E PRÁTICA

Medicina do Trabalho

A Ciência e a Arte de Ler Artigos Científicos – **Braulio Luna Filho**
A Didática Humanista de um Professor de Medicina – **Decourt**
A Questão Ética e a Saúde Humana – **Segre**
A Saúde Brasileira Pode Dar Certo – **Lottenberg**
A Vida por um Fio e por Inteiro – Elias **Knobel**
Artigo Científico - do Desafio à Conquista - Enfoque em Testes e Outros Trabalhos Acadêmicos – **Victoria Secaf**
As Lembranças que não se Apagam – Wilson Luiz **Sanvito**
Coluna: Ponto e Vírgula 7ª ed. – **Goldenberg**
Como Ter Sucesso na Profissão Médica - Manual de Sobrevivência 4ª ed. – Mario Emmanuel **Novais**
Cuidados Paliativos – Diretrizes, Humanização e Alívio de Sintomas – **Franklilin Santana**
Dicionário de Ciências Biológicas e Biomédicas – **Vilela Ferraz**
Dicionário Médico Ilustrado Inglês-Português – **Alves**
Epidemiologia 2ª ed. – **Medronho**
Gestão Estratégica de Clínicas e Hospitais – **Adriana Maria** André
Guia de Consultório - Atendimento e Administração – **Carvalho Argolo**

Outros livros de Interesse

Internet - Guia para Profissionais da Saúde 2ª ed. – **Vincent**
Medicina: Olhando para o Futuro – **Protásio** Lemos da Luz
Medicina, Saúde e Sociedade – **Jatene**
Nem Só de Ciência se Faz a Cura 2ª ed. – **Protásio** da Luz
O Que Você Precisa Saber sobre o Sistema Único de Saúde – **APM-SUS**
Patologia do Trabalho (2 vols.) 2ª ed. – **René Mendes**
Politica Públicas de Saúde Interação dos Atores Sociais – **Lopes**
Psiquiatria Ocupacional – Duílio Antero de **Camargo** e Dorgival **Caetano**
Saúde Ocupacional: Autoavaliação e Revisão – **Gurgel**
Sono - Aspectos Profissionais e Suas Interfaces na Saúde – **Mello**
Trabalho em Turnos e Noturno na Sociedade 24 Horas – **Rotemberg e Frida**
Tratado de Medicina de Urgência – **Lopes** e **Penna Guimarães**
Um Guia para o Leitor de Artigos Científicos na Área da Saúde – **Marcopito Santos**
Vias Urinárias - Controvérsias em Exames Laboratoriais de Rotina 2ª ed. – **Paulo** Antonio Rodrigues **Terra**

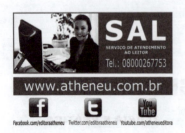

Semiologia e Ginástica Laboral

TEORIA E PRÁTICA

NADJA DE SOUSA FERREIRA

Graduada em Fisioterapia – ERRJ.
Graduada em Medicina – UNIRIO.
Especialidade em Reumatologia – CREMERJ.
Especialidade em Medicina do Trabalho – CREMERJ.
Pós-graduação em Medicina Física e Reabilitação – EPGM – Carlos Chagas – PUC-RJ.
Pós-graduação em Reumatologia – EPGM – Carlos Chagas – PUC-RJ.
Pós-graduação em Ergonomia – COPPE, UFRJ.
Pós-graduação em Metodologia do Ensino Superior – UERJ.
Mestre em Educação – UERJ.
Doutora em Educação – UERJ.
Professora Universitária Titular de Reumatologia e Neurologia Clínica – FRASCE.
Coordenadora do Programa de Iniciação Científica e Extensão Universitária – FRASCE

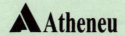

EDITORA ATHENEU

São Paulo —	Rua Jesuíno Pascoal, 30
	Tel.: (11) 2858-8750
	Fax: (11) 2858-8766
	E-mail: atheneu@atheneu.com.br
Rio de Janeiro —	Rua Bambina, 74
	Tel.: (21)3094-1295
	Fax: (21)3094-1284
	E-mail: atheneu@atheneu.com.br
Belo Horizonte —	Rua Domingos Vieira, 319 — conj. 1.104

CAPA: Paulo Verardo

PRODUÇÃO EDITORIAL: Rosane Guedes

Dados Internacionais de Catalogação na Publicação (CIP)
(Câmara Brasileira do Livro, SP, Brasil)

Ferreira, Nadja de Sousa
   Semiologia e ginástica laboral : teoria e prática / Nadja de Sousa Ferreira. -- São Paulo : Editora Atheneu, 2016.

   Bibliografia.
   ISBN 978-85-388-0698-1

   1. Doenças profissionais - Prevenção 2. Exercícios físicos 3. Fisiologia 4. Ginástica 5. Semiologia 6. Trabalhadores - Saúde I. Título.

16-02100 CDD-613.71088

Índice para catálogo sistemático:

1. Ginástica laboral : Promoção da saúde :
      Ciências médicas   613.71088

FERREIRA, N. S.
Semiologia e Ginástica Laboral – Teoria e Prática

© EDITORA ATHENEU
São Paulo, Rio de Janeiro, Belo Horizonte, 2016

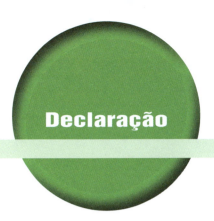

Declaração

No compromisso de divulgar informações que possam contribuir para a construção do saber, a autora utilizou ilustrações que foram extraídas da base de dados em redes informatizadas. Em cada uma delas, houve a citação da fonte onde foi identificada. Ao ser detectado algum equívoco em qualquer ilustração ou conteúdo apresentado, poderemos corrigi-los, se houver comunicação sobre o mesmo.

Declaro que todo o conteúdo aqui descrito é decorrente da construção ao longo de muitos anos de vivência pessoal e reforçado por pesquisa bibliográfica, não havendo construção de terceiros ou financiamento por pessoas jurídicas ou físicas, em nenhuma das etapas da construção do presente livro. As amostras descritas foram construídas com os dados e observações obtidas com a permissão prévia dos participantes, que foram informados e autorizaram a divulgação dos mesmos. Os dados obtidos foram consensuais, e as medidas realizadas, de característica não invasiva, restando apenas os registros de dados e imagens. Esta declaração de interesse, de modo espontâneo, tem o objetivo de agir de maneira transparente.

De tudo, ficaram três coisas:
A certeza de que estamos começando,
A certeza de que é preciso continuar e
A certeza de que podemos ser interrompidos antes de terminar.
Fazer da interrupção um caminho novo,
Da queda um passo de dança,
Do medo, uma escada,
Do sonho, uma ponte,
Da procura, um encontro.

Fernando Sabino (1923-2004)
do livro *O Encontro Marcado*

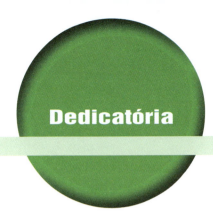

Dedicatória

Este livro é dedicado a todos que acreditam na transformação do ser humano, na mudança social, na recuperação das pessoas e do meio ambiente pela *educação*.

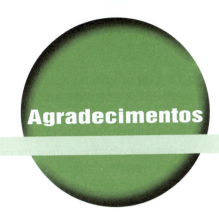

Agradecimentos

Agradecimentos são simples palavras que não traduzem a real ação de cooperação de muitos que aqui não apontei, e a esses peço desculpas antecipadas.

Agradeço a Deus, em primeiro lugar, por ter me concedido a vida e o amparo diário.

Ao meu pai, José Afonso Ferreira (*in memoriam*), pelo exemplo de vida, sempre transformando as adversidades em motivações para a construção diária do melhor. Por ter sido um homem íntegro e sábio, sempre com palavras certas para cada ocasião. E, apesar da sua ausência física, suas palavras sempre ecoam em minha mente.

À minha mãe, Maria José de Sousa Ferreira (*in memoriam*), pela fibra de trabalhar intensamente, criar os seis filhos e acolher mais de 20 crianças, manter-se bonita e elegante sempre e, ao mesmo tempo, ser profissional e praticar sempre o carinho e o amor. Muita saudade.

E a ambos, pelos ensinamentos entremeados com limite e amor incondicional, constituindo, assim, meus primeiros tesouros ao nascer.

Aos meus filhos, pela alegria de sua companhia: Rachel, pelas sugestões e carinho; e André, por ser meu anjo. Estes foram meus tesouros na adultícia. Ampliaram minha maturidade, transformando-me em "árvore frutífera".

Aos médicos do trabalho, que lutam para o bem-estar dos trabalhadores e, na maioria das vezes, não são reconhecidos por suas ações.

Ao dr. Daphnis Ferreira Souto, por ser meu pai na Medicina do Trabalho, sábio e amigo, realizou a revisão do conteúdo médico com muita dedicação.

À dra. Tula Maria Moreira, pelo profissionalismo, respeito, amizade e sugestões na organização dos conteúdos.

Ao dr. Alberto Rocha da Silva Almeida e à dra. Teresinha Yoshiko Maeda, pela leitura técnica e sugestões.

Ao dr. Salim Kanaan, pela amizade e por acreditar na presente produção.

Ao prof. MSc. José Maurício Barros Siqueira, pela revisão inicial do conteúdo de Fisioterapia.

Aos ex-alunos, hoje fisioterapeutas e amigos: Carlos Frederico da Rocha Azevedo Pinna, pelos desenhos que deram partida para as ilustrações; César da Silva Barbosa, Dário Mendonça de Farias, Monica Cirne Albuquerque e Daniel Figueiredo Carneiro, pela colaboração na aplicação prática dos exercícios nas empresas, atuando como "laboratórios" para o consolidado, aqui apresentado.

Aos colegas médicos, que ao questionarem alguma situação me fez despertar para a solução, realizando buscas na fisiologia e na semiologia.

Aos trabalhadores com os quais tive a oportunidade de aprender no "chão de fábrica", proporcionando o estímulo necessário para o meu crescimento profissional.

Esses trabalhadores *que não conheci e, talvez, nunca venha a conhecê-los, e sei que eles também não me conhecem e, talvez, nunca venham a me conhecer*, reafirmo meu compromisso de fazer o melhor dentro do conhecimento científico da época, reinterando a responsabilidade de estudar cada vez mais e manter as orientações aos profissionais, de modo direto, em aulas teóricas e práticas que ministro.

Sabendo que muitas pessoas podem ser beneficiadas com essas informações, mesmo sem saber da minha existência, continuarei a luta pelo bem-estar das pessoas.

Manterei o compromisso com a educação em suas diversas expressões, essa é uma das metas da minha vida enquanto eu a tiver e irei persegui-la.

> "São fúteis e cheias de erros as ciências que não nasceram da experimentação, mãe de todo conhecimento."
> *Leonardo da Vinci (1452-1519)*

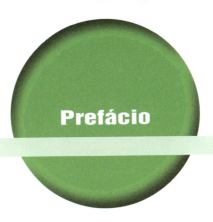

Prefácio

Ao escrever o livro *Semiologia e Ginástica Laboral – Teoria e Prática*, a dra. Nadja de Sousa Ferreira trouxe à tona questões referentes a esse tema, com a devida ordem e conceituação. Como imperativo da própria evolução desse campo especializado, já se fazia necessário estabelecer uma séria e equilibrada sistematização técnico-científica para adequar, de modo objetivo, a seleção e implantação técnica da prática de exercícios sob a forma de ginástica laboral, como elemento necessário ao desempenho das ações.

Essa orientação está sendo descrita em bases sólidas e didaticamente estruturada. E somente foi possível em decorrência do amplo conhecimento da autora, no que concerne a Anatomia, Fisiologia e Semiologia Humana, bem como pela capacitação da dra. Nadja em caminhar com desenvoltura no campo da Ergonomia, Medicina do Trabalho e Fisioterapia.

Precedida por essas referências e pela leitura dos originais do livro *Semiologia e Ginástica Laboral – Teoria e Prática* é que aceitei, com prazer, dizer que se trata de um trabalho que deve ser lido e absorvido por todos aqueles dedicados em melhorar os níveis de saúde e o estilo de vida do trabalhador brasileiro.

Parabéns à dra. Nadja, pelo resultado feliz que obteve com o seu entusiasmo e tenacidade.

Rio de Janeiro, 3 de dezembro de 2010

Daphnis Ferreira Souto
Médico do Trabalho. Professor de Medicina do Trabalho.
Chefe da Consultoria Médica da Petrobras (1958-1983).
Consultor Técnico de Empresas.
Autor de diversos livros e trabalhos em Medicina do Trabalho

"Não houve arte, ofício ou profissão
que não merecesse estudo e observação."
Ramazzini (1700)

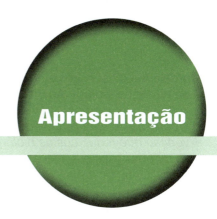

Apresentação

Esse livro é o resultado de pesquisas colocadas em prática em diversas empresas por longos anos. Os resultados obtidos foram inserindo as adaptações necessárias, até chegar ao presente formato. O título do livro procura traduzir uma ampliação das ações atuais que envolvem a ginástica laboral. É a soma da reavaliação exaustiva dos assuntos que possuem interface com os exercícios preventivos, a inclusão da semiologia e os fundamentos neurofisiológicos necessários à compreensão segura da dimensão na qual a ginástica laboral tem seu alicerce.

Para mim, este livro é como um filho. Tem seus predicados, valores e, também, defeitos. E, como filho, eu não identifiquei os defeitos, mas sei que serão identificados por aqueles que o lerem sem o devido carinho. Também como filho, desejo que cresça ao receber os comentários construtivos de seus leitores, passando, assim, a ser revisto e amadurecido, trazendo o aprimoramento em edições futuras.

Meu objetivo principal foi reorganizar o conteúdo científico pertinente aos exercícios preventivos, para que a ginástica laboral possa ser estruturada com hierarquia na seleção dos exercícios com base na semiologia e fisiologia, focada no nível de complexidade e gasto energético. Essa hierarquia orienta a seleção, facilitando o reequilíbrio e o estímulo das habilidades necessárias ao desempenho das tarefas pelos trabalhadores em seus postos de trabalho.

Apresenta um consolidado de 30 anos de vivência prática, aliado ao estudo sistemático dos exercícios preventivos nas empresas, focado no aparelho locomotor, com aplicação da ação biomecânica na ginástica laboral. A observação ao longo desse tempo, proporcionou a identificação da aplicação da semiologia e da fisiologia nas principais cadeias musculares utilizadas na execução das tarefas habituais nos postos de trabalho, na maioria das atividades profissionais. Com base nessa experiência, foi elaborada uma "matriz de exercícios" para cada função/ocupação, cujo objetivo é a promoção do reequilíbrio dos movimentos. Inserimos o planejamento e a classificação dessas matrizes de movimentos dentro dos padrões de ações musculares, adotando hierarquia neurofisiológica aplicada à ginástica laboral. Relembramos a semiologia e a fisiologia muscular básica, relacionada diretamente aos exercícios, com tabelas e classificações das seguintes habilidades: *sensibilidade, tônus, contratilidade, trofismo, arco de movimento, força muscular, elasticidade, flexibilidade* e *coordenação motora*. Sugerimos a ambientação da ginástica laboral nas empresas. Inserimos a relação administrativo-financeira dos contratos de prestação de serviços e a formação de equipe para operacionalização dos projetos de ginástica laboral. Apontamos os exercícios específicos para trabalhadores ditos normais, autônomos, grávidas, informais e pessoas com deficiência. *A ginástica laboral não é uma prática de assistência fisioterapêutica e, sim, ação diária de prevenção que reduz custos biológicos, emocionais e econômico-financeiros das pessoas, empresas e sociedade como um todo.* A nomenclatura mais adequada seria *ginástica funcional.*

Ao final dessa seleção, o planejamento dos exercícios tomará uma forma mais adequada para a prevenção de distúrbios no aparelho locomotor, causados pelo sedentarismo ou o reequilíbrio tecidual com a redução dos impactos dos processos degenerativos naturais com o passar da vida. Esse foi o motivo pelo qual foram inseridos os tópicos de sensopercepção, tônus, contratilidade, arco de movimento, força muscular, elasticidade, flexibilidade, equilíbrio, coordenação motora e planejamento administrativo da ginástica laboral.

Esclarecemos que a ginástica laboral tem compromisso com a prevenção, não sendo seu objetivo o tratamento dos desvios da normalidade em qualquer de seus graus, incluindo aqui as morbidades, sendo esses quadros próprios da atenção e procedimentos da Fisioterapia Assistencial e da Medicina.

Serão abordados quadros genéricos de pessoas portadoras de deficiências, trabalhadores obesos, anões, gigantes, patologias estabilizadas, condições nas quais os exames médicos ocupacionais reconhecem a capacidade para a execução de tarefas inerentes ao processo produtivo e são consideraram *aptos*. Todos os trabalhadores necessitam da ginástica laboral para o *reequilíbrio das cadeias musculares*, da mesma maneira que os outros trabalhadores considerados "normais".

O conteúdo aqui apresentado foi dividido em três partes:

1. A *primeira* relembra a semiologia do aparelho locomotor e a fisiologia dos exercícios, relacionando-as com as habilidades biológicas envolvidas na prática da ginástica laboral, denominada também ginástica funcional;
2. Na *segunda parte,* foram inseridas propostas de planejamentos e ações para a operacionalidade na implantação, controle, revisão e adequação da ginástica laboral na prática diária para trabalhadores ditos normais, grávidas, pessoas deficientes de causas variadas, melhor idade, trabalhadoras domésticas, teletrabalho, *home office* ou *anywhere office.*
3. E a *terceira* teve o propósito de agregar as ações de prevenção aos trabalhadores que não são amparados por força de lei, que atuam na informalidade, e os autônomos, para que possam adotar, por si só, as práticas diárias de segurança e prevenção contribuindo, assim, para uma sociedade melhor. Esses trabalhadores muitas vezes desejam adotar os mesmos procedimentos de prevenção e promoção da saúde, mas não têm acesso às informações seguras para sua prática. Essa atitude foi tomada pensando em todos os trabalhadores, sobretudo, os autônomos e informais, motivação pela qual esses capítulos foram elaborados. Assim, o objetivo em informar de maneira simples, proporciona a adoção da prática regular dos exercícios propostos como ações de prevenção e promoção da saúde. As pessoas que adotam essa prática podem alcançar o bem maior, que é a manutenção da saúde.

Os exercícios aqui selecionados não têm a pretensão de excluir outros exercícios ou esgotar sua diversificação. Mas têm foco principal nas ações de desenvolvimento do potencial individual do trabalhador e o reequilíbrio de suas cadeias musculares, reduzindo, assim, o desvio da normalidade pelo processo de envelhecimento e por qualquer causa associada aos fatores contributivos, como aumento de peso corporal, eventos adversos, morbidades e comorbidades, promovendo orientações para a ação de prevenção e manutenção da saúde, pela prática dos exercícios planejados e selecionados para cada grupo de trabalhador, respeitando as características individuais.

Nadja de Sousa Ferreira

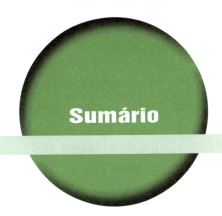

Sumário

PARTE 1
Fisiologia dos Exercícios e Breve Revisão da Semiologia

1. Introdução, *3*
2. O Homem e os Movimentos, *11*
3. Fisiologia dos Exercícios e Semiologia, *21*
4. Classificação dos Padrões Musculares, *163*
5. Efeitos Fisiológicos da Ginástica Laboral, *169*
6. Análise do Patrimônio Biológico do Trabalhador, *179*

PARTE 2
Elaboração do Programa de Ginástica Laboral

7. Breve Histórico, *185*
8. Objetivos do Programa de Ginástica Laboral, *195*
9. O Programa de Ginástica Laboral, *203*
10. Seleção de Grupos Homogêneos para Ginástica Laboral, *209*
11. Estudo do Posto de Trabalho, *215*
12. Controle Biológico na Ginástica Laboral, *221*
13. Ginástica Laboral para Trabalhadores com Morbidades Controladas, *225*
14. Etapas do Programa de Ginástica Laboral, *235*
15. Ginástica Laboral Adaptada, *249*
16. Ginástica Laboral para Trabalhadoras Gestantes, *265*
17. Ginástica Laboral para a Melhor Idade, *267*
18. Biossegurança na Ginástica Laboral, *273*

19 Ética e Sigilo Profissional na Ginástica Laboral, *277*
20 Etiqueta na Prática da Ginástica Laboral, *281*
21 Elaboração de Contrato Celetista ou Prestação de Serviço para Ginástica Laboral, *283*
22 Ginástica Laboral e Ações Integradas com a Empresa, *291*

PARTE 3
Ginástica Laboral em Ações sem Fronteiras

23 Introdução, *297*
24 Ginástica Laboral para o Trabalhador Autônomo, *299*
25 Ginástica Laboral para o Trabalhador Informal, *303*
26 Ginástica Laboral para Trabalhadores Domésticos, *305*
27 Ginástica Laboral para Trabalhadores em *Home Office*, *Flex Office*, *Anywere Office* e Teletrabalho, *307*
28 Ginástica Laboral para Mototaxista, Motofretista, Motoboy e Motofretista, *311*
29 Ginástica Laboral para Professores, *315*

30 Conclusão, *319*

Bibliografia, *323*

Índice, *353*

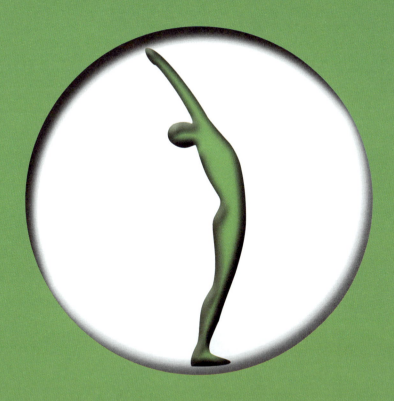

PARTE 1

Fisiologia dos Exercícios e Breve Revisão da Semiologia

"O mais difícil não é escrever muito:
é dizer tudo, escrevendo pouco."
Júlio Dantas (1876-1962)

"Toda parte do corpo se tornará sadia, bem desenvolvida
e com envelhecimento lento se exercitada; no entanto, se não
forem exercitadas, tais partes se tornarão susceptíveis às doenças,
deficientes no crescimento e envelhecerão precocemente."
Hipócrates (460-377 a.C.)

"É só com o coração que se pode ver o que é certo.
O essencial é invisível aos olhos."
Antoine de Saint Exupéry (1900-1944)

CAPÍTULO 1

Introdução

O movimento confere ao ser humano a independência para ir e vir, mudar de posturas quantas vezes desejar e ficar parado em qualquer posição anatômica. O movimento é a viga mestra para a ação biológica, promovendo o equilíbrio para a conquista da saúde. Essa capacidade gera a integração do homem com a natureza, o ambiente do trabalho, o lazer e as diversas atividades, incluindo as da vida diária, oferecendo de forma organizada o pleno exercício de suas funções e a manutenção da vida. Quando os movimentos são realizados de forma habitual, com duração de 30 minutos e com frequência mínima de cinco vezes por semana, essa ação se transforma em um dos principais elementos de prevenção que o ser humano pode lançar mão para manutenção de sua saúde. Essa prática reduz de forma significativa a probabilidade de condições de risco e alterações na integridade física e mental dessa pessoa.

A proposta do presente trabalho é promover revisão da semiologia e da fisiologia dos exercícios, aliando os principais critérios de adequações para a seleção e aplicação prática dos mesmos, para que possa ser inserida nas ações de rotina em todos os dias. Essa ação traz benefício para a pessoa e a sociedade, a curto e longo prazos, no custo emocional, físico e financeiro. A esses benefícios aliamos a proposta de uniformização de procedimentos para servir de arcabouço e orientação nas iniciativas que levem a elaboração, implantação, manutenção e controle de um "programa de ginástica laboral", dentro de uma diretriz técnica e científica que possa ser desenvolvida no âmbito das empresas ou em qualquer instituição que agregue trabalhadores.

O objetivo primordial é a apresentação, de forma organizada, da sequência fisiológica dos movimentos e posturas selecionados e planejados, estimulando o equilíbrio entre as diversas cadeias musculares, reorganizando as ações biomecânicas, estimulando de forma dosada a energia cinética e promovendo, assim, a saúde. Os exercícios selecionados por fundamentos cinesiológicos relacionam, especificamente, o predomínio dos movimentos e posturas realizadas nas tarefas inerentes ao trabalho estudado. Para isso, o estudo desse processo de trabalho deve reconhecer a frequência dos grupos musculares predominantes nas execuções de cada tarefa e suas variáveis.

Desse modo, o principal compromisso da ginástica laboral é oferecer a minimização dos efeitos negativos resultantes de impactos biomecânicos dos movimentos sobre o aparelho locomotor dos trabalhadores. Para tal, deve-se partir da análise qualitativa e quantitativa das tarefas desempenhadas nos processos de trabalho, com o registro correspondente da solicitação de tendões e músculos, os quais irão nortear a melhor seleção e a aplicação dos exercícios necessários para o reequilíbrio dessas cadeias musculares. Os movimentos são realizados por um conjunto de músculos que atuam de modo participativo, na qual cada um tem um porcentual de ação. Não existe ação isolada de um músculo, razão pela qual o trabalho da ginástica laboral deve ter como foco o padrão muscular predominante nas tarefas diárias oferecendo fortalecimento dos grupos musculares antagônicos e alongamento dos agonistas.

> O melhor exercício é aquele que resulta da utilização do maior número de fibras musculares, do maior número de músculos em ação diagonal, tangenciando os planos e eixos que dividem o corpo humano.
>
> Quanto maior o número de músculos participantes, menor o gasto energético de cada um deles e menor impacto sobre os tecidos e as superfícies articulares.

O programa proposto tem o objetivo de oferecer redução das condições adversas que redundam em queixas e riscos para os trabalhadores. Assim, o programa deve ter o compromisso de selecionar e propor a execução de exercícios de forma progressiva, para que o aparelho locomotor possa suportar frequência de movimentos como, por exemplo, estiramentos e encurtamentos musculares realizados muitas vezes ao dia com alternância de outros grupos musculares.

Lembramos que o Programa de Ginástica Laboral ou Funcional é um documento no qual há o registro das ações a serem executadas na ginástica laboral, e que essa deve ser revista, periodicamente, para ajustes necessários à compensação de grupos musculares na dependência da modificação dos postos de trabalho, redução ou aumento de tarefas ou modificação no processo produtivo.

Numa sociedade, a prevenção é a estratégia de gestão com melhores resultados. A principal ação política está centrada no investimento em saneamento básico, em segundo lugar, a vacinação de toda a população obedecendo aos calendários propostos pela OMS e, em terceiro, a prática de exercícios físicos de forma habitual e com adequação individual. Nesse caso, os exercícios inteligentes e planejados para cada grupo homogêneo de praticantes (GHP) têm maior condição de promover ação profilática, minimização no processo de envelhecimento e redução da gravidade das morbidades crônicas.

CONCEITOS E DEFINIÇÕES

A *ginástica laboral* é uma *terapia preventiva* com fundamentação fisiológica e organizada em *três diretrizes básicas*:

Movimentos selecionados e planejados

Os *movimentos* indicados devem ser os "compensadores", ou seja, aqueles que vão estimular o reequilíbrio das cadeias musculares, levando ao menor gasto energético e favorecendo o relaxamento dos grupos mais solicitados.

Posturas adequadas

As *posturas adequadas* são aquelas que respeitam os padrões fisiológicos e usam as sequências da aquisição neurofisiológica. Tem seu início ainda no útero materno, com a redução significativa da ação da gravidade sobre o corpo. A experiência de resposta à ação da gravidade tem seu início no primeiro dia de vida até a morte. Do período de nascimento até por volta dos dois anos de idade essas posturas mudam com o objetivo de dar independência à pessoa, até ficar de pé, andar e correr. Estas posturas e suas transferências encontram-se bem descritas nos trabalhos do casal Bobath (1978; 1984 e 1989).

Técnicas de relaxamento

As técnicas de *relaxamento* devem ser entendidas como uso de grupo muscular compensatório com tempo mais longo e o uso dos padrões "espreguiçar" em todos os momentos, ou seja, ao iniciar e finalizar a ginástica laboral. Podendo e devendo essa prática ser ampliada no momento de *acordar*, ao *iniciar alguma tarefa* ou em períodos de *pausas* ou *micropausas* no ambiente de trabalho.

Devemos lembrar que a ginástica laboral é uma ação preventiva apoiada nas três diretrizes, ilustrada pelo banco de três pernas (Figura 1.1). Cada um dos apoios, ou pernas de sustentação, representa a construção da ginástica laboral. Quando qualquer

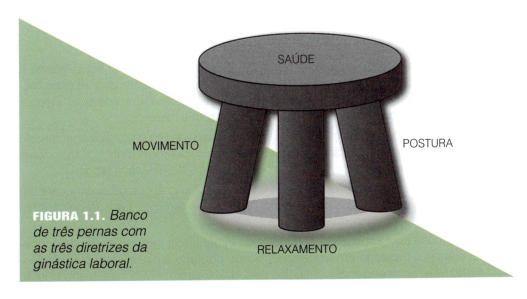

FIGURA 1.1. *Banco de três pernas com as três diretrizes da ginástica laboral.*

uma delas é alterada, há indução da quebra de homeostasia e, com a permanência dessa situação, haverá a instalação de alterações que propiciam o aparecimento de doenças na pessoa.

Essa orientação é utilizada nas empresas há muitos anos, porém a conscientização de seus benefícios é relativamente recente.

Os principais benefícios que os movimentos podem trazer aos trabalhadores são descritos a seguir:

1. Alongar grupos musculares para evitar sobrecarga de outros grupos musculares em algumas posturas;
2. Fortalecimento muscular para prevenção da redução de força em longo prazo;
3. Estímulo à manutenção da memória sensorial reduzindo alterações das mesmas;
4. Uso da coordenação motora para realimentação do *esquema corporal, reduzindo os erros humanos na realização das tarefas diárias*;
5. Vivência de situações de *equilíbrio estático e dinâmico* para redução das alterações dessa habilidade na execução de tarefas, principalmente em trabalhos em altura;
6. Esse conjunto de benefícios *age retardando as alterações degenerativas nos tecidos ósteo-músculo-tendinosos* associadas à melhora da cognição, uma vez que o aprendizado contribui para a redução dessa situação.

Atualmente, não basta fazer o que é correto e legal. Tudo o que for elaborado e aplicado deve ter registro com *evidências*, através de *relatórios, fotografias e filmes* das práticas implantadas pela empresa em um "Programa de Ginástica Laboral". Essa prática deve ser sistematizada, para que haja formação de hábitos e melhora da condição do trabalhador.

> A ginástica laboral pode ser considerada como um alimento para o aparelho locomotor e o cérebro do trabalhador.

O "Programa de Ginástica Laboral" traz a seleção específica dos exercícios, podendo ser denominado de seleção de "exercícios inteligentes" dando norteamento às ações de prevenção relacionadas ao aparelho locomotor.

Na *primeira parte* desse trabalho, a revisão da fisiologia dos exercícios, aliada à semiologia, fornece os fundamentos necessários ao entendimento dos critérios técnicos essenciais para a elaboração da ginástica laboral, assim como suas etapas, prioridades, adequações especiais e gerenciamento dos mesmos.

Na *segunda parte*, a descrição dos aspectos básicos de um programa direcionado à prevenção é aliada à sugestão de roteiros técnicos, incluindo a matriz de exercícios e seus graus de complexidade que compõe a atividade de ginástica laboral.

Na *terceira parte*, foi inserida sugestão com exemplos práticos de exercícios para alguns ramos de atividades. Assim como orientações simples para trabalhadores autônomos, domésticos, informais e outros.

As descrições aqui contidas trazem parte da experiência pessoal aliada ao conhecimento científico baseado em evidências, sendo adotada a classificação de evidências, certezas e recomendações descritas pelo U.S. Department of Health and Human

Services. Agency for Healtcare and Quality Advancing Excellence in Heath Care. The guide to clinical preventive services – Recommendations of the U.S. Preventive Services Task Force, 2009, transcrita na Tabela 1.1.

Há um tipo propagado de exercícios, que muitas vezes é desenvolvido em algumas empresas de forma *descontinuada ou desordenada*. Algumas delas só apresentam a ginástica laboral em *datas festivas*, como em SIPAT e outros tipos de comemorações com grande visibilidade. Sua prática pode ser classificada como lazer, apresentação promocional ou até motivacional. Essa modalidade não pode ser reconhecida como programa de "ginástica laboral".

É preciso enfatizar que o ponto de partida para elaboração do "Programa de Ginástica Laboral" é a fundamentação em análises detalhadas do posto de trabalho,

TABELA 1.1. Classificação de evidências, certezas e recomendações do U.S. Department of Health and Human Services

Evidência	I	Evidência obtida de, no mínimo, um estudo adequadamente delineado, isto é, aleatorizado e controlado.
	II1	Evidência obtida de estudo adequadamente delineado, mas sem aleatorização.
	II2	Evidência obtida de estudos analíticos, isto é, coorte ou caso-controle, preferencialmente de mais de um centro ou grupo de pesquisa.
	II3	Evidência obtida de medidas de séries múltiplas de tempo, independente de intervenção. Os resultados de estudos não controlados também podem ser considerados neste nível de evidência.
	III	Opinião de autoridades respeitadas, baseadas em experiência clínica, estudos descritivos ou registros de comitês de especialistas.
Certeza	Alta	Evidências disponíveis que incluem resultados consistentes de estudos bem delineados e com populações representativas.
	Moderada	Evidências disponíveis são suficientes para avaliar os efeitos sobre a saúde, mas a confiança é abalada pelo número, tamanho ou qualidade dos estudos isolados.
	Baixa	Evidências disponíveis são insuficientes para avaliar os efeitos sobre a saúde.
Recomendações	A	O exercício é recomendado, pois existe elevada certeza de que o benefício é expressivo.
	B	O exercício é recomendado, pois existe elevada certeza de que o benefício é moderado ou existe moderada certeza de que os benefícios decorrentes são também moderados.
	C	O exercício é rotineiramente recomendado e os benefícios são moderados a pequenos.
	D	O exercício não é recomendado, pois não existem benefícios identificados e os riscos são altos.
	I	Evidências disponíveis insuficientes, ausência de qualidade e benefícios não comprovados.

quanto à participação dos movimentos e posturas adotadas pelo trabalhador, na maioria do tempo real de atuação profissional. Os movimentos devem ser identificados, classificados quanto a sua predominância temporal nas tarefas desempenhadas. Isso feito, é possível o planejamento dos exercícios, levando-se em consideração cada tipo de função, ocupação ou atividade.

O trabalho aqui apresentado não se detém ao modo operatório dos exercícios. Sugerimos a avaliação de critérios específicos para fundamentar a seleção e elaboração do planejamento de uma matriz que possa promover o aproveitamento e utilização dos exercícios dentro de uma programação preventiva. Que possa ser ratificada e retificada com base técnico-científica, transformando os "simples" exercícios em "exercícios inteligentes" que irão compor a *ginástica laboral* de maneira dinâmica, com mudanças periódicas que forem necessárias.

Por outro lado, não nos reportamos a toda gama de iniciativas que os meios de comunicação fazem, intensa e permanentemente, sobre esse tema. Desejamos ressaltar a preocupação de muitas entidades e profissionais qualificados com a utilização de programas descompromissados sem o devido planejamento técnico dos exercícios. Muitos desses exercícios são realizados de forma inadequada, colaborando para as disfunções do corpo humano. Por outro lado, cada vez mais há redução das profissões e ocupações que utilizam o trabalho muscular aliado ao transporte manual de cargas ou ao esforço físico. Essa redução se deve a inserção de novos instrumentos tecnologicamente criados (*pallet*, equipamentos hidráulicos, mecânicos, eletrônicos com sistemas de tração ou similares). Esses equipamentos têm como compromisso a redução dos riscos de acidentes no trabalho. Em contrapartida, o número de atividades ligadas à monotonia, com o predomínio do sedentarismo, teve aumento significativo. Esse sedentarismo é agravado em pessoas de faixa etária mais elevada, podendo levar à sarcopenia (diminuição da massa muscular magra) que por sua vez irá reduzir a força muscular, facilitando as quedas da própria altura.

Essa transformação relacionada aos tipos de atividades, ora presentes, no mundo do trabalho, impõe a crescente redução da utilização dos músculos, tornando-os hipotróficos, com pouca resistência à fadiga e favorecendo o acúmulo de gordura e presença de fadiga fácil que, muitas vezes, está associada ao aumento de peso corporal, triglicerídeos e colesterol.

Logicamente, essas modificações levam, entre outras alterações, a instalação de *quadros de desconforto* que evoluem para *quadros álgicos*, mesmo na *ausência de patologias*. Reforçando a necessidade da prática de exercícios, incluímos aqueles recomendados nesse trabalho. Também procuramos traçar orientação de como obter financiamentos para a implantação e manutenção do programa de ginástica laboral, como fonte de equilíbrio da saúde humana decorrente da melhor adaptação ao trabalho.

A *ginástica laboral* é uma técnica que está inserida na *Fisioterapia do Trabalho* e esta, por sua vez, pertence à *Fisioterapia Preventiva*, a qual tem abrangência ampla envolvendo o ser humano em todas as suas fases cronológicas e podendo usar vários tipos de recursos para efetivação de seu objetivo que, como o nome diz, é ação preventiva com vínculo na promoção da saúde. Desse modo, a ginástica laboral torna-se um instrumento para o aumento da produtividade, sendo promovido de "despesa" a "investimento" na saúde.

Apresento minha própria experiência profissional como contribuição para difusão desse conteúdo. O principal objetivo está ligado ao acesso às informações para fundamentação das ações de seleção técnica dos exercícios mais apropriados para cada trabalhador.

Espero receber sugestões e observações que possam servir de estímulo à ampliação do presente trabalho. Que possam surgir novas pesquisas e experiências, uma vez que o domínio pleno desse conhecimento ainda não se esgotou.

CAPÍTULO 2

O Homem e os Movimentos

"A vida é um fluxo constante de energia
e a linguagem do corpo é a linguagem da vida."
Weil e Tompoakow (1999)

O movimento é expressão de vida e seu início é a geração da energia cinética em cada célula germinativa, por ocasião da fecundação. Esse fenômeno tem sua continuidade na atuação do transporte de íons pelas membranas celulares, construindo efeito em cascata que, a nosso ver, marca o início dos movimentos existentes nos órgãos e sistemas, característicos em cada ser vivo. A *força cinética* é mais bem representada pelo aparelho locomotor, que permite a relação entre o homem e seu meio ambiente, no qual vive e convive com todas as espécies de informações.

Essa é a razão pela qual ressaltaremos a relação integradora entre o homem e seus movimentos. Para melhor entendimento do papel desempenhado pelos exercícios programados, foi inserida descrição concisa dos principais critérios fisiológicos que geram os movimentos e seus desvios, com o objetivo de promover a identificação da interface desses movimentos com a ação do trabalho em cada uma de suas tarefas.

É desejo permanente do ser humano ter uma vida cada vez mais equilibrada do ponto de vista da conservação da força e da energia biológica. Nesse propósito, a evolução tecnológica, as descobertas e os inventos tiveram a preocupação e o propósito de "fazer pelo homem" tudo aquilo que o levasse a redução do uso de sua força e deixasse tempo livre para que houvesse o "aproveitar melhor a vida". Nessa ação, o homem acumulou mais afazeres e deixou de praticar o esforço físico levando ao acúmulo de peso corporal e suas consequências.

Na história da humanidade o trabalho braçal sempre fez parte das tarefas diárias. Com a Revolução Industrial essas atividades foram reduzidas em quantidade e intensidade. Cada ano que passa a pessoa utiliza menos seus movimentos e reduz sua força física, exceto para os atletas.

Mellerowicz & Franz (1981) declararam que há cem anos o gasto energético humano poderia ser quantificado em 90% de sua força muscular, e nos dias de hoje não chega a 1%. Essa redução é identificada no crescente nível de obesidade, fadiga fácil, indolência e ausência de motivação para o movimento, que vem atingindo, cada vez mais, pessoas acima de 60 anos e aumentando o sedentarismo nas faixas etárias mais baixas, criando um "exército de cansados" com taxas elevadas de colesterol, triglicerídeos, glicose e outras disfunções.

O ser humano é exercício-dependente. A ação do movimento gera energia cinética que pode ser reconhecida em diversos aspectos, ou seja, por um único evento ou *única ação* biomecânica ou *por várias*, com *alta ou baixa frequências*, *alta ou baixa intensidades*, variações angulares, tecidos com poder de absorção maior ou menor dos impactos, podendo trazer respostas orgânicas *favoráveis* ou *danosas* em graus variados, chegando à *morte* em algumas situações.

> Quando os movimentos são de baixa intensidade e frequência, podem facilitar a instalação de patologias pela redução significativa da capacidade funcional do ser humano.

A demonstração da relação entre a frequência e a intensidade, traz a adaptação às ações biomecânicas, energia cinética e probabilidade da resposta orgânica. Muitas vezes, os movimentos e posturas geradores da energia cinética são reconhecidos como riscos ergonômicos e muitas vezes são fatores de benefícios.

Risco ergonômico é mais bem conceituado como *fator ergonômico* nas suas diversas formas. Aqui entendemos como a resultante das ações biomecânicas na execução dos movimentos, posturas e transferências de posturas, nas quais é gerada a energia cinética. Como tudo na vida, o equilíbrio é a tradução do estímulo com homeostasia e saúde, incluindo os movimentos, as posturas e as transferências de posturas.

A *ausência do fator ergonômico* ou risco zero ergonômico só é possível na ausência do trabalho humano. Os extremos como a *redução severa do fator ergonômico*, ou seja, ação biomecânica de *baixa frequência* comparável com a inatividade promove alterações orgânicas significativas e seu *excesso* também é verdadeiro agente de desvios da normalidade.

Os quadros apresentados a seguir reúnem as situações mais comuns no qual o *fator ergonômico* participa de modo mais ativo durante a realização dos movimentos e sua ação biomecânica diária.

- **Preto** representa o luto pela morte;
- **Roxo** – situações que, na maioria das vezes, extravasa o sangue e traz lesões de grande porte com recuperação lenta podendo, na maioria dos casos, deixar sequelas irreversíveis;
- **Amarelo** – atenção com o quadro clínico, deve ser modificado, se houver manutenção, e poderá evoluir para o vermelho-arroxeado;
- **Verde** – situação de equilíbrio orgânico – ideal;

O Homem e os Movimentos

- **Marrom** – quadro com alterações transitórias e que revertem com repouso de poucas horas e recuperam totalmente em curto prazo;
- **Vermelho vivo** – situação que traduz risco devendo ser modificado assim que possível, mas que não traz alterações teciduais imediatas, só em longo prazo e com manutenção dos estímulos mecânicos com característica de repetitividade.

A Tabela 2.1 apresenta a Classificação I para fator ergonômico por movimento e/ou ação biomecânica com energia cinética em evento único de grande intensidade. A Tabela 2.2 apresenta a Classificação II para fator ergonômico por movimento/ação biomecânica com energia cinética de evento único de intensidade moderada. A Tabela 2.3, a Classificação III para fator ergonômico por movimento/ação biomecânica com energia cinética de evento único de baixa intensidade; a Tabela 2.4, a Classificação IV para fator ergonômico em movimentos e/ou ações biomecânicas com energia cinética em eventos múltiplos, suas variações de intensidade, iniciando com hipossuficiente até intensidade moderada. Por fim, a Tabela 2.5 apresenta a Classificação V para fator ergonômico com variação da frequência dos movimentos por segundos.

TABELA 2.1. Classificação I: fator ergonômico por movimento e/ou ação biomecânica com energia cinética em evento único de grande intensidade

ENERGIA CINÉTICA	EVENTO ÚNICO
Grave	Amputações
	Fraturas expostas e múltiplas
Gravíssimo	Morte

Fonte: Nadja Ferreira, 2007.

TABELA 2.2. Classificação II: fator ergonômico por movimento e/ou ação biomecânica com energia cinética de evento único de intensidade moderada

ENERGIA CINÉTICA	EVENTO ÚNICO
Moderado	Ruptura de vísceras, músculos e ligamentos
	Luxações e entorses grau III
	Hérnias viscerais traumáticas
	Hérnias discais traumáticas

Fonte: Nadja Ferreira, 2007.

TABELA 2.3. Classificação III: fator ergonômico por movimento e/ou ação biomecânica com energia cinética de evento único de baixa intensidade

ENERGIA CINÉTICA	EVENTO ÚNICO
Baixa intensidade	Subluxações
	Entorses graus I e II
	Distensões musculares, capsulares e ligamentares
	Escoriações

Fonte: Nadja Ferreira, 2007.

Nota: Os eventos únicos são relacionados aos acidentes de qualquer natureza. Possuem resposta imediata. Em geral, são relacionados aos acidentes de trabalho, trajeto e domésticos.

As cinco classificações aqui apresentadas, inserem situações diferentes no reconhecimento do *fator ergonômico* como fator de necessidade ao bom funcionamento do organismo ou de agressão ao mesmo. Pela apresentação dos graus de lesão, os exercícios só devem ser aplicados em pessoas com situações das tabelas de

TABELA 2.4. Classificação IV: fator ergonômico em movimentos e/ou ações biomecânicas com energia cinética em eventos múltiplos e suas variações de intensidade, iniciando com hipossuficiente até intensidade moderada

ENERGIA CINÉTICA	EVENTOS MÚLTIPLOS
Hipossuficiente	Hipotrofia muscular e osteopenia
Necessária	Fixação de proteínas nos músculos Normaliza massa óssea Reduz triglicerídeos, colesterol e glicose Induz ao sono normal
Risco leve	Desconforto que cessa com sono ou repouso
Risco moderado	Dores musculares que cessam com repouso

Fonte: Nadja Ferreira, 2007.

TABELA 2.5. Classificação V: fator ergonômico com variação da frequência dos movimentos por segundos

MOVIMENTOS POR MÚSCULO OU GRUPOS MUSCULARES POR SEGUNDOS	CLASSIFICAÇÃO DA FREQUÊNCIA DOS MOVIMENTOS MUSCULARES	CONSEQUÊNCIAS CLÍNICAS
Movimentos com repouso intercalar de 10 minutos ou mais	Baixa comparada à inatividade	Hipotrofia, redução da força muscular, da percepção barestésica, háptica, desconforto e/ou dor. Aumento da glicose, colesterol e triglicerídeos
Movimentos com intervalos de repouso de 2 minutos	Baixa para a atividade	Comportamento igual à inatividade
Movimentos com intervalos de 1 minuto e 30 segundos	Moderada	Ação ideal para manutenção da saúde
Movimentos de grupos musculares diferentes a cada 50 segundos	Alta	Sobrecarga muscular com necessidade de rodízio de tarefas e pausas de 10 minutos a cada 50 minutos
Movimentos dos mesmos grupos musculares a cada 30 segundos sem mudança angular, troca de grupos musculares, ausência de micropausas e/ou pausas	Repetitividade	Realização de tarefas com rodízio após 50 minutos com 10 minutos de pausa e ginástica laboral para equilíbrio das cadeias

Fonte: Nadja Ferreira, 2007.

classificação IV e V, com a seleção dos exercícios para a compensação e estímulo ao reequilíbrio orgânico. Lembrando que *os exercícios devem, ao final do dia, levar à fadiga leve*, sem causar alterações teciduais. Essa sequência fisiológica deve ser obtida para que haja sono espontâneo com qualidade, despertar também espontâneo e com disposição para realizar atividades.

Fadiga é necessária à saúde. Os metabólitos gerados na fadiga estimulam a reparação tecidual que é realizada no *sono* profundo, proporcionando a restauração física e mental (Nadja Ferreira, 2007).

> "*As ações biomecânicas não são acumulativas*" e "*a melhor postura é a próxima*" essas afirmações vêm sendo ratificadas na prática. (Nadja Ferreira, 1996)

Dessa maneira, o desenvolvimento humano vem sendo aprimorado dia a dia e os instrumentos, equipamentos e sistemas de trabalho, que promoveram a redução das atividades físicas, levam o homem a usar cada vez menos sua musculatura, sendo necessário o reequilíbrio pela ação dos exercícios de forma antagônica aos movimentos realizados em suas tarefas. Analisando tal situação, urge repensar a necessidade da realização dos movimentos de forma habitual e contínua, como uma *ação inadiável* para a manutenção da saúde com capacidade funcional e independência pessoal.

A capacidade funcional é classificada por diversos autores e organizações, sendo a mais expressiva a CIF – Classificação Internacional de Funcionalidade, Incapacidade e Saúde, criada pela Organização Mundial de Saúde, com publicação experimental em 1980 e tradução para o português em 2001, e revista em 2004.

Aqui, apresentamos as atividades humanas de forma geral, agrupadas em três grandes blocos de atividades, sem levar em conta as restrições mentais e/ou físicas das pessoas.

ATIVIDADES DA VIDA DIÁRIA (AVD)

As AVD são atividades desenvolvidas para o autocuidado pessoal e de sua residência. As mais comuns são as tarefas realizadas no dia a dia, que produzem gasto energético e evitam perdas mínimas da massa muscular, porém, não são suficientes para a manutenção do corpo humano no estado de equilíbrio ideal. Para que o equilíbrio possa ser processado, há necessidade da complementação com atividades físicas usando para isso a fase aeróbica dos exercícios eliminando, dessa forma, substâncias desnecessárias ao organismo promovendo a homeostase, ou seja, o equilíbrio do meio interno do organismo humano com o do ambiente natural, onde trabalha e vive. São exemplos de AVD, a locomoção, a alimentação equilibrada e suficiente, a manutenção da higiene corporal: tomar banho, escovação dos dentes, corte de unhas, lavagem de cabelos e outras. Nas atividades da vida diária também se incluem os cuidados com o ambiente próximo, aqui representados pela limpeza dos utensílios de cozinha, roupas pessoais e de casa, além de acrescentar as atividades de armazenamento e elaboração de alimentos, e tantas quanto forem necessárias para a manutenção da vida. A diferença entre a atividade de cozinhar, classificada como atividade da vida diária e essa mesma atividade vinculada a de vida profissional, está no tempo de sua realização e no seu vínculo financeiro.

A atividade de vida diária é realizada em tempo variável, flexível e não possui remuneração. A mesma tarefa quando desempenhada de forma profissional, possui período de tempo de execução, remuneração e, algumas vezes, aumento do tempo de execução por horas extras. As Figuras 2.1 e 2.2 apresentam exemplos de atividades de vida diária. Exemplo: cozinhando, na maioria das vezes essa tarefa é realizada na postura de pé, tendo ações principais nos membros superiores, seguidas pela coluna cervical e dorsal alta.

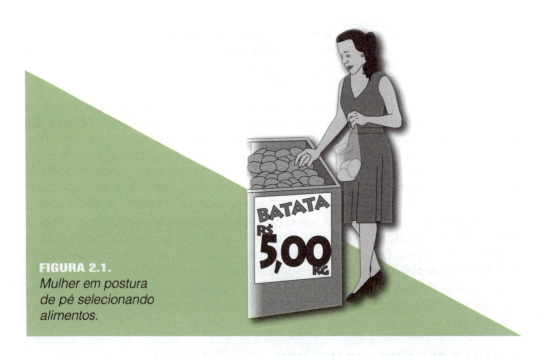

FIGURA 2.1.
Mulher em postura de pé selecionando alimentos.

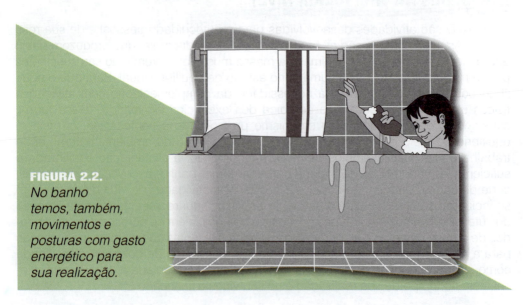

FIGURA 2.2.
No banho temos, também, movimentos e posturas com gasto energético para sua realização.

ATIVIDADES DA VIDA PROFISSIONAL (AVP)

As AVP são atividades desenvolvidas com a finalidade de gerar o próprio sustento e de seus dependentes. Por isso, ao realizar uma determinada função/ocupação com vínculo de especialização/profissionalização ou em múltiplas tarefas, a observação dos grupos musculares é de grande importância em relação ao tempo de ação e pausa. A finalidade de prover o sustento pessoal vincula a ação cotidiana, envolve a responsabilidade, relações interpessoais e a emoção, fatores que potencializam ou reduzem as respostas do aparelho locomotor. A maioria dessas atividades, na atualidade, não depende mais da realização de movimentos vigorosos ou do transporte de carga/peso. Esse fato acarretou a redução das atividades classificadas como "pesadas", que são substituídas por empilhadeiras, paleteiras, pontes rolantes, carrinhos e outros mecanismos, reduzindo, assim, a soma final de atividades físicas e levando ao aumento de tecido adiposo, níveis elevados de triglicerídeos, colesterol e glicose.

Como exemplo de tarefas em uma determinada ocupação, podemos destacar: encaixar pinos em uma peça de madeira, recortar papéis em tamanho "A4", encher vasilhames com produtos diversos, soldar fios, e assim por diante. São essas as atividades que constituem o principal alvo de um programa de exercícios preventivos no trabalho, dada a quantidade de pessoas engajadas . Essa é a razão pela qual procuramos entender melhor os aspectos psicológicos, fisiológicos, neuroendócrinos, sociais e outros, com a finalidade de ajustar e fundamentar o planejamento dos exercícios que compõem tal programa. Os exercícios serão orientados quanto ao seu modo de execução e tempo destinado aos mesmos, além da frequência na prática diária.

Situação interessante que deve ser ressaltada é aquela ocupação que utiliza o computador como instrumento de trabalho (Figura 2.3). Nesse caso, há predominância da postura sentada, com contração prolongada de toda musculatura da cintura escapular e coluna cervical, para que haja a liberação dos movimentos finos de coordenação motora de ambas as mãos. Em segundo plano, há participação dos movimentos dos membros superiores como um todo, ocorrendo de forma concomitante à dificuldade do retorno venoso de origem mecânica.

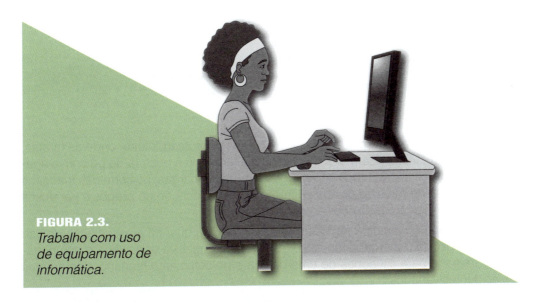

FIGURA 2.3.
Trabalho com uso de equipamento de informática.

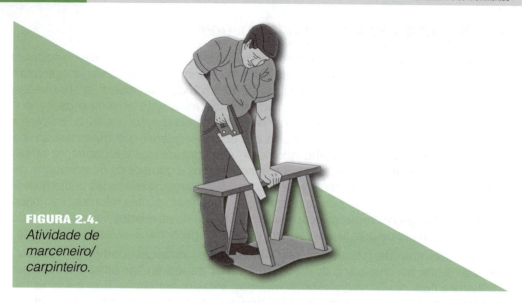

FIGURA 2.4.
Atividade de marceneiro/ carpinteiro.

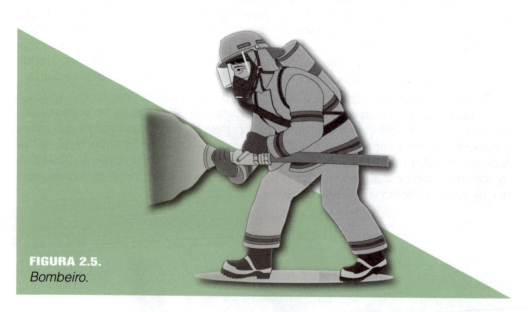

FIGURA 2.5.
Bombeiro.

Na Figura 2.4 destacamos a atividade de marceneiro/carpinteiro, onde as tarefas, predominantemente, utilizam a força muscular alternando a postura de pé com a agachada. Essa força é solicitada no transporte manual de cargas, no corte das madeiras para realização do trabalho ou nos encaixes com a colocação de pregos e parafusos necessários à fixação das peças.

Já na Figura 2.5 temos a atividade do bombeiro, na qual há a associação do uso da força muscular, coordenação motora fina, ação cognitiva específica e comportamento treinado para situações de emergência e de sofrimento humano, decorrentes de acidentes variados.

ATIVIDADES DA VIDA DO LAZER (AVL)

As AVL são movimentos e posturas adotados com o objetivo de desenvolver as atividades vinculadas a um tipo de lazer visando obtenção de satisfação pessoal. Quando o lazer for exercido profissionalmente, será excluído deste enquadramento e tratado como ocupação especial, dentro das atividades da vida profissional. A escolha de uma atividade esportiva ou outra atividade de lazer, em geral, depende da condição social ou econômica da pessoa. A maior parte dos trabalhadores realiza a escolha de uma modalidade de lazer dentre aquelas oferecidas de forma gratuita na comunidade, e são raras as escolhas por habilidade específica ou motivação pessoal. Na maioria das vezes as atividades de lazer ficam restritas ao futebol, vôlei, basquete, trilha com bicicleta, soltar pipa, jogo de botões e carteado, com pouca solicitação de exercícios aeróbicos, deixando em desequilíbrio as funções orgânicas.

Podemos apontar situações em que o gasto energético pode chegar à fadiga ou ser apenas de baixo gasto: segurar vara de pescar apoiando-a em lugar seguro por várias horas, aguardando a mordida do peixe na isca; no futebol, no lugar de conduzir a bola com os pés, correndo e driblando outros jogadores para, finalmente, chutar para a área do gol, realizar apenas passos curtos; usar agulhas de tricô para criar peças do vestuário.

Como exemplo, temos as Figuras 2.6, 2.7 e 2.8, de prática de exercícios como lazer, nas atividades de esportes, dança e artes cênicas.

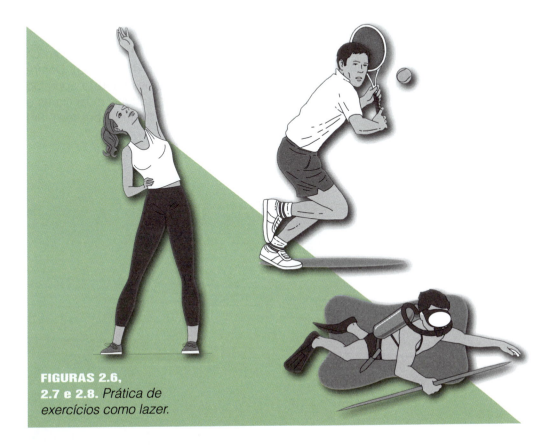

FIGURAS 2.6, 2.7 e 2.8. *Prática de exercícios como lazer.*

TABELA 2.6. Exemplo de atividades da vida diária e sua ocupação porcentual média

HORAS/DIA	TIPO DE ATIVIDADE	GRUPO DE ATIVIDADE	PORCENTUAL (%)
3 h	TV, futebol, computador	AVL	12,5
3 h	Estudo	AVD	12,5
3 h	Deslocamento – trânsito	AVD	12,5
6 h	Sono	AVD	25,0
9 h	Trabalho	AVP	37,5
Total 24 h			100

Fonte: Nadja Ferreira, 2000.

As atividades humanas estão distribuídas em três grandes grupos e na seguinte sequência: atividades da vida diária (AVD), atividades do lazer (AVL) e atividades profissionais (AVP). Cada um dos componentes dessa esquematização tem diferente porcentual de distribuição na vida diária durante o período de 24 horas, que se modificam conforme a faixa etária. Para exemplificar, observe a Tabela 2.6.

Tomando como base um adulto jovem, em atividade remunerada e carteira assinada com base na Consolidação das Leis Trabalhistas (CLT) e inserido em atividade escolar como atividade da vida diária (AVD). Podemos distribuir nas horas dos dias da semana, de segunda a sexta-feira, os seguintes porcentuais: 50,0% em AVD, 12,5% em AVL e 37,5% em AVP.

As atividades humanas possuem variações em relação às integrações com os diversos tipos de inteligências individuais, segundo Howard Gardner (1985). Dentre essas atividades, a ginástica laboral tem como objetivo as ações sobre o aparelho locomotor com a integração, associação e compensação das cadeias musculares e sua interface com as ações cognitivas e emocionais. Lembrando que a pessoa é um ser "múltiplo" e, ao mesmo tempo, único.

CAPÍTULO 3

Fisiologia dos Exercícios e Semiologia

"O que sabemos é uma gota, o que ignoramos é um oceano."
Isaac Newton (1642-1727)

"Se o espírito não trabalhar junto com as mãos, não existe arte."
Leonardo da Vinci (1452-1519)

INTRODUÇÃO

Relembraremos com maior ênfase os aspectos básicos da fisiologia e da semiologia, para que haja uma relação expressiva na indentificação dos movimentos e posterior seleção, por analogia, dos exercícios na aplicação prática da ginástica laboral. Sabemos, no entanto, que muitos outros aspectos semiológicos e fisiológicos estão envolvidos. Mas antes é preciso enfatizar a importância desses aspectos nos exercícios, com objetivo específico de prevenção em doenças no trabalhador relacionadas ao aparelho locomotor mesmo que estas não guardem relação ocupacional, o mais importante é a promoção da saúde dessas pessoas.

A vitalidade vai sendo reduzida com o passar dos anos, e muitos trabalhadores, mesmo saudáveis, passam a apresentar menor quantidade de força, de elasticidade, da amplitude articular e de outras habilidades biológicas que involuem com o processo de envelhecimento que, na atualidade, é longo e o será cada vez maior. Muitos trabalhadores com mais de 35 anos e que adotaram o sedentarismo necessitam dos benefícios que os exercícios podem proporcionar, minimizando a redução natural. Para os trabalhadores portadores de doenças crônicas estabilizadas, essa necessidade se torna maior e, quando adotada de maneira habitual, promove a transformação no corpo humano como um todo, estimulando melhoras significativas no estado físico e no emocional. Tomando como verdade os benefícios dos exercícios, podemos falar que a *saúde é o maior patrimônio intangível da pessoa humana* e que parte do patrimônio das empresas está focada no potencial humano. A adoção da prevenção por ação dos exercícios habituais nessas instituições, por meio da ginástica laboral, passa a ser ação de investimento e deve ser cuidada como critério relevante nas relações trabalhistas, podendo ser incluída como um dos benefícios obrigatórios concedidos pelo empregador e inserido no acordo coletivo.

Assim, a implantação e manutenção do *programa de ginástica laboral* é, na realidade, um valioso investimento de curto prazo para a empresa, ao contrário da opinião daqueles que visualizam sua prática como despesa, modismo ou até como sinal de adoecimento em massa pela presença do risco ergonômico.

Definimos a *ginástica laboral* como um conjunto de exercícios previamente selecionados para promover o reequilíbrio das cadeias musculares em ação preventiva. A prevenção não pode ser confundida com a *assistência fisioterapêutica* que atua no tratamento de sequelas transitórias, nas definitivas e em morbidades ativas. *A ginástica laboral não pode ser aplicada como se fosse assistência fisioterapêutica. São duas ações diferentes, que utilizam os exercícios como linha principal de ação, mas com técnicas de seleção e execução diferentes.*

Há uma ligação "quase automática" pelos leigos nesse assunto, quando se fala em ginástica laboral ela é associada às doenças ocupacionais, principalmente na esfera judicial e nas políticas de implantação dessa prática na empresa. Na realidade, o *fator ergonômico existe onde houver vida e movimentos*. Quando o trabalho é realizado em processo fechado, automatizado ou executado por robótica, na ausência direta do ser humano, não haverá fator ergonômico. O fluxo da instalação e a relação da probabilidade do fator ergonômico podem ser apontados como causa de morbidade, mas ele está, no máximo, associado aos fatores contributivos. *A probabilidade é igual a zero quando não há trabalho humano*. O aumento dessa porcentagem deverá ser calculado de forma indireta, levando em conta ser um fator contributivo e *não causal* do movimento humano. Deve ser ressaltado que a linha base da pesquisa está ancorada na *história natural da doença*. Critério inquestionável em qualquer lugar do mundo, com aspectos iguais ou diferentes, a doença é sempre a mesma razão pela qual a linha de base é a *história natural da doença* (redundante de propósito).

O esclarecimento desse conjunto de ações pode ser entendido pela sequência dos conceitos descritos a seguir:

1. O *fator ergonômico* resulta dos movimentos;
2. A sequência de movimentos compõe as inúmeras *ações biomecânicas*;
3. Estas *ações biomecânicas*, por sua vez, geram *energia cinética* de intensidade e frequência variadas;
4. Essa *energia cinética* pode ser *única ou múltipla*, com *intensidade hipossuficiente e variações intermediárias até a hipersuficiente (gravíssima)*, que pode causar a *morte* da pessoa, antes do impacto do trauma direto contra algum objeto ou ambiente;
5. Essa *energia cinética*, como tudo em nosso corpo, quando está em níveis tanto acima como abaixo do considerado ideal (normal) traz consequências desfavoráveis ao ser humano, alterando o equilíbrio ou homeostasia;
6. Quando há equilíbrio cinético, há homeostasia orgânica (equilíbrio orgânico) e há saúde.

A ginástica laboral tem o mesmo objetivo de uma *vacina*: guardando as devidas proporções, *é a prevenção em "gotas" ou "injeções" diárias* que estimulam o reequilíbrio das cadeias musculares e de todo o metabolismo dos trabalhadores.

A prática dos exercícios, com seleção técnica e apoio científico validado, traz bons resultados. Essa afirmação acompanha nossa experiência profissional por longos anos de prática e em várias empresas. O objetivo principal das orientações aqui descritas, com resumos da fisiologia associada às técnicas semiológicas, fortalecem a tomada de decisão na seleção dos exercícios visando a manutenção da homeostase do organismo como um todo e colaborando para a manutenção da saúde do trabalhador.

FISIOLOGIA DA GINÁSTICA LABORAL

Principais resultados da ginástica laboral

- Formação do hábito na realização dos exercícios, organizando o metabolismo;
- Estímulo do movimento, seu significado, associações e memórias do esquema corporal;
- Formação do gesto profissional com automação e redução do gasto energético;
- Estímulo e manutenção dos níveis de excitabilidade, condução, prontidão, atenção, contratilidade, flexibilidade, elasticidade, coordenação motora fina e grossa, habilidades telemétricas, barestésicas, percepção háptica e da função totalizadora;
- Manutenção do equilíbrio dinâmico e estático corporal com normalização do tônus muscular;
- Geração de calor corporal para manutenção da regulação térmica normal;
- Manutenção da postura dentro dos padrões de normalidade e sua representatividade no córtex cerebral, realimentando o esquema corporal;
- Estabilização das articulações e manutenção de sua lubrificação;
- Melhora do ritmo biológico no funcionamento orgânico;
- Melhora da qualidade do sono e do humor;
- Melhora da função cardiorrespiratória e redução do nível tensional;
- Redução de colesterol, triglicerídeos, glicose e da resistência da insulina;
- Fixação das proteínas nas fibras musculares estriadas, lisas e mistas;
- Fixação de minerais, oligoelementos nas matrizes ósseas;
- Manutenção da mobilidade, promovendo independência e bem-estar.

Benefícios para os trabalhadores portadores de doenças

Melhora orgânica obtida pelos exercícios é relatada por estudos específicos em pessoas com o vírus HIV/AIDS com ou sem uso de antirretrovirais, com doença do colágeno como o lúpus eritematoso sistêmico, artrite reumatoide e outras, quando relacionada com a prática de exercícios e análise comparativa de marcadores imunológicos antes e depois desses exercícios. Diversos autores apresentaram modificações com melhora do perfil imunológico. Destacamos que, é inquestionável a relação de redução significativa da massa muscular e da função do aparelho locomotor em pessoas com HIV/AIDS, lúpus, artrite reumatoide e outras doenças imunológicas, razão pela qual elaboramos a analogia entre esses estudos e a atividade prática da ginástica laboral. Se em pessoas imunodeprimidas os exercícios apresentaram melhora do perfil imunológico, em pessoas saudáveis ou com comorbidades a resposta imunológica deve ser melhor.

Descreveremos alguns resultados obtidos que podem fundamentar a prática da ginástica laboral em trabalhadores portadores de doenças imunológicas e outras morbidades, desde que estejam em controle médico e haja seleção criteriosa dos exercícios, com reavaliações periódicas. A seguir, descrições resumidas importantes para o raciocínio lógico da prática diária dos exercícios, como ação preventiva e promotora de saúde.

Segundo Nieman (1994), os efeitos dos exercícios na função imunológica foram apresentados no artigo "The Effect of Exercise in Immune Function", publicado no Bulletin on the Rheumatic Diseases, onde o autor classifica os exercícios em pesados e moderados, apontando os efeitos agudos e crônicos dos mesmos.

Pesquisas de Roubenoff *et al.* (1999) descrevem pessoas, de ambos os gêneros, com HIV/AIDS e os efeitos de exercícios aeróbios por 15 minutos, comparando o perfil imunológico antes e depois desses exercícios, com foco na contagem absoluta de neutrófilos/mm^3, que em sua conclusão registrou aumento na quantidade dessas células.

Steppich *et al.* (2000) descrevem aumento médio de 3,5 vezes no número de monócitos CD14$^+$CD16$^+$, *mesmo num curtíssimo período de exercício (1 minuto) em comparação com o repouso*, onde a maioria é menor em cerca de 75%. Eles ficam aderidos à parede endotelial dos vasos sanguíneos, e não no sangue periférico.

Zazula e Pereira (2003) descrevem o exercício físico como agente de prevenção ou parte do tratamento de osteopenia e osteoporose. Os exercícios promovem o aumento da densidade óssea, atividade dos osteoblastos, densidade do colágeno, da incorporação de cálcio no osso e hipertrofia das trabéculas.

Fillipas *et al.* (2006) aplicaram exercícios de força e resistência aeróbica em participantes soropositivos para AIDS com a frequência de duas vezes por semana, num período de seis semanas. Foi realizada contagem de CD4$^+$/mm^3 antes e depois da série de exercícios, e não identificaram melhora significativa em comparação com o grupo-controle, mas também não houve piora e, sim, estabilidade.

Estudos de Dolan *et al.* (2006), em amostra composta por participantes do gênero feminino portadoras de HIV/AIDS, na faixa entre 18 e 60 anos de idade, às quais foram aplicados exercícios de força e resistência aeróbica em três sessões semanais, com duração de 16 semanas e controle por meio da contagem de células CD4/μL, obtiveram a manutenção dos níveis imunológicos e relato da sensação de melhora.

As análises de Souza *et al.* (2008), em pessoas com HIV/AIDS que realizaram exercícios de força por duas vezes na semana, no período de um ano, com a observação das medidas de linfócitos T CD4$^+$ e T CD8$^+$, comprovaram aumento significativo em contagem de CD4$^+$ e manutenção de CD8$^+$.

Pesquisas de Lindegaard *et al.* (2008), em portadores de HIV/AIDS, sedentários e com lipodistrofia, aos quais foram aplicados exercícios de força e resistência aeróbica com a frequência de três vezes por semana, com duração de 16 semanas e contagem de IL-18, INF-α, IL-6, CD4$^+$ e proteína C- reativa de alta sensibilidade (HS-CRp), concluíram que houve redução da proteína C-reativa de alta sensibilidade, IL-6, IL-18 e TNF-α em decorrência da prática dos exercícios de resistência aeróbica e redução da IL-18, pelos exercícios de força.

Rombaldi *et al.* (2012) elaboraram pesquisa por revisão sistemática com foco em exercícios físicos em pacientes com HIV/AIDS e a relação dos marcadores imunológicos de controle da patologia, no período de outubro de 2009 a junho de 2010, em bancos de dados PubMed e Scielo e no portal de periódicos da CAPES, e concluíram que os exercícios auxiliaram a melhora da resposta imunológica dos participantes dos estudos, sem ocasionar prejuízos ou agravos na evolução da doença base.

Leite *et al.* (2013) realizaram revisão sistemática sobre os efeitos da prática regular dos exercícios físicos por portadores de lúpus eritematoso sistêmico sobre o perfil imunológico. Encontraram 140 estudos relacionados ao tema, nos quais identificaram redução da atividade inflamatória articular correlacionada com redução do quadro álgico e maior grau de independência na mobilidade.

Resposta imunológica pela prática dos exercícios

Exercícios pesados apresentam maior risco no favorecimento da instalação de infecções de vias aéreas superiores. Já os exercícios moderados regulares, reduzem esses riscos. Os melhores efeitos decorrem dos exercícios moderados realizados por longa data, também denominados exercícios crônicos.

Os exercícios moderados induzem à leucocitose, linfocitose, neutrofilia e ao aumento dos subgrupos de linfoides T, B e NK.

Com muita clareza e bom humor, sem perder a fundamentação científica, Suzana Herculano (2009) descreveu os benefícios da prática regular dos exercícios. A neurocientista inicia informando que houve ampliação do conceito focado na manutenção do coração saudável, colesterol baixo e pressão arterial dentro dos padrões individuais de normalidade.

E ainda descreve nova função dos exercícios regulares, podendo até mesmo ser rotulado de "elixir da juventude" pelo estímulo endógeno na produção dos hormônios do crescimento que, por sua vez, promove as ações descritas a seguir:

- Aumento da massa muscular e retardo de sua involução;
- Aumento da fixação da massa óssea;
- Aumento da produção do colágeno;
- Fortalecimento da musculatura cardíaca;
- Combate aos efeitos nocivos do estresse orgânico e mental;
- Redução da depressão e da ansiedade;
- Melhora da memória e do aprendizado;
- Redução dos níveis de gordura corporal;
- Aumento da produção da prolactina, promovendo aumento da sensação de tranquilidade;
- Ativação do sistema de recompensa relacionado aos exercícios, ao prazer e ao bem-estar;
- Contribuição na ativação das funções cerebrais com melhora da memória, favorecendo a redução das alterações induzidas pelo desuso de algumas áreas corporais pelo envelhecimento.

E para obtenção dessas respostas orgânicas, Suzana Herculano (2009) assinala que: "Não dá para parar o tempo, mas reverter os efeitos indesejáveis sobre o corpo e o cérebro está ao alcance de todos. Basta suar a camisa".

Quando não houver essa disponibilidade de tempo na jornada de trabalho da empresa, orientamos a execução do tempo possível e a complementação por meio do compromisso pessoal de cada trabalhador, totalizando os 30 minutos diários recomendados pela OMS (2010).

Em uma grande empresa tivemos a oportunidade de observar, de forma sistemática, trabalhadores voluntários que realizavam, habitualmente, a ginástica laboral. A seguir, descrição resumida de parte desse estudo.

Estudo I

Estudo com amostra de conveniência composta por 142 trabalhadores de ambos os gêneros, com o objetivo de identificar os benefícios que poderíamos obter com 15 minutos diários, na frequência de 5 dias da semana, colhendo várias informações por meio de entrevistas.

Para esse fim, foi realizada avaliação médica com os exames complementares e a inclusão das medidas clínicas de perimetria de braço, dinamometria dos membros superiores, pesquisa de fadiga, qualidade do sono e escala de estresse, e sendo registrados os seguintes resultados:

- 67% dos participantes relataram redução significativa da fadiga, do conforto muscular e desaparecimento dos quadros de dor esporádica de nível leve;
- 40% apresentaram redução do número de batimentos cardíacos de 110 para 86 bpm e hipertensos leves normalizaram seus níveis;
- 23% reduziram as doses dos medicamentos para hipertensão arterial moderada, diabetes melito e taquicardia;
- 100% dos participantes relataram melhora da qualidade do sono, e 4% destes suspenderam remédios de indução ao sono;
- 2% reduziram as doses de antiglicemiantes orais;

Observação: Os valores porcentuais acima não representam a soma de todas as respostas orgânicas obtidas em um trabalhador e, sim, mais de um tipo de benefício relatado por cada participante.

Estudo II

Nesse estudo, na mesma amostra, a observação foi focada na relação entre três categorias de exercícios: isotônicos, isométricos e isotônicos concomitante com isométricos, e sua relação com o aparecimento do suor, segundo Suzana Herculano (2009).

O procedimento de identificação levou em conta o tempo de aparecimento do suor e sua localização em cada modalidade de exercício aplicada nos mesmos participantes, praticantes da ginástica laboral.

A seguir, os resultados observados com a aplicação da ginástica laboral com exercícios *isotônicos* – quando há movimentos com amplitudes articulares e baixo gasto energético (E1), *isométricos* – há contração muscular sem amplitude articular com gasto energético moderado (E2) e *isotônicos concomitantes com isométricos* – quando há contração forte dos grupos musculares e movimentos articulares de forma sincronizada e alto gasto energético (E3):

- *E1* – o suor teve início na face e axilas em 68% dos participantes após 12 minutos de prática; suor em face e mãos em 27% dos participantes após 14 minutos e os 5% restantes iniciaram suor em face aos 15 minutos, no encerramento dos exercícios;

- *E2* – o suor teve início na face, mãos e axilas em 28% dos participantes após 8 minutos de prática; suor em face e mãos em 57% dos trabalhadores após 12 minutos e os 15% restantes não apresentaram suor até os 15 minutos, quando houve o encerramento dos exercícios;
- *E3* – o suor teve início na face, mãos e axilas em 41% dos participantes após 5 minutos de prática; 47% apresentaram suor em face e mãos após 8 minutos e 22% dos trabalhadores iniciaram suor em face, mãos e axilas aos 10 minutos e cessaram os exercícios por apresentar grande fadiga, fasciculações musculares e até câimbras.

Ambos os estudos demonstraram que os 15 minutos propostos para realização de exercícios com intensidade moderada podem estimular o suor, condição orgânica para identificação da resposta ideal do exercício, preconizada por Suzana Herculano (2009).

Estudo III

Os participantes da ginástica laboral foram acompanhados para observação dos sinais vitais, medidas de dobras cutâneas, peso corporal, medidas da perimetria de braços contraídos e relaxados, uso de medicamentos, qualidade do sono, níveis de fadiga, quadros de desconforto muscular e dores de intensidade leve sem a presença de doenças ativas.

A amostra contou com a participação de 142 trabalhadores, com acompanhamento por dois anos e frequência de cinco dias de exercícios.

Alguns relatos dos trabalhadores que participaram de forma regular da ginástica laboral foram animadores:

- Continuam praticando os exercícios nos finais de semana, dias de folga e férias. E quando esse ritual não é realizado por mais de três dias há relato da falta que sentem, e alguns citam aumento da fadiga e alteração da qualidade do sono em comparação com os dias de prática.
- Aderem à ginástica laboral para quebrar a rotina do trabalho, obtendo desaparecimento dos desconfortos articulares. Muitos fazem da prática da ginástica a valorização da convivência com os colegas e o fortalecimento dos vínculos emocionais.

Aplicando esses ensinamentos com base científica comprovada e realizando de forma regular os exercícios por meio da ginástica laboral, em cinco dias de trabalho com sessões de 15 minutos, conseguimos obter boas respostas. Se esse tempo for ampliado para 30 minutos por dia teríamos o ideal, segundo a OMS (2010). Essa conduta iria promover a redução do custo humano quanto às morbidades. Orientamos que os trabalhadores realizem a complementação de mais 15 minutos na vinda para o trabalho, calculando a distância do ponto de ônibus até a empresa cobrindo esse tempo e, ao chegar ao local de trabalho, a segunda etapa de 15 minutos estaria completa. Sabendo que o ideal seriam 30 minutos seguidos, preconizamos que é melhor praticar algum movimento do que aderir ao sedentarismo total. O detalhamento semiológico e fisiológico é muito extenso, por isso, há necessidade de recordarmos algumas técnicas relacionadas aos exercícios, para que sua correlação possa ser realizada com segurança e planejamento técnico, selecionando as modalidades de exercícios a serem adotados. A ordem de apresentação desses fundamentos está atrelada à importância neurofisiológica de sua participação na realização dos movimentos.

SEMIOLOGIA DOS MOVIMENTOS

"A mente que se abre a uma nova ideia jamais voltará ao seu tamanho original."
Albert Einstein (1879-1955)

Sensibilidade

A sensibilidade é a "porta de entrada do corpo e da mente". Esse macroconjunto, que denominamos "sensopercepções", promove a captação de todas as características das informações entre o ser humano e o seu meio ambiente, proporcionando a essa pessoa a capacidade de reconhecer as várias partes do seu corpo, relacioná-las com as demais, identificando seu corpo no espaço e promovendo sua integração espacial com os objetos e o meio ambiente. Cada uma das habilidades é desdobrada em muitas outras, que podem permanecer *in natura* ou ser treinadas para sua ampliação de forma excepcional. As percepções e sensibilidades também são diversas, e todas recebem informações diversificadas entre elas, como a posição dos segmentos corporais e a sua localização espacial, se um segmento realiza movimento ou está em repouso, se está para cima ou para baixo, e assim por diante.

Esse tipo de sensibilidade promove o reconhecimento da pessoa por ela mesma, inserindo registros em nível cerebral denominado "esquema corporal" cuja alimentação é dinâmica e se modificada a cada ampliação de habilidades, traumas emocionais, vivências positivas ou negativas. A sensopercepção possui lugar de destaque no esquema corporal e na vida diária.

A sensibilidade pode ser classificada com diversos objetivos. Aqui registramos uma classificação quanto a sua relação com os movimentos:

- *Subjetiva* – quando há relato de desconforto, dor em vários níveis e/ou parestesias sem confirmação à palpação, sinais flogísticos ou alterações dos movimentos e posturas;
- *Objetiva* – na presença de feridas, escoriações, fraturas, equimoses, edemas e outras;
- *Objetiva superficial* – compreende a percepção ao frio, calor, tato, dor e suas variações;
- *Objetiva profunda* – promove a identificação das ações originadas nos músculos, tendões, articulações e ossos, por ocasião de estímulos de vibração, pressão, peso e nas ações da artrocinética e da osteocinemática que participam da capacidade de realizar movimentos amplos.

A Figura 3.1 ilustra a ação prática da identificação de sensibilidade e a interpretação de defesa em queimaduras por altas temperaturas, e a resposta de interrupção do movimento de forma imediata em ação reflexa de defesa.

Na Tabela 3.1, reunimos as "sensibilidades" por grupos esquematizados estabelecendo classificação hierárquica, na dependência de sua utilização nos movimentos, procurando adequar os exercícios às alterações sensoriais dos participantes.

TABELA 3.1. Classificação resumida da sensopercepção

TIPO	QUALIFICAÇÃO	SINAIS, SINTOMAS E HABILIDADES
1	Sensibilidade subjetiva	Desconforto, dor e parestesias
2	Sensibilidade objetiva (feridas, lacerações e outras alterações viscerais)	Superficial e profunda
3	Sensibilidade superficial	Frio, calor, tato e dor
4	Sensibilidade profunda e originada nos músculos, tendões, articulações e ossos	Vibratória, pressão, peso, artrocinética ou sentido de posição segmentar

Fonte: Nadja Ferreira, 2015.

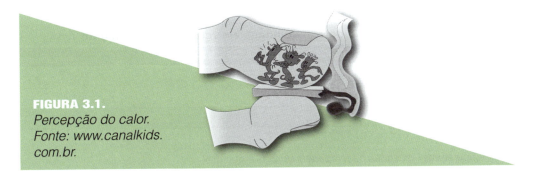

FIGURA 3.1.
Percepção do calor.
Fonte: www.canalkids.com.br.

Nota: Lembrarmos que muitos quadros clínicos com relatos de dor não apresentam o comportamento correspondente ou alteração tecidual. Pessoas que relatam esse tipo de dor continuam realizando suas tarefas, não apresentam fácies de dor, não há lágrimas e muitos demonstram comportamentos contraditórios. A maioria desses quadros apresenta alterações da sensopercepção, gerando identificação do "desconforto" e sendo interpretado como dor.

A sensibilidade é uma habilidade biológica de grande importância. É a porta de entrada das informações que relacionam o homem ao meio ambiente externo, gerando a identificação e posterior seleção da resposta orgânica necessária e possível para cada situação. Desse modo, o corpo humano "sabe" qual a intensidade, força, inclinação, tração, alongamento e outras formas e variações da resposta motora nas ações. Por essa razão, a sensibilidade e outras habilidades biológicas devem ser avaliadas, classificadas e relacionadas aos exercícios, para que possam promover o equilíbrio orgânico.

Nas Tabelas 3.2 a 3.6, nos cinco grupos, reunimos de forma geral (macro) as sensibilidades de forma hierárquica, ou seja, desde a mais vital até a mais complexa, todas necessárias. Destacamos a identificação dos principais critérios que interferem na relação de "modelagem" dos movimentos. Se há dor em um segmento corporal ocorre aumento de tônus muscular (hipertonia), gerando bloqueio e diminuição da frequência do movimento e, assim, cada uma das modalidades da sensibilidade oferece

TABELA 3.2. Classificação da sensibilidade em relação ao movimento
GRUPO I – SENSOPERCEPÇÕES DE PROTEÇÃO INDIVIDUAIS

1. Hiperestesia – desconforto e dor
   Hipoestesia e anestesias de áreas ou segmentos
2. Tricoestesia
3. "Dois pontos"
4. Leve toque
5. Temperaturas (variações de temperaturas, frias e quentes)

Fonte: Nadja Ferreira, 2015.

TABELA 3.3. Classificação da sensibilidade em relação ao movimento
GRUPO II – SENSOPERCEPÇÕES TÁTEIS DISCRIMINATIVAS E CLASSIFICADORAS

1. Relevo
2. Texturas
3. Formas
4. Grafestesia
5. Temperaturas (variações de temperaturas, frias e quentes)
6. Barestesia

Fonte: Nadja Ferreira, 2015.

TABELA 3.4. Discriminação relacional
GRUPO III – DISCRIMINAÇÕES DO AMBIENTE E ALIMENTAÇÃO DA LOCALIZAÇÃO ESPACIAL DA PESSOA NO ESQUEMA CORPORAL

1. Audição, equilíbrio e atenção
2. Gustação
3. Olfato
4. Visão e atenção
5. Telemetria
6. Percepção háptica

Fonte: Nadja Ferreira, 2015.

uma modificação na execução do movimento. Cada ação motora resulta da resposta específica modulada por diversas informações, incluindo as de defesa do próprio "eu". Essa ação gera bloqueios *álgicos*, ou seja, instalados no local da dor traduzindo desvio da normalidade, e bloqueios *antálgicos*, que não se relacionam diretamente com as patologias, mas atuam de forma indireta na construção do bloqueio segmentar reduzindo ou anulando a realização dos movimentos daquela região, por ocasião dos quadros de desconforto e/ou dor, instalando o desvio da normalidade.

TABELA 3.5. Sensibilidades integradoras

GRUPO VI – SENSOPERCEPÇÕES INTEGRADORAS

1. Vibração ou palestesia
2. Equilíbrio global dinâmico
3. Equilíbrio segmentar dinâmico
4. Equilíbrio estático global
5. Equilíbrio segmentar estático
6. Marcha
7. Posturas
8. Transferência de posturas

Fonte: Nadja Ferreira, 2015.

TABELA 3.6. Ações finalizadoras

GRUPO V – SENSOPERCEPÇÕES FINALIZADORAS

1. Noção espacial e temporal
2. Esquema corporal
3. Pliometria
4. Função totalizadora

Fonte: Nadja Ferreira, 2015.

As Tabelas 3.2 a 3.6 apresentam a classificação da sensibilidade em relação ao movimento, composta por cinco grupos de habilidades biológicas. No primeiro grupo, foram reunidas as sensopercepções responsáveis pela defesa da vida, as quais "percebem" as ações do meio ambiente que atingem o corpo humano de modo mais próximo. Ao identificar se algo traz dor, calor ou frio, além do confortável, a pessoa modifica sua localização, ou seja, sai do local e procura se abrigar ou reduzir esse impacto.

Do mesmo modo, a pessoa pode interagir com todos os cinco grupos das Tabelas 3.2 a 3.6 de forma isolada, associada ou utilizando todas as habilidades ao mesmo tempo.

As sensopercepções (sensibilidades) apresentadas nas Tabelas 3.2 a 3.6, mostram os cinco grupos que identificam as diferenças entre as pessoas nas formas da execução de suas habilidades, ou seja, cada um possui um tipo de habilidade em determinado grau que promove uma ação "modular", criando um estado de equilíbrio individual em cada uma das ações musculares, proporcionando a "sensibilidade relacional". Essa capacidade de "captar" as diversas informações do meio ambiente e em seu próprio corpo, por meio das diversas sensopercepções, traz a elaboração das características individuais dentro da normalidade, mas cada uma diferente da outra.

A contribuição dessa construção é mais "visível" pelo senso comum por meio das sensibilidades providas pela visão, gustação, olfato e audição. Mas, muitas outras sensopercepções participam da alimentação e da construção das outras funções; na realidade todas as sensopercepções estão associadas entre si, em maior ou menor grau de participação, como é o caso do equilíbrio estático e dinâmico, a noção espacial e o esquema corporal.

Todas essas sensações são registradas no córtex cerebral e o desenho do homúnculo sensorial de Penfield (Figura 3.2), exemplifica o grau de desenvolvimento ou participação de cada uma dessas habilidades por meio dos seus tamanhos, representando o aperfeiçoamento nas áreas correspondentes. Penfield também representou as funções relacionadas às ações motoras em desenho similar, e em homúnculo motor, com a mesma finalidade.

Todas as ações físicas, emocionais, cognitivas e motoras têm seu início nas sensopercepções, que são conduzidas às diversas áreas do córtex cerebral e interligadas entre si, moldando em graus e formas variadas as respostas motoras esqueléticas, lisas e mistas. Assim, o tratamento e seleção dos movimentos, na realidade, deve ter seu início nas sensopercepções para a obtenção da resposta motora que desejamos.

Avaliação sensoperceptiva

Para a avaliação correta das "sensibilidades", destacamos os principais instrumentos/equipamentos para esse fim. Com a evolução tecnológica, foram construídos novos instrumentos e não há mais a necessidade de utilizar estiletes e agulhas descartáveis para a verificação da integridade de percepção da dor. Esses objetos foram substituídos por monofilamentos com procedimentos universais de avaliação sensorial pela OMS (Organização Mundial de Saúde), inicialmente, para a identificação da normalidade e alterações da sensibilidade, com foco nos casos da doença de Hansen e outros similares.

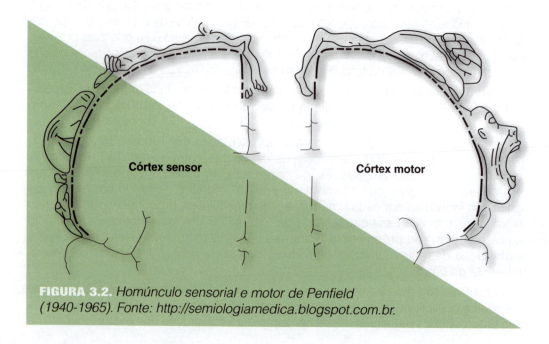

FIGURA 3.2. *Homúnculo sensorial e motor de Penfield (1940-1965). Fonte: http://semiologiamedica.blogspot.com.br.*

Essa prática foi ampliada para a avaliação da pele em relação à identificação do espectro sensorial, composto pela sensopercepção tátil, dolorosa e térmica, e suas gradações. A pele reúne uma gama de corpúsculos sensoriais e terminações nervosas livres que, quando íntegros, possuem a capacidade de identificar, classificar e auxiliar na resposta motora necessária. A Figura 3.3 ilustra a pele e suas estruturas.

Nas camadas da pele existem inúmeros receptores e estes são os responsáveis pelas informações de desconforto, dor, temperatura, vibração, pressão, peso e outras sensopercepções orgânicas e emocionais. Alguns seres vivos possuem até mesmo receptores de identificação de campos eletromagnéticos, como o peixe esturjão. A Figura 3.4 apresenta os receptores presentes na pele, responsáveis pela identificação das diversas sensibilidades.

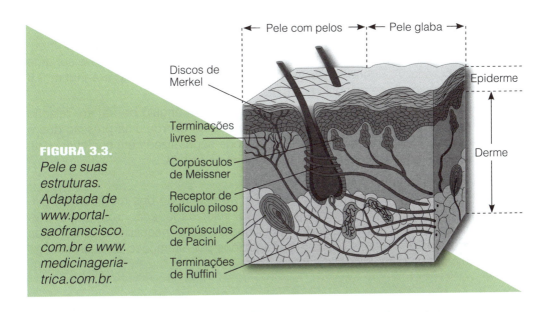

FIGURA 3.3. Pele e suas estruturas. Adaptada de www.portalsaofranscisco.com.br e www.medicinageriatrica.com.br.

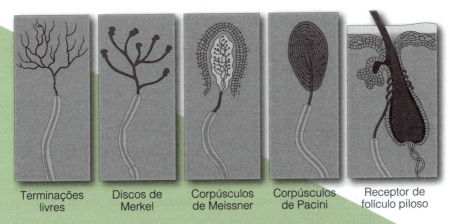

FIGURA 3.4. Receptores presentes na pele, responsáveis pela identificação das diversas sensibilidades. Fonte: www.medicinageriatrica.com.br.

Essas terminações são responsáveis pela recepção e pelo envio das informações, para a interpretação das respostas associadas aos movimentos.

Instrumentos para a avaliação sensorial
Monofilamento ou estesiômetro

É o instrumento composto por fibras de material plástico, de diâmetro variável e que traz a correspondente pressão possível ao ser colocado sobre a pele e pressionar o filamento, até o mesmo descrever uma curva (barriga). Essa pressão deve ser adotada por todos os filamentos utilizados nas áreas indicadas; essa formação de curva identifica a pressão correta sobre o tecido.

As respostas obtidas encontram-se descritas na Tabela 3.7, e levam à correspondência com outros tipos de sensibilidades e coordenação motora fina, interpretando, assim, a interferência na ação motora.

Existem diversos tipos de monofilamentos, alguns de fabricação nacional e outros, internacional. Em algumas situações, o uso de material adaptado deve ser uma solução temporária. A Figura 3.5 ilustra um estojo de monofilamento e a Figura 3.6 apresenta um exemplo de monofilamento nacional.

O monofilamento deve ser posicionado com o fio em ângulo de 90° em relação à pele e pressionado até fazer uma curva. Esse padrão exerce uma pressão que é traduzida pelo diâmetro do fio. Essa avaliação pode ser realizada em qualquer parte do corpo, sendo mais conhecida e usual nas mãos e nos pés.

> As alterações sensoriais interferem na execução dos movimentos, dificultando o reconhecimento da direção, velocidade, ação telemétrica, percepção háptica, elasticidade, flexibilidade e o teor necessário da força dos mesmos. Em alguns casos, são traduzidos por alterações da coordenação motora de complexidade variável.

TABELA 3.7. Escala de Sensibilidade – OMS, 1977

ESCALA DE COR E DIÂMETRO DO FILAMENTO	DESCRIÇÃO DA RESPOSTA AO TESTE
Verde 0,05 g	1. Sensibilidade normal na mão e pé
Azul 0,2 g	2. Sensibilidade diminuída na mão e normal no pé
	3. Dificuldade para discriminar texturas (tato leve)
Violeta 2,0 g	4. Sensibilidade protetora diminuída na mão
	5. Incapacidade de discriminar texturas
	6. Dificuldade para discriminar formas e temperaturas
Vermelho forte 4,0 g	7. Incapacidade protetora de mãos e, algumas vezes, nos pés. Incapaz de discriminar texturas, formas e temperaturas
Vermelho com X 10 g	8. Incapacidade protetora dos pés, texturas, formas e temperaturas
Vermelho circular 300 g	9. Identifica apenas sensação de pressão profunda em mãos e pés
Preto	10. Sem resposta – perda da sensibilidade superficial e profunda

Fonte: Ministério da Saúde, 2000.

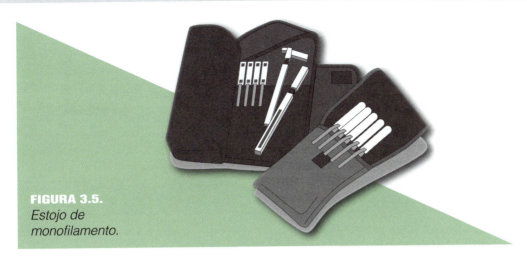

FIGURA 3.5.
Estojo de monofilamento.

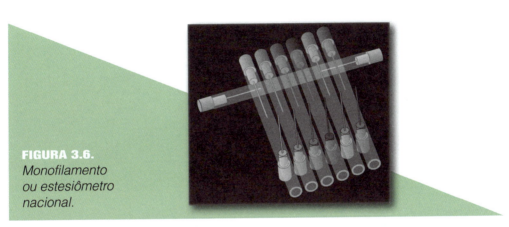

FIGURA 3.6.
Monofilamento ou estesiômetro nacional.

Disk discriminator

Disco que tem o objetivo de estimular dois pontos ao mesmo tempo, com distâncias predeterminadas e fixas. Esse disco pode ser construído com material plástico de consistência endurecida com "pontas" de alumínio inseridas em paralelo, duas a duas, em distâncias variáveis (Figura 3.7). Veja na Figura 3.8, outro modelo, todo de plástico e com pontas em distâncias também variáveis, para que se possa identificar.

A resposta normal a esses estímulos trazem informações da superfície mais externa do corpo (pele e seus receptores), informando as diversas relações entre a pessoa e o meio ambiente. A Figura 3.9 indica os locais nos quais devem ser testados os "dois pontos".

A maior distância testada pelo *disk discriminator* é de *42 mm* na polpa digital do primeiro e segundo dedos das mãos, e a menor distância é de *2,5 mm*. Essa análise deve ser realizada na área de melhor distribuição dos receptores pela pele do corpo, para a determinação da capacidade de resolução espacial do teste de "dois pontos".

Na dependência da organização fisiológica, a capacidade é maior no local onde existe o maior número de órgãos sensoriais (receptores) específicos para o

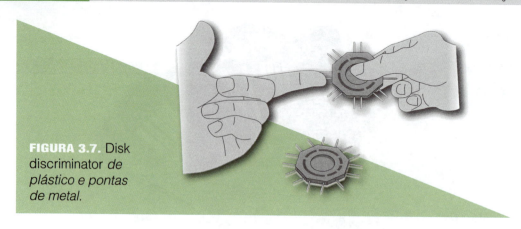

FIGURA 3.7. Disk discriminator de plástico e pontas de metal.

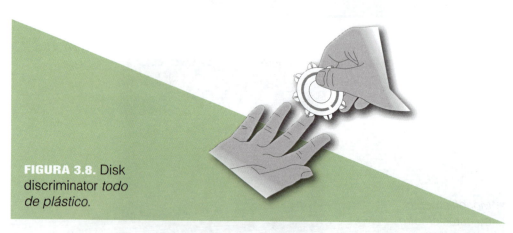

FIGURA 3.8. Disk discriminator todo de plástico.

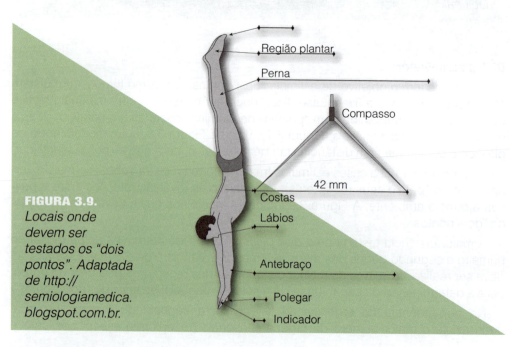

FIGURA 3.9. Locais onde devem ser testados os "dois pontos". Adaptada de http://semiologiamedica.blogspot.com.br.

TABELA 3.8. Distâncias que deverão ser utilizadas para estímulo de "dois pontos"

LOCAL	DISTÂNCIAS
Polpa digital 1º quirodáctilo	42 mm – 2 mm
Polpa digital 2º quirodáctilo	42 mm – 2 mm
Polpa do dedo pé – pododáctilo	8 mm – 3 mm
Palma da mão – região palmar	12 mm – 8 mm
Dorso da mão – região dorsal	60 mm – 40 mm
Língua	1 mm

Fonte: Elsevier, 2008.

processamento da informação das regiões do corpo. Esses receptores fazem a leitura das impressões mecânicas em relação ao local de estimulação, de forma precisa, ajudando a calcular a ação motora, segundo Guyton e Hall (2008). A Tabela 3.8 apresenta as distâncias que devem ser utilizadas para estímulo de "dois pontos".

Compasso de "ponta cega"

O compasso é um instrumento composto por duas hastes articuladas entre si, que podem demarcar pontos, distâncias e realizar linhas curvas compondo um círculo (Figura 3.10). Sua aplicação na avaliação sensorial pode identificar "dois pontos" de forma precisa, apenas ajustando as distâncias para padrões preconizados nas áreas testadas, sem causar danos a pele por ser selecionado para "ponta cega".

Paquímetro com "ponta cega"

O paquímetro é um instrumento que mede a distância linear entre pontos previamente definidos (Figura 3.11). É um instrumento utilizado em desenhos de peças e construção de objetos, mas que pode também realizar o estímulo de "dois pontos" da mesma forma que o compasso; porém, deve ter as pontas "cegas" e atenção redobrada no seu uso.

As pontas devem ser preparadas para estar "cegas" e não causar ferimentos na pele, principalmente em idosos. Para maior segurança no seu uso, orientamos a aplicação de camadas de esmalte após a aplicação da borracha, para proteger do toque na pele.

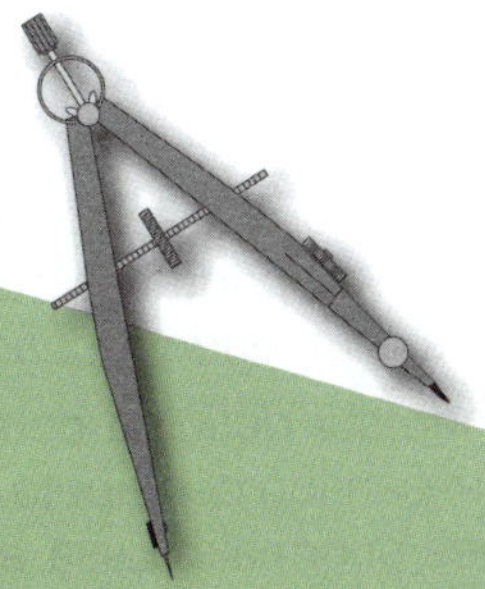

FIGURA 3.10.
Compasso, de uso corrente no desenho, pode ser utilizado para realizar o teste de "dois pontos".

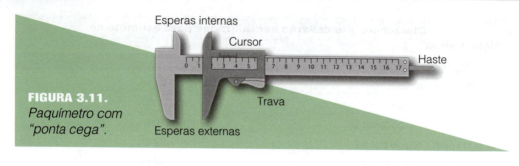

FIGURA 3.11.
Paquímetro com "ponta cega".

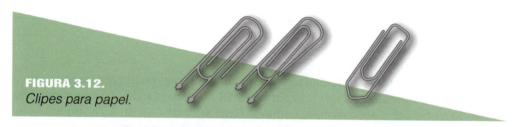

FIGURA 3.12.
Clipes para papel.

Adaptações com clipes para papel

Esse acessório de escritório pode ser confeccionado em metal ou plástico e pode ser utilizado como estimulador de "dois pontos", apenas identificando antes a distância para registro da avaliação. A Figura 3.12 apresenta clipes para papel de materiais diversos.

Agulhas estéreis de insulina

Essa prática de estímulo não deve ser utilizada, pois existem várias outras formas de auxílio para identificação de "dois pontos" na pele. Desse modo, podemos contar com vários instrumentos (*disk discriminator*, compasso, paquímetro e clipes para papel) para a avaliação sensorial de "dois pontos". As avaliações adaptadas, de baixo custo, devem utilizar as distâncias de "dois pontos" com protocolo de identificação das distâncias, fazendo a citação do autor.

As descrições semiológicas, a seguir, foram organizadas com a apresentação de diversas tabelas para viabilizar a classificação individual do participante na ginástica laboral, com a indicação específica dos exercícios. As Tabelas 3.10 a 3.14 apresentarão os cinco grupos de sensopercepções hierarquizadas, com base na neuroevolução humana e a relação direta com os movimentos.

Na prática, *qualquer tipo de alteração sensorial qualitativa e/ou quantitativa transitória tem como resposta a hipertonia dos tecidos moles*, principalmente dos músculos, que graduam sua resposta dependendo do tempo de permanência dos estímulos e da resposta de recuperação funcional e tecidual. Quando o estímulo possui intensidade de nível médio ou abaixo do padrão considerado normal, o organismo reage atingindo as fibras musculares e impondo a *contratura muscular*.

A *contratura muscular* pode ser definida como um comportamento de aproximação das fibras musculares em sentido centrípeto, com formação de rearranjos dessas fibras em defesa frente ações anormais. Essa ação realiza "isolamento" gradual da área para que haja recuperação tecidual e funcional proporcional.

A contratura não pode ser confundida com contração muscular associada ao desconforto ou à dor.

Contração muscular é o deslizamento das diversas fibras musculares realizando uma aproximação de fibras que vence distâncias e resistências variadas gerando um determinado movimento; e contratura muscular é um rearranjo de fibras realizando um bloqueio de área.

A contratura não pode ser confundida com contração muscular anormal. Essa ação é temporal, com respostas exteriorizadas clinicamente como pequenos desconfortos e até dores de grande intensidade, durando de minutos até anos. As dores crônicas trazem o registro da presença das contraturas musculares, em graus variados na intensidade e na localização com diversas áreas corporais atingidas, e em algumas situações podemos traduzir qual o tempo de instalação, se recente ou de longa data. A Tabela 3.9 apresenta a sinonímia das contraturas musculares.

Independentemente do nome atribuído, sua presença tem relação direta com o tempo de duração e extensão da área anatômica, podendo ser classificada como *contratura*:

- *Zonal* – resposta em poucos minutos que pode permanecer por dois a três dias, não permitindo o deslizamento das fibras musculares e gerando incapacidade funcional temporária parcial. *Na maioria das vezes cede e não deixa bloqueios*;
- *Cordonal* – resposta acima de três dias com formação de agrupamentos de fibras musculares formando uma "corda" que limita os movimentos musculares, articulares e segmentares. Resistente aos analgésicos comuns e anti-inflamatórios. Tem boa resposta com calor, relaxamento muscular e isolamento da área com esparadrapoterapia ou *kinesiotapping* por no máximo três dias, depois aplicar movimentos lentos, suaves e na diagonal, que liberam os movimentos progressivamente, reduzindo a contratura.
- *Miogelose* – processo de padrão degenerativo decorrente da contratura instalada após distensões ou sobrecarga cinética das fibras musculares, com objetivo de promover isolamento, repouso e recuperação estrutural que pode demorar meses ou até anos. Esse isolamento promove o agrupamento dessas fibras musculares em sofrimento, formando os "nódulos" que podem ser também conceituados como "pontos-gatilho". Esses pontos podem ser classificados em três tipos, conforme sua relação com a dor:
  - Ativos: são aqueles que apresentam dor espontânea que piora com a digitopressão;
  - Latentes: que já apresentaram dor espontânea e que, no momento, só exteriorizam essa dor na digitopressão;
  - Inativos: não apresentam dor espontânea ou a digitopressão, mas foi área de dor ativa e depois latente.

TABELA 3.9. Sinonímia das contraturas musculares

HIPERTONIA MUSCULAR	HIPERTENSÃO MUSCULAR
Bandas de tensão e rigidez	Áreas de enrijecimento muscular
Rigidez muscular que cede ao manuseio	Sensação de enluvamento em pés, mãos e coluna

Fonte: Nadja Ferreira, 2015.

A miogelose foi descrita, pela primeira vez por Schade (1919, 1921 e 1931), como enrijecimento muscular nodular e com hipersensibilidade persistente até a anestesia profunda, e em até três horas no pós-morte. Esse mesmo autor fez pesquisas e identificou o aumento da viscosidade das fibras musculares encapsuladas, traduzindo a consistência endurecida das mesmas, inserindo o termo *miogelose*. Descreveu, também, diferenças entre tecidos da miogelose e do espasmo muscular por biópsia, que identificou aproximação severa das fibras musculares. Essas contraturas musculares resultam de múltiplas causas e induzem às seguintes alterações biomecânicas:

- Alteração sensorial;
- Hipertonia dos tecidos moles, principalmente dos músculos;
- Contratura acompanhada de desconforto que evolui para dor;
- Contração muscular reduzida de grau 5 para 4, e se a intensidade da dor for muito elevada essa limitação estará mais acentuada, sem traduzir lesão muscular ou neurológica;
- Bloqueio muscular e articular álgico na área patológica, seguida de bloqueios antálgicos nas áreas adjacentes. Os bloqueios antálgicos são instalados para reduzir movimentos na área em sofrimento, por exemplo, bloqueio álgico em joelho. Ocorrendo de forma associada o mesmo comportamento à distância, instalando o bloqueio antálgico em tornozelo e coxofemoral do mesmo membro;
- Redução da frequência de uso do grupo muscular envolvido, para facilitar a reconstrução celular e funcional decorrente;
- Hipotrofia muscular (se o tempo for prolongado);
- Redução significativa da força muscular da região afetada;
- Impotência funcional de grau variado, por ação secundária ao desuso e ao tempo de inatividade.

Quando as contraturas permanecem por longo prazo, a resposta orgânica apresenta *hipotrofia muscular* das áreas adjacentes que poderá ser associada à fibrose. Por isso, devemos avaliar cuidadosamente cada trabalhador antes de indicar os exercícios em grupo.

Na Tabela 3.10 foram inseridos parâmetros de normalidade de cada tipo de sensibilidade e a relação com a proteção individual, suas alterações ou desvios da normalidade e a relação com situações clínicas. Cada tabela registra a organização vinculada da hierarquia com o grupo de sensopercepções e sua importância no que concerne a capacidade de autoproteção e sobrevivência.

A semiologia identifica as alterações da sensibilidade que demonstram o *risco para a integridade física da pessoa*. Nesse grupo, os parâmetros de normalidade norteiam a identificação dos desvios. Se houver desvios da normalidade na habilidade "sensibilidade", estaremos diante da probabilidade (0 a 100%) de ocorrência de erros humanos e acidentes na execução das tarefas e dos exercícios. Os trabalhadores podem ser portadores de alterações leves ou com necessidade de assistência em programa específico, como a realização de exercícios em ambiente apropriado e amplo, com poucos objetos à sua volta e com chão acolchoado para evitar traumatismos diretos.

A seguir, as sensopercepções listadas na Tabela 3.11, com descrição do grupo 2, apontam critérios para identificar pessoas portadoras de dificuldades na realização da coordenação motora grossa e fina, que resultam em alterações em graus variados de autoproteção.

TABELA 3.10. Classificação das sensopercepções relacionadas com o movimento

GRUPO 1 – PROTEÇÃO INDIVIDUAL

TIPO DE SENSOPERCEPÇÃO	QUALIFICAÇÃO/QUANTIFICAÇÃO
1. *Dor* (estesia, godínea, algia): fazer o teste utilizando o monofilamento ou estesiômetro; na sua ausência, verificar sugestões descritas neste capitulo	• Hiperestesia – percepção exagerada da dor • Normoestesia – percepção normal da dor • Hipoestesia – percepção abaixo do normal da dor • Anestesia – ausência de percepção com ou sem uso de medicamentos • Analgesia – ausência de dor após procedimentos analgésicos • Parestesia – alteração na interpretação da dor com sensação de formigamento
2. *Temperatura*: usar tubos de ensaio para coleta de sangue ou porta-líquido para temperaturas altas (acima de 40°C) e baixas (gelo). *Pode ser utilizada a correspondência com monofilamento ou estesiômetro*	• Termoestesia ou termognosia para calor (temperaturas elevadas) e frio (temperaturas baixas) em suas graduações • Hipertermoestesia ou hipertermognosia para calor ou frio • Normotermoestesia ou normotermognosia para calor ou frio • Hipotermoestesia ou hipotermognosia para calor ou frio • Atermoestesia ou agnosia – ausência de percepção para calor ou frio
3. *Leve toque*: identifica qualquer contato, por mais superficial que seja, em toda a pele. Esse reconhecimento promove a defesa corporal. É testado por meio de pedaços pequenos de algodão, pelo riscar do dedo ou pelo monofilamento	• Hipergnosia para leve toque – acima de 4,86 g/mm^2 do monofilamento • Normognosia para leve toque – valores entre 11,1 e 47,3 g/mm^2 do monofilamento. • Hipognosia para leve toque – acima de 243,0 g/mm^2 do monofilamento. • Agnosia para leve toque – não identifica o leve toque, mesmo em pressões acima de 250 g/mm^2
4. *Tricoestesia*: leitura das condições ambientais por meio do deslocamento dos pelos, sem haver contato direto a pele	• Hipertricognosia ou hipertricoestesia – leitura por meio dos pelos com aumento da interpretação das sensações • Normotricognosia ou normotricoestesia – leitura por meio dos pelos que identifica as mudanças ambientais, mesmo de pequena expressão • Hipotricognosia ou hipotricoestesia – leitura por meio dos pelos com difícil identificação de modificações ambientais • Atricoestesia – ausência de leitura por meio dos pelos de modificações ambientais

Fonte: Nadja Ferreira, 2015.

Ao identificar trabalhadores nessa situação, a atenção deve ser redobrada, tornando necessária a aplicação dos exercícios em local preparado para a associação da técnica de Frenkel. Essa técnica tem como objetivo o estímulo ao equilíbrio e a coordenação motora, e deve ser inserida na ginástica laboral. A Tabela 3.11 descreve o grupo 2, que também participa da construção de identificação das habilidades na normalidade e seus desvios, participando da alimentação do esquema corporal.

TABELA 3.11. Grupo 2 – Sensibilidades discriminativas

GRUPO 2 – DAS DISCRIMINAÇÕES

TIPO DE SENSOPERCEPÇÃO	QUALIFICAÇÃO/QUANTIFICAÇÃO
1. *Tato fino*: estereognosia para reconhecimento de objetos, formas e tamanhos, propriedades físicas dos objetos com teste de bateria de objetos. (TFOFT = tato fino para reconhecimento de objetos, formas e tamanhos)	• Hiperestereognosia – percepção exagerada das propriedades físicas reais do objeto pelo tato fino • Normoestereognosia – percepção normal das propriedades físicas dos objetos por meio da leitura tátil • Hipoestereognosia – percepção abaixo do normal das propriedades físicas dos objetos devido a alterações dos receptores táteis • Agnosia ou anestesia para o tato fino – não reconhece formas e tamanhos
2. *Tato fino*: estereognosia para reconhecimento de "dois pontos". Teste realizado com instrumentos: *disk discriminator* (1-25 mm) ou estesiômetro de "dois pontos", conforme item específico (TFDP = tato fino "dois pontos")	Habilidade que reconhece "dois pontos" diferentes e próximos por meio do tato. Essa identificação promove o "limiar de discriminação" dos diversos tipos de texturas e fornece fundamentação "sensorial" para a coordenação fina: • Hiperestesia tátil fina de "dois pontos" – percepção dos "dois pontos" em espaço menor que 6 mm • Normoestesia para "dois pontos" – percepção dos "dois pontos" com distância menor que 6 mm • Hipoestesia leve para "dois pontos" – identificação dos "dois pontos" com distância entre 6 e 10 mm • Hipoestesia moderada para "dois pontos" – identificação dos "dois pontos" com distância entre 11 e 15 mm • Hipoestesia severa para "dois pontos" – não identifica os "dois pontos", mesmo em distâncias superiores a 15 mm
3. *Tato fino*: estereognosia para reconhecimento de texturas e relevos. Avaliação por meio da aplicação de teste com bateria de texturas e relevos (TFTR = tato fino texturas e relevos)	• Hiperestereognosia – percepção exagerada das texturas e relevos • Normoestereognosia – percepção normal das texturas e relevos • Hipoestereognosia – percepção abaixo do normal para o reconhecimento das texturas e relevos, após várias tentativas
4. *Percepção e leitura por meio do pelo*: grafestesia – o teste pode ser realizado com a ponta do lápis HB ou 6B, ou com agulha fina de crochê (PLG = percepção e leitura grafestésica)	• Hipergrafestesia – percepção exagerada da escrita na pele • Normografestesia – percepção e leitura normal da escrita na pele • Hipografestesia – percepção abaixo do normal da escrita na pele • Agrafestesia – não identifica os estímulos dos pelos, após várias tentativas
5. *Percepção e leitura das vibrações global no corpo e nos segmentos* (palestesia): teste com diapasão de alta e baixa frequência em pontos ósseos específicos (PLP = percepção por leitura palestésica)	• Hiperpalestesia – percepção exagerada das vibrações através dos pontos ósseos • Normopalestesia – percepção normal das vibrações através dos pontos ósseos • Hipopalestesia – percepção diminuída das vibrações através dos pontos ósseos • Apalestesia – ausência da percepção das vibrações por meio de estímulos instrumentais com várias tentativas

Continua

TABELA 3.11. Grupo 2 – Sensibilidades discriminativas

GRUPO 2 – DAS DISCRIMINAÇÕES

TIPO DE SENSOPERCEPÇÃO	QUALIFICAÇÃO/QUANTIFICAÇÃO
6. *Percepção e leitura do peso e da pressão* (barestesia): teste por bateria específica (PLB = percepção por leitura barestésica)	• Hiperbarestesia – percepção exagerada do peso e da pressão • Normobarestesia – percepção normal do peso e da pressão • Hipobarestesia – percepção diminuída do peso e da pressão
7. *Percepção e leitura do tato*: discriminação geral (PLTG = percepção por leitura tátil geral)	• Hiperestesia geral – percepção exagerada do tato geral • Normoestesia – percepção normal do tato geral • Hipoestesia – percepção abaixo do normal do tato geral • Anestesia – ausência de identificação do tato sem uso de remédios

Fonte: Nadja Ferreira, 2015.

A pessoa com habilidade normal para reconhecimento tátil dos "dois pontos" realiza, com facilidade, o acionamento da corda no relógio de pulso com 6 mm, costuras com tamanhos entre 6 e 8 mm, manipulam ferramentas de precisão de 12 mm e outras ferramentas acima de 15 mm, segundo Hunter (1990).

Na Tabela 3.3, as *sensopercepções agrupadas e classificadas* alimentam as informações processadas pelas áreas corticais e auxiliam nas respostas por meio dos movimentos musculares estriados, lisos e mistos. Essas sensibilidades têm as *habilidades discriminativas*, responsáveis pela identificação precisa de relevos, texturas, formas, posições espaciais do corpo e dos segmentos corporais.

> O desvio da normalidade dessas habilidades, muitas vezes, é a causa das alterações do equilíbrio global e segmentar do corpo, da coordenação motora fina e grossa, e do esquema corporal, podendo vir ou não acompanhada de alterações emocionais.

Alguns casos, na prática, apresentaram essas alterações e após o tratamento do reequilíbrio sensorial tiveram cessados seus quadros de alterações do equilíbrio, da coordenação motora e retorno ao equilíbrio emocional.

> Pessoas com alterações em nível moderado, severo e ausência de percepção nas sensibilidades, descritas na Tabela 3.11, possuem alta probabilidade de sofrer acidentes e cometer erros na execução de tarefas que solicitem coordenação motora e reconhecimento de relevos, formas e texturas.

A Tabela 3.12 apresenta as sensopercepções do grupo 3, consideradas como especiais, cuja alteração para mais ou menos interfere na localização espacial de todo o corpo. Quando o trabalhador apresenta alterações das mesmas devemos inserir, ao conjunto de exercícios propostos, atividades que visam a identificação e discriminação dessas habilidades (visão, olfato, gustação e audição). O tato participa, mas já foi

TABELA 3.12. Sensopercepções especiais

GRUPO 3 – ESPECIAIS

TIPO DE SENSOPERCEPÇÃO	QUALIFICAÇÃO/QUANTIFICAÇÃO
1. *Visão* (opsia): teste por bateria de imagens, mas não substitui o exame médico oftalmológico	• Hipermetropia – dificuldade na identificação das imagens de perto • Miopia – dificuldade na identificação das imagens de longe • Normopsia – percepção normal das imagens • Hemeralopia – baixa visão • Cegueira ou amaurose – ausência de percepção das imagens
2. *Olfato* (nosmia): teste por bateria olfativa, mas não substitui o exame médico com neurologista e/ou otorrinolaringologista	• Hipernosmia ou osfresia – percepção exagerada do odor • Normonosmia – percepção normal do odor • Hiposmia – percepção abaixo do normal do odor • Anosmia – ausência do olfato
3. *Audição* (acusia): teste por bateria de sons, mas não substitui o exame médico otorrinolaringológico	• Hipoacusia – percepção diminuída dos sons mais comuns • Normoacusia – percepção normal dos sons, com identificação principalmente da voz humana • Hiperacusia – percepção excelente dos sons mesmo dentro de associações, diferenciando tons e subtons. Fora do padrão • Presbiacusia – redução por envelhecimento
4. *Gustação/paladar* (geusia): teste por bateria de discriminação do paladar. Interfere na noção espacial. Não exclui o exame médico neurológico	• Hipogeusia – dificuldade na identificação dos sabores mais comuns • Normogeusia – identificação precisa dos diversos tipos de sabores • Hipergeusia – facilidade na identificação dos diversos tipos de sabores, desde os cotidianos até os mais exóticos. Fora do padrão • Ageusia – ausência de paladar

Fonte: Nadja Ferreira, 2015.

descrito na Tabela 3.11. O objetivo do agrupamento desses sentidos é promover a melhora das habilidades de reconhecimento espacial, esquema corporal e identificação das características dos objetos em relação ao trabalhador. A Tabela 3.12 pode ser utilizada como norteadora, contando com auxílio de instrumentos ou baterias de testes para a identificação qualitativa das habilidades do trabalhador, mas são substitui os exames médicos. Ao ser identificada alguma dessas alterações do grupo das sensibilidades especiais no trabalhador, este deve ser encaminhado para exame médico.

A Tabela 3.13 reúne as sensibilidades do grupo 4, com análise das habilidades denominadas integradas ou integradoras. Essa denominação foi aplicada pela utilização de muitas outras sensopercepções na sua execução, em quantidade e qualidade variável. Clinicamente chama mais atenção, pois suas alterações trazem queixas precoces relatadas pelo próprio trabalhador de "não se encontrar nunca, mesmo avaliado por diversas vezes".

Os exercícios, nesse caso, devem estimular de forma individual focando o equilíbrio, a coordenação motora em seus diversos níveis, a ação telemétrica e a marcha, até que o trabalhador tenha recuperado sua habilidade e, só após essa conquista, será possível sua inserção no grupo de exercícios. Essa ação, na maioria das vezes, é aplicada em trabalhadores que sofreram acidentes do trabalho ou não, e/ou doenças ativas, necessitando de afastamento por mais de 30 dias. Por esse motivo, eles "desativaram" alguns gestos profissionais que ficaram "temporariamente inativos" e, em seu retorno, mesmo após o exame médico ocupacional ser reconhecido pelo médico do trabalho, que o trabalhador encontra-se *apto* para suas funções, a ginástica laboral deverá ser reprogramada para sua inserção com "ativação" das habilidades específicas para suas tarefas. Esse trabalhador deverá ser atendido de forma individual por, pelo menos, uma semana; e na semana seguinte, se responder bem, será inserido em seu antigo grupo de ginástica laboral.

Sabemos que o exame médico ocupacional identifica as habilidades para o retorno da função do trabalhador, mas ele necessita do retorno do gesto profissional para evitar erros humanos nas tarefas que desenvolverá.

TABELA 3.13. Sensopercepções integradas

GRUPO 4 – INTEGRADAS

TIPO DE SENSOPERCEPÇÃO	QUALIFICAÇÃO/QUANTIFICAÇÃO
1. *Equilíbrio dinâmico global*: habilidade na manutenção dos movimentos harmônicos e precisos do corpo como um todo, na realização de transferência de pesos e posturas	• Ausente – realiza movimentos com ajuda de terceiros • Diminuída – quando a sequência de realização dos movimentos de todo o corpo é lenta ou rápida, mas imprecisa. Anormal • Normal – quando a sequência de realização dos movimentos de todo o corpo é harmônica e precisa. Normal • Aumentada – quando a sequência de realização dos movimentos é harmônica, precisa e muito rápida. Fora do padrão
2. *Equilíbrio dinâmico segmentar*: habilidade na realização de movimentos com harmonia e precisão nos segmentos e no transporte manual de pesos e mudanças de postura	• Ausente • Diminuída – quando a sequência de movimentos dos segmentos é realizada de modo desarmônico e impreciso. Anormal • Normal – quando a sequência de movimentos dos segmentos é realizada de modo harmônico e preciso. Normal • Aumentada – quando a sequência de movimentos dos segmentos é realizada de modo harmônico, preciso e rápido. Fora do padrão
3. *Equilíbrio estático global*: habilidade de manter as contrações musculares do corpo numa determinada postura, por tempo prolongado, sem apresentar abalos ou tremores	• Ausente • Diminuída – quando ocorre a manutenção por curto tempo (segundos) de uma determinada postura, com a participação do corpo todo, sem oscilação e sem fadiga muscular • Normal – quando ocorre a manutenção por bom tempo (minutos) de uma determinada postura, com a participação do corpo todo, sem oscilação e sem fadiga muscular • Aumentada – quando ocorre a manutenção (por horas) de uma determinada postura, com a participação do corpo todo, sem oscilação e sem fadiga muscular

Continua

TABELA 3.13. Sensopercepções integradas

GRUPO 4 – INTEGRADAS

TIPO DE SENSOPERCEPÇÃO	QUALIFICAÇÃO/QUANTIFICAÇÃO
4. *Equilíbrio estático segmentar*: habilidade em manter contrações musculares segmentares, por tempo prolongado, sem apresentar abalos ou tremores	• Ausente • Diminuída – quando ocorre a manutenção por curto tempo (segundos) de uma determinada postura segmentar, sem oscilação e com fadiga muscular fácil. Anormal • Normal – quando ocorre a manutenção por bom tempo (minutos) de uma determinada postura segmentar, sem oscilação e sem fadiga muscular • Aumentada – quando ocorre a manutenção (por horas) de uma determinada postura segmentar, sem oscilação e sem fadiga muscular. Fora do padrão
5. *Coordenação motora grossa global*: habilidade em utilizar contrações musculares em graus variados objetivando uma ação específica envolvendo o corpo como todo	• Ausente • Diminuída – realização dos movimentos em sequência lenta e desarmônica para manter as posturas sucessivas, com participação do corpo como um todo, muitas vezes com fadiga fácil. Anormal • Normal – realização dos movimentos em sequência precisa e harmônica mantendo posturas sucessivas, com participação do corpo como um todo (minutos) • Aumentada – realização dos movimentos em sequência precisa e harmônica mantendo posturas sucessivas, com participação do corpo como um todo, por muitas horas e sem fadiga. Fora do padrão
6. *Coordenação motora grossa segmentar*: habilidade em realizar movimentos em graus variados de um ou mais segmentos corporais de forma ampla	• Ausente – só realiza movimentos com ajuda de terceiros • Diminuída – os movimentos de todo o corpo são rápidos ou lentos demais, fora do ritmo e imprecisos. Anormal • Normal – os movimentos de todo o corpo são harmônicos e precisos, podendo ter algum erro ocasional • Aumentada – os movimentos são harmônicos, precisos e muito rápidos, com nível de erro zero. Fora do padrão
7. *Coordenação motora fina das mãos*: pode ser testado com diversos aparelhos, sendo o mais específico o Orthogiro®	• Ausente – dismetria • Diminuída – movimentos em desarmonia e imprecisos. Anormal • Normal – movimentos harmônicos e precisos • Aumentada – quando a sequência de movimentos dos segmentos são realizados de modo harmônico, preciso e rápido. Fora do padrão
8. *Coordenação motora fina dos pés*: utiliza-se brinquedos e objetos adaptados	• Ausente – realiza movimentos com ajuda de terceiros • Diminuída – realiza movimentos com dificuldade e de forma lenta, podendo apontar fadiga • Normal – retira alguns objetos de tamanhos proporcionais a pega dos pés em tempo curto de dentro de recipientes sem relatar fadiga • Aumentada – pega rápida de objetos muito pequenos. Padrão anormal

Continua

TABELA 3.13. Sensopercepções integradas

GRUPO 4 – INTEGRADAS	
TIPO DE SENSOPERCEPÇÃO	**QUALIFICAÇÃO/QUANTIFICAÇÃO**
9. *Ação telemétrica*: cálculo mental das distâncias, com movimentos precisos no alvo escolhido, executando em segundos ou milésimos de segundos a ação desejada	• Ausente – erro em todas as tentativas • Diminuída – tem maior número de erros que acertos. Anormal • Normal – número de acertos entre 60 e 80% das tentativas • Aumentada – acertos acima de 95% sem fadiga muscular. Fora do padrão
10. *Marcha*	• Ausente – cadeirante, acamado e outros • Diminuída – realiza com apoio de terceiros ou muletas, andadores e outros. Anormal • Normal – realiza a marcha de forma harmônica, livre de apoios, com dissociação das cinturas, apoio plantar em 4 pontos, sequência precisa e harmônica mantendo posturas sucessivas, com participação do corpo como um todo (minutos) • Patológica – apresenta padrão característico de uma doença e pode ser realizada com ou sem apoio. Marchas: ceifante, escarvante, atáxica, espástica, em bloco, ébria, equino varo, equino valgo, em tesoura, *recurvatum*, *flexum*, déficit de quadríceps, Duchenne, Parkinson, tabética, anserina, do pato, Trendelenburg ou miopática, de Todd, claudicante e outras

Fonte: Nadja Ferreira, 2015.

A aplicação de estímulos de equilíbrio e coordenação motora global e segmentar é de boa conduta para todos os trabalhadores, independentemente da preservação das ações entre os músculos, sistema vestibular e a integração no esquema corporal.

Na Tabela 3.14 foram relacionadas as sensopercepções denominadas "finalizadoras", que integram o grupo 5 e, em primeiro momento, de difícil identificação. Sua avaliação deve ser minuciosa pois, quando o trabalhador é portador desses desvios da normalidade, há necessidade imperativa de tratamento a curto prazo e deve ser afastado da ginástica laboral para tratamento médico e assistência fisioterapêutica específica. Os trabalhadores que apresentam alterações nessas sensopercepções são portadores de outras alterações de pequena relevância, mas que repercutem de maneira significativa. Em muitos casos, apresentam alterações sociais e emocionais sem justificativa aparente e, quando tratados, obtêm melhora significativa cessando a maioria dos quadros de alterações socioemocionais.

TABELA 3.14. Sensopercepções finalizadoras

GRUPO 5 – FINALIZADORAS

TIPO DE SENSOPERCEPÇÃO	QUALIFICAÇÃO/QUANTIFICAÇÃO
1. *Noção espacial e temporal*: habilidade em localizar seu próprio corpo no espaço e sua relação com o ambiente na relação do tempo	• Ausência – a pessoa não sabe onde está, não identifica dia da semana e hora do dia, de forma geral • Diminuída – pouca capacidade de localizar-se no espaço e tempo de forma precisa, muitas vezes apresenta-se confusa e fica desorientada. Anormal • Normal – capacidade de localizar-se no espaço e tempo de forma precisa com deslocamentos orientados • Aumentada – capacidade de localizar-se no espaço e tempo de forma precisa com deslocamentos orientados e, algumas vezes, mesmo sem conhecer os locais, tem senso de direção precisa. Fora de padrão (p. ex., atleta de ginástica olímpica)
2. *Função totalizadora*: realização de uma determinada tarefa com início, meio e fim, utilizando todas as funções motoras e sensoriais que forem necessárias	• Ausente – não entende e não consegue fazer qualquer tarefa por mais simples que seja • Diminuída – realiza tarefas com troca de sequência, muitas vezes alterando início, meio e fim, com excesso de erros humanos, mesmo quando treinado exaustivamente. Anormal • Normal – realiza tarefas com sequência correta, com início, meio e fim • Aumentada – realiza tarefas com sequência correta, com início, meio e fim. Muitas vezes, sem aprendizado, ao ver uma peça (objeto, desenho) é capaz de realizar outra com perfeição. Fora de padrão
3. *Esquema corporal (EC)* (somatoscopia projetada): imagem criada em nível cerebral, que se modifica diariamente pela ação das habilidades e interpretações emocionais levando à reformulação da imagem de si mesmo. Processo de identificação da lateralidade, domínio e conhecimento corporal	• Ausente – não reconhece seu corpo • Diminuída – falha na capacidade de reconhecer seu próprio corpo em movimento ou em postura estática. Não reconhece partes de seu corpo. Anormal • Normal – capacidade de reconhecer seu próprio corpo em movimento ou em postura estática, localizando cada segmento e posição do mesmo • Aumentada – capacidade exagerada de reconhecer seu próprio corpo em movimento ou em postura estática, localizando minuciosamente cada parte e posição do mesmo. Fora de padrão
4. *Percepção e identificação do corpo no espaço ao realizar movimentos globais* (somestesia): teste com realização de exercícios envolvendo o corpo todo, com variadas posições e posturas (PLS = percepção por leitura somestésica)	• Hipersomestesia – percepção exagerada dos movimentos globais e da posição do corpo • Normosomestesia – percepção normal dos movimentos globais e da posição do corpo • Hiposometesia – percepção abaixo do normal dos movimentos globais e da posição do corpo • Asomestesia – não reconhece a posição do corpo

Continua

TABELA 3.14. Sensopercepções finalizadoras

GRUPO 5 – FINALIZADORAS

TIPO DE SENSOPERCEPÇÃO	QUALIFICAÇÃO/QUANTIFICAÇÃO
5. *Percepção e leitura do movimento segmentar* (cinestesia): teste com realização de exercícios segmentares (PLC = percepção por leitura cinestésica)	• Hipercinestesia – percepção exagerada dos movimentos globais e da posição do corpo • Normoscinestesia – percepção normal dos movimentos globais e da posição do corpo • Hipocinestesia – percepção abaixo do normal dos movimentos globais e da posição do corpo • Acinestesia – ausência de percepção dos movimentos segmentares

Fonte: Nadja Ferreira, 2015.

Todas essas habilidades encontram-se associadas na *osteocinemática* e na *artrocinética*.

A *osteocinemática* também é denominada macromovimentos, estabilizadores, braços de alavancas ou sustentáculos. E podem ser definidos, também, com base na sua *propriedade principal*, ou seja, quanto aos seus eixos diafisários na promoção dos ajustes no momento da realização dos movimentos passivos, ativos livres e resistidos, na composição das diversas posturas, participação direta por ocasião das transferências entre cada uma dessas posturas, desde a mais baixa (a deitada) até a finalização com adoção da postura ortostática e executando a marcha.

A artrocinemática possui sinonímias que lembram a realização de movimentos, como acessórios, adaptativos, intrarticulares ou micromovimentos. A análise da artrocinética com observação sistemática utilizando aspectos clínicos e por imagem usa a definição de "movimentos promotores de congruência articular". São eles que promovem acomodações nanométricas que, no início do momento físico do rompimento da inércia, ajustam os movimentos intrarticulares, informando e solicitando ao sistema osteoarticular a quantidade de força, elasticidade e o provimento das adaptações entre as superfícies articulares, na realização dos movimentos extrarticulares, como flexão, extensão, adução, abdução, inclinação, rotação e outras denominações dos movimentos, que se aproximam e se afastam da linha média corporal em cada um dos planos e eixos.

Os movimentos artrocinéticos são:
- Rolamento;
- Deslizamento;
- Giro;
- Compressão;
- Tração.

Esses movimentos são utilizados na modificação do grau de liberdade articular. Podem ser aplicados em tratamentos de assistência fisioterapêutica ou no início da ginástica laboral associada às técnicas de alongamento, com o objetivo de facilitar a realização dos movimentos.

Quando ocorrem *alterações nos eixos articulares e diafisários*, os ajustes muitas vezes não são capazes de anular ou reduzir ao máximo essas alterações e, com isso, geram bloqueios e contraturas para resguardar os tecidos de lesões.

Nesse conjunto de ações biomecânicas, com o objetivo de promover a ação estática ou dinâmica, se dosam as habilidades biológicas de forma nanométrica; "doses" essas identificadas pelo sistema complexo de informações, que é composto pelos diversos órgãos sensoriais e terminações nervosas levando ao córtex cerebral, que realiza os cálculos dos impactos e ações naturais do corpo, de maneira global ou segmentar, finalizando-os em normais ou anormais.

Esse mecanismo deve ser levado em conta durante a realização da ginástica laboral, e cada trabalhador, mesmo quando é considerado *apto* no exame médico ocupacional, pode possuir alterações orgânicas que não influenciam na realização de suas tarefas, razão pela qual possui capacidade laboral, mas podem intervir na capacidade funcional, ao realizar exercícios que não sejam próprios para ele. Lembramos que, muitas pessoas deficientes podem ser consideradas *aptas* para suas funções, mesmo apresentando alterações funcionais diversas.

Não há erro médico no reconhecimento da capacidade laboral em pessoa deficiente, apenas deve haver avaliação mais detalhada para melhor seleção dos exercícios que irão compor a execução da ginástica laboral. Esse aspecto será mais bem descrito no Capítulo 15 (Ginástica Laboral Adaptada).

Tônus muscular

> "Um não sempre será certeza na vida.
> Então, porque não correr atrás do sim?"
> *Eliana Zagui (2012)*

A semiologia tem grande dificuldade em classificar o tônus muscular, mas é ele o principal responsável pelas ações musculares harmoniosas e, com articulações congruentes, é de vital importância na escolha do programa de ginástica laboral. O tônus tem como alvo principal as funções do aparelho locomotor, mas traz de forma associada o estímulo a todos os outros órgãos e sistemas do organismo humano. Muitos estudos calculam que em nosso corpo há 50% de tecido muscular e, destes, 40% são músculos estriados ou esqueléticos e 10%, músculos lisos e cardíacos.

A semiologia, aqui descrita, tem como objetivo principal as ações dos *músculos esqueléticos*, sem esquecer que todas essas ações são compartilhadas, em maior ou menor grau, com resposta fisiológica como contratura, bloqueio, frouxidão e instabilidade, e também na ação precisa, como habilidade de telemetria e percepção háptica.

A musculatura esquelética possui importante *citoesqueleto proteico* que proporciona equilíbrio com flexibilidade, elasticidade e força (intrafusal e externa) gerando a capacidade de manter as cadeias musculares com os órgãos posicionados no corpo em repouso, nas diversas posturas e, ao mesmo tempo, estar em prontidão para iniciar qualquer tipo de movimento. Esse arranjo espacial proteico é denominado *tônus muscular*.

Algum tempo atrás, autores conceituavam o tônus como: "o estado de semicontração muscular". Entretanto, esse estado de repouso muscular apresenta registro de potencial elétrico reduzido, não sendo interpretado como potencial de contração muscular, e sim, de manutenção do metabolismo das fibras musculares quando em estado repouso, traduzindo "vida"; portanto, tem traçado elétrico de padrão diferente de uma contração muscular.

Segundo Alberts *et al.* (1997), Berne *et al.* (2003) e Wilmore *et al.* (2010), o *citoesqueleto* é composto de macroproteínas denominadas *titina e nebulina*, que formam uma "rede" de sustentação das principais proteínas, actina e miosina, facilitando a contração muscular. Essa estrutura é altamente dinâmica e se reorganiza continuamente, conforme as solicitações que recebe.

Esse conceito de "tônus" acabou sendo substituído por novas pesquisas, onde proteínas elásticas e retráteis são as responsáveis pela adequação, acomodação e ajuste de variação das distâncias entre as fibras musculares resultando na "consistência" identificada pela palpação, desde a mais "endurecida" até a mais "flácida".

À luz do conhecimento atual, o tônus é um conjunto de superposições de proteínas gigantes, sendo principais a *titina* e a *nebulina*, que se projetam espacialmente para dar sustentação às outras fibras, facilitando o ajustamento do comprimento e largura das estruturas, permitindo o movimento preciso e harmonioso.

O tônus foi denominado por Berne *et al.* (2003) o "andaime para as proteínas contráteis". Essa ação constrói o padrão individual de distâncias entre essas proteínas, sendo assim, a construção do patrimônio pessoal conforme esse arranjo proteico é traduzido pela consistência e elasticidade que permite às articulações, órgãos e sistemas um ajustamento mais próximo ou mais distante. Essa diferença de distâncias entre essas proteínas "andaimes" permite um grau maior ou menor de liberdade articular, movimentos mais amplos ou restritos, ainda dentro do que é considerado "normalidade".

É importante lembrar que o tônus tem papel de grande destaque na função muscular, sendo o responsável pela manutenção espacial das fibras musculares que participam dessa ação, quer na musculatura esquelética, lisa ou cardíaca. Essa ação

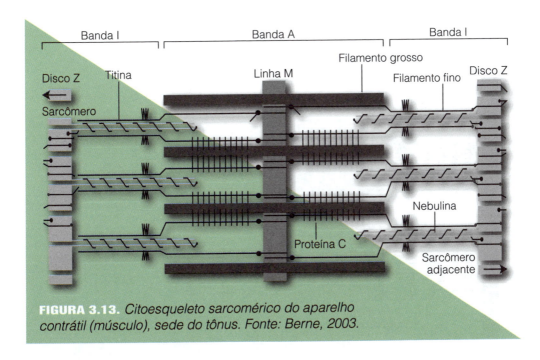

FIGURA 3.13. *Citoesqueleto sarcomérico do aparelho contrátil (músculo), sede do tônus. Fonte: Berne, 2003.*

TABELA 3.15. Classificação do tônus muscular – seus diversos estágios e a correspondência clínica

ESPECTRO DO TÔNUS E SUA CORRESPONDÊNCIA CLÍNICA

	Espasticidade (alteração por estímulo central) Tem duração muito longa Reduz com estímulo de relaxamento por período curto e retorna ao padrão patológico após cessar os estímulos	Hipertonia (alteração por estímulo central) Duração diretamente proporcional ao estímulo	Hipertonia plástica ou rigidez Alteração central por degeneração Duração prolongada Reduz com a realização dos movimentos voluntários	Hipertonia de resposta (alteração por estímulo periférico) Duração curta por ação combinada Antagonista Agonista	Normotonia Equilíbrio entre os estímulos positivos e negativos	Hipotonia de resposta (resposta menor que a necessidade de ação) Duração em tempo igual ao estímulo	Hipotonia (resposta menor que a necessidade de ação) Duração de tempo variado por resposta antagonista Agonista	Atonia (deficiência severa na resposta de ação do citoesqueleto) Duração muito longa
Gradação qualitativa e quantitativa								
Cálculo	T = A = +3	T = A = +2	T = A = +2	T = N = +1	T = N = 0-0	T = N = -1	T = A = -2	T = A = -3
Exemplo	Paralisia cerebral	Contratura muscular pós-trauma direto ou por patologia (p. ex., hérnia discal)	Doença de Parkinson e síndromes parkinsonianas	Aumento de tônus em grupo muscular de ação agonista Ação normal	Equilíbrio do citoesqueleto em músculos agonistas e antagonistas	Diminuição de tônus em grupo muscular de ação antagonista Ação normal	Síndrome de Down	Paralisia flácida

Continua

TABELA 3.15. Classificação do tônus muscular – seus diversos estágios e a correspondência clínica

ESPECTRO DO TÔNUS E SUA CORRESPONDÊNCIA CLÍNICA

		Patológico	Patológico	Patológico	Fisiológico	Fisiológico	Fisiológico	Patológico	Patológico
Enquadramento		Patológico	Patológico	Patológico	Fisiológico	Fisiológico	Fisiológico	Patológico	Patológico
Semiologia		Palpação difícil – não há depressão da polpa digital Arco de movimento severamente diminuído Linhas de força anormais – sulcadas (profundas)	Palpação anormal Arco de movimento anormal com redução Linhas de força anormais – aprofundadas (reforçadas)	Palpação anormal – sensação de "madeira" ao toque Dificuldade de penetração das polpas digitais Linhas de força anormais, reforçadas e sem modificação ao toque	Palpação normal Arco de movimento normal Linhas de força normais	Palpação normal Arco de movimento normal Linhas de força normais	Palpação normal Arco de movimento normal Linhas de força normais	Palpação anormal – facilidade na colocação dos dedos na massa muscular Arco de movimento anormal com aumento Linhas de força anormais (diminuídas)	Palpação anormal – grande facilidade na penetração das polpas digitais Sem resposta ao toque Arco de movimento anormal com aumento Linhas de força anormais (desaparecidas)
Flutuação de tônus		A flutuação realiza a passagem por todos os graus de tônus. O trabalhador que inicia os movimentos com a presença da espasticidade pode ir diminuindo, gradativamente, o tônus para hipertonia, passando pela normotonia e, novamente, diminuindo para a hipotonia, até chegar à atonia em alguns grupos musculares. Inverte essa ação indo da atonia até a espasticidade. A cada novo movimento, ou mudança de postura, repete a flutuação do tônus. Exemplo: na atetose, onde as pessoas realizam seus movimentos de forma anômala utilizando os vários graus de tônus e amplitudes compensatórias, para busca do centro de gravidade do corpo e estímulo em alavancas.							

Quadro de interpretação dos níveis de tônus

VALOR NUMÉRICO	IDENTIFICAÇÃO E CONDIÇÃO
00	*Tônus normal* (ação equilibrada)
-1	*Hipotonia* – redução do tônus em resposta a um estímulo, com duração de tempo igual ao estímulo
-2	*Hipotonia* – redução da ação de estabilização das fibras musculares, com duração de tempo médio (horas), podendo apresentar melhora com estímulos de repetição
-3	*Atonia* – ausência de controle das fibras musculares, não permitindo ação de movimento ou de equilíbrio dos segmentos em ação de longa duração (dias)
+1	*Hipertonia* – aumento da ação das proteínas, aproximando as fibras e causando "endurecimento" e dificuldade na realização dos movimentos, diminuição do grau de "liberdade articular" e bloqueio
+2	*Hipertonia plástica ou rigidez*, não cessa e tem causa central. Quando essa "contratura" ocorre no pós-trauma, a reação cessa quando há recuperação tecidual
+3	*Espasticidade* – aproximação patológica de todas as estruturas musculares, provocando encurtamento que "aprisiona" as articulações e tecidos moles
	Flutuação de tônus – passagem de 00 até +3, em segundos

Legenda: T = tônus; A = anormal; N = normal.
Fonte: Nadja Ferreira, 1998.

dinâmica se relaciona com o equilíbrio dos tecidos moles das cadeias musculares, do conjunto articular e sua biomecânica e de qualquer desvio quanto ao seu comprimento, resultando em modificações temporárias ou definitivas. Então, o grau de liberdade articular é modificado, trazendo como consequência as alterações da elasticidade, flexibilidade, adequação de todas as cadeias musculares corporais e graus de liberdade articular. Essas alterações, por sua vez, alteram outras habilidades associadas com o tônus muscular.

O *tônus* é considerado *normal* quando há manutenção espacial equidistante entre as placas proteicas, principalmente a actina e a miosina, de tal modo que haja o "grau de liberdade articular", ou seja, espaço entre as estruturas de uma articulação que permita a realização dos movimentos harmônicos dentro da angulação normal e estabilidade articular associada a resistência à fadiga.

Cada um possui tônus normal individual, com variações de pequena relevância entre uma e outra pessoa, sem que isso caracterize desvio de normalidade ou patologia. As ações musculares que promovem a flutuação do tônus, dentro da faixa de normalidade entre as cadeias musculares, apresentam variáveis artrocinética e osteocinéticas que resultam em hipotonias e hipertonias normais, em respostas agônicas e antagônicas de ação. Na cessação dos estímulos, que pode durar alguns minutos ou horas, voltam a sua condição de normalidade tônica de repouso.

Assim sendo, a Tabela 3.15 apresenta as diversas graduações do tônus com as características que lhes são próprias, e quando há patologia, essa é apontada, assim como os estados de hipotonia normal e patológica, variações de hipertonia e outros estados patológicos.

A Figura 3.13 ilustra o citoesqueleto, sede do tônus muscular.

Avaliação do tônus muscular

A avaliação do tônus tem sua maior ação na *observação da postura global do corpo*, o *comportamento articular*, passando pela identificação da "consistência" da massa muscular pela palpação e a *classificação* por meio das *linhas de força ou de clivagem*. Sua *ratificação ou retificação* é promovida pela Validação do Tônus Muscular (VTM), por meio das medições dos ângulos dos movimentos ativos, passivos e resistidos.

Em uma mesma pessoa, podemos identificar diferentes graus ou condições de tônus muscular em cada segmento corporal. Razão pela qual as angulações articulares podem ser realizadas com variações, algumas mais hipertônicas em segmentos que vencem a ação da gravidade de forma habitual. Esse comportamento pode ser facilmente identificado pelos arcos de movimentos formados pelo encontro das articulações, quando apresentam angulações dentro do padrão da normalidade, e outras, com desvios para ângulos maiores ou menores. Quando identificamos uma pessoa com os alinhamentos musculares que projetam o corpo com anteroversão de quadril, anteropulsão de ombros, hipercifose e anteriorização da cabeça, na maioria das vezes, reconhecemos portadores de *hipotonia*. Essas pessoas possuem os ângulos articulares maiores em posicionamentos diferentes e adotam os desvios do alinhamento corporal. Esse comportamento é resultante de hipotonia, que oferece maior "grau de liberdade articular". A distância é maior do que o necessário para realização dos movimentos, e resulta na instabilidade articular com suas consequências. Na história pregressa dessas pessoas existe relato de eventos frequentes de distensões, entorses, subluxações, luxações e até fraturas "inexplicáveis". Informam ainda, que caem da própria altura com facilidade, mesmo em solo plano e com piso antiderrapante.

A análise do tônus muscular pode ser realizada com base em cinco critérios:

Observação da postura global e acomodação articular

Resultante do grau de liberdade muscular em resposta à ação da gravidade. As Figuras 3.14 a 3.16 mostram alguns exemplos.

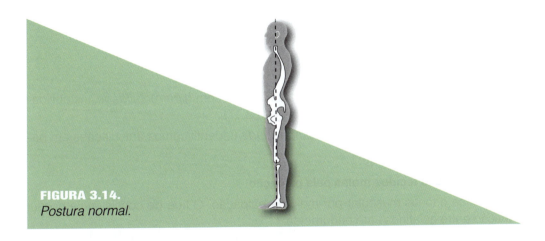

FIGURA 3.14.
Postura normal.

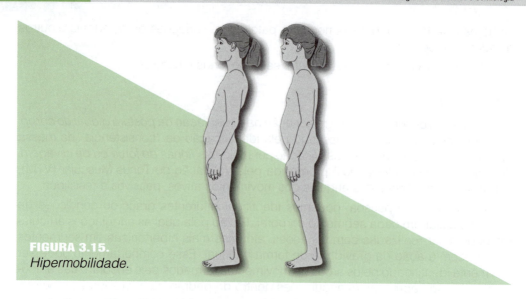

FIGURA 3.15.
Hipermobilidade.

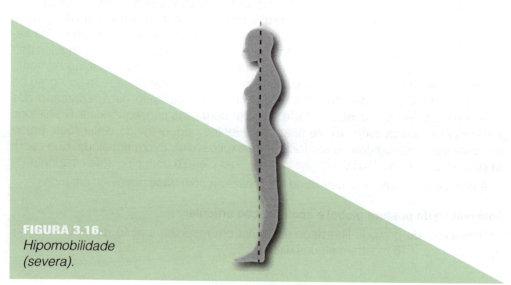

FIGURA 3.16.
Hipomobilidade (severa).

Comportamento articular

Quando há *hipotonia*, identificamos articulações com *hipermobilidade*, instabilidade articular e em padrão "*recurvatum*" (Figura 3.17).

Quanto há *hipertonia*, ocorre *hipomobilidade* e identificamos articulações em padrão "flexor".

Consistência dos tecidos moles pela palpação

Identifica o tônus muscular por meio da palpação. O tipo de consistência possui variação entre gelatinosa até endurecida.

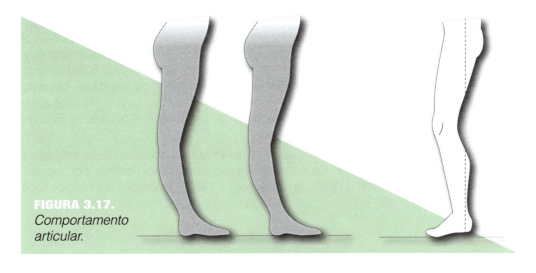

FIGURA 3.17. Comportamento articular.

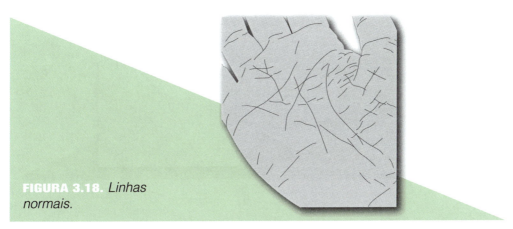

FIGURA 3.18. Linhas normais.

Linhas de força muscular, pregas dérmicas, linhas de Langer ou de clivagem

São linhas que resultam da ação da gravidade em resposta à frequência da atividade motora realizada pela pessoa em resistência à ação da gravidade. Essas linhas podem ser "aprofundadas" ou "superficializadas" por diversos fatores. Alguns irreversíveis, como no caso a síndrome de Down, onde as linhas são tênues e outras até imperceptíveis a olho nu, ratificando o estado muscular de hipotonia variável, podendo passar de leve até severa. Sua identificação é mais expressiva em áreas adjacentes às articulações. A Figura 3.18 apresenta exemplo de linhas normais, e a Figura 3.19 apresenta exemplo de ausência de algumas linhas. Já a Figura 3.20, apresenta linhas de Langer (1861) ou de clivagem.

Validação do Tônus Muscular (VTM) (Nadja Ferreira, 1990)

Na procura em elaborar protocolo semiológico do tônus muscular que pudesse promover a uniformidade de procedimentos na sua execução, utilizamos as medidas angulares dos movimentos em cada articulação, por serem medidas reprodutivas e "visíveis" a olho nu.

No movimento normal ocorre a congruência articular, com tecidos moles envolvendo a articulação e realizando a estabilidade ao mesmo tempo que mantém a elasticidade suficiente para realização dos movimentos que se fizerem necessários. Nesse caso, o "grau de liberdade articular" é suficiente para realizar o movimento harmônico e com precisão, trazendo alinhamento articular e estabilidade. Quando esse movimento normal acontece há o encontro das linhas dos eixos diafisários e, ao se cruzarem, formam os ângulos que se "fecham" ou se "abrem", e facilmente medido por goniômetros, flexímetros ou inclinômetros.

Esses ângulos foram estudados exaustivamente com o objetivo de identificar os movimentos e suas amplitudes. Esse estudo foi registrado, inicialmente, por Tschernogobow (1892) e Marfan (1896) *apud* Araujo (2004). Trabalhos científicos que

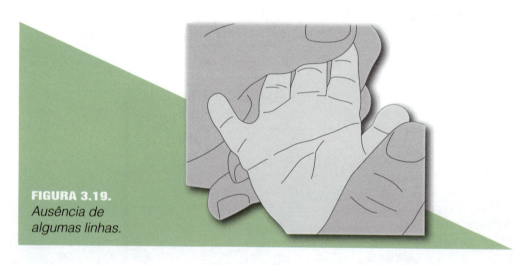

FIGURA 3.19.
Ausência de algumas linhas.

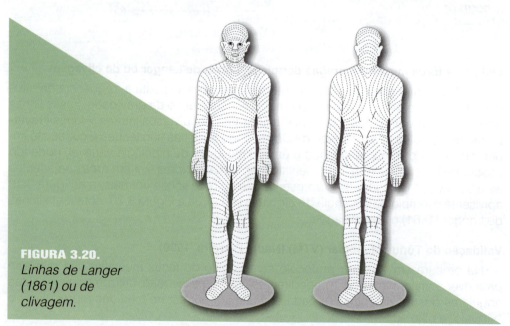

FIGURA 3.20.
Linhas de Langer (1861) ou de clivagem.

realizaram análises de sistemática foram: Albee e Gilliland (1920), Gilliland (1921); Geanville e Kreezer (1937) e Edward (1939), durante a Segunda Guerra Mundial (1939-1945). Depois dessa guerra, outros pesquisadores deram continuidade a esses estudos, dentre eles: Dieppe *et al.* (1986), Norkin, White e White (1995), Moud e Cortez-Cooper (1995), Clarkson (1999), Leighton (1956), Kendall (1993), Kendell e MacCreary (1995 e 1997), Daniels e Woorthingham (1996), Hoppenfeld (2004) e Kapandji (2001 e 2008). Estes e outros autores estudaram o comportamento angular dos movimentos e dos tecidos moles adjacentes e, até hoje, utilizamos suas tabelas classificadas por gênero e faixa etária, que trazem contribuição de grande valor. Essa gama de informações fundamenta a técnica de validação do tônus muscular, preconizada para adoção de forma fácil e com valores reais a serem comparados.

Iniciamos o estudo da VTM utilizando os mesmos princípios, ou seja, medidas angulares dos principais movimentos, tendo em vista que os movimentos só são realizados mediante a participação do tônus e da contratilidade. Selecionamos o joelho e o cotovelo para representar, respectivamente, o membro inferior e o superior, ambos com o objetivo de quantificar e qualificar o tônus.

Protocolo VTM

Para elaborar o protocolo semiológico do tônus muscular que pudesse promover a uniformidade de procedimentos na sua execução, utilizamos as medidas angulares dos movimentos em cada articulação, por serem medidas reprodutivas e "visíveis" a olho nu. Essa técnica adotou como base a descrição do desenho "Homem Vitruvius" (1490), de Leonardo da Vinci, na ilustração do livro "Divina Proportione", de Luca Pacioli, cujo fundamento foi: "o homem é a medida de todas as coisas". Nesse desenho, ele inseriu um homem de braços abertos em cruz, dentro de um quadrado, com o centro na pelve, linhas verticais e horizontais dividindo o quadrado em 16 partes iguais (Figura 3.21).

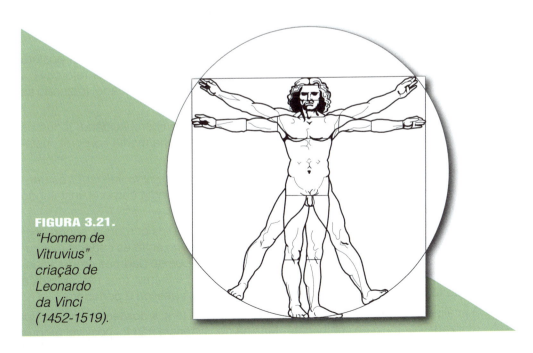

FIGURA 3.21. *"Homem de Vitruvius", criação de Leonardo da Vinci (1452-1519).*

Nota-se que, no movimento normal ocorre a congruência articular, com tecidos moles envolvendo a articulação e realizando a estabilidade, ao mesmo tempo que mantêm elasticidade suficiente para realização dos movimentos que se fizerem necessários. Nesse caso, o "grau de liberdade articular" é o suficiente para realizar o movimento harmônico e com precisão, trazendo alinhamento articular e estabilidade. Quando esse movimento normal acontece, há o encontro das linhas dos eixos diafisários e, ao se cruzarem, formam os ângulos que se "fecham" ou se "abrem", e facilmente medido por goniômetros, flexímetros ou inclinômetros. Como no desenho, os cotovelos e joelhos encontram-se alinhados com os eixos e na extensão apresentam grau zero.

Transferimos esse olhar para o protocolo de VTM utilizando os mesmos princípios, ou seja, medidas angulares dos principais movimentos, tendo em vista que os movimentos só são realizados mediante a participação do tônus e da contratilidade. Selecionamos o joelho e o cotovelo para representar, respectivamente, o membro inferior e o superior, ambos com o objetivo de quantificar, em graus, os ângulos dos movimentos e qualificá-los. Podemos classificar o tônus em:

- *Normotônico* – quando as angulações permanecem dentro dos padrões de harmonia, congruência articular com grau de liberdade estático e dinâmico com promoção de movimentos estáveis, sem sintomas de desconforto ou dor e com articulações alinhadas dentro de seus eixos. No caso representativo dos joelhos e cotovelos, em grau zero de extensão;

- *Hipotônicos com hipermobilidade* – amplitudes maiores que o necessário, resultando em articulações com padrão extensor, tais como: cotovelos e joelhos *recurvatum* ou em hiperextensão;

- *Hipertônicos com hipomobilidade* – amplitudes diminuídas, resultando em bloqueios articulares e padrões flexores. Por exemplo, cotovelos e joelhos em padrão flexor.

O estudo do tônus é fundamentado na clínica por cinco critérios, sendo quatro deles qualitativos e um, prioritariamente, quantitativo e, associativamente, qualitativo. Estão descritos a seguir:

- Iniciamos a análise do *primeiro critério qualitativo* de "observação da postura global do corpo em perfil" e esse registro, já conhecido, apenas reforçava a identificação dos desvios da hipomobilidade e da hipermobilidade, trazendo as descrições consagradas:

  - *Características da postura global em perfil com hipomobilidade:* todos os segmentos corporais se projetam em direção a linha média corporal, instalando o padrão flexor;

  - *Características da postura global em perfil com hipermobilidade:* os segmentos corporais se projetam para fora da linha média corporal, instalando um padrão extensor;

  - *Postura normal:* possui alinhamento entre os dimídios corporais, sendo considerada como padrão intermediário e de equilíbrio entre as cadeias musculares. Essa análise faz o reconhecimento dos tipos de padrões predominantes, como postura de esquiador (padrão flexor) e outras, mas não classifica de forma segura o tipo de tônus muscular que a pessoa é portadora.

- A análise do *segundo critério qualitativo* da "consistência dos tecidos moles" foi realizada por meio da "palpação". Mas na consistência não foi possível atribuir valores. Seu comportamento tem variações que podem ir de "muito gelatinosa ou fluida" até "muito endurecida". Essas variações possuem movimentos ativos, passivos e resistidos, e não são expressas em valores numéricos, dificultando a identificação de cada situação e a sua classificação na importância clínica.

- No *terceiro critério qualitativo* houve análise quanto ao "comportamento articular", identificado pela ação da postura articular e classificado em três grupos principais:
  - *Normotônico* com angulações dentro dos padrões de harmonia e graus de liberdade, com promoção de movimentos estáveis e sem sintomas de desconforto ou dor. Articulações alinhadas dentro de seus eixos;
  - *Hipotônicos com hipermobilidade*, amplitudes maiores que o necessário, resultando em articulações em padrão extensor, tais como: cotovelos e joelhos *recurvatum* ou em hiperextensão;
  - *Hipertônicos com hipomobilidade*, amplitudes diminuídas resultando em bloqueios articulares e padrões flexores. Exemplos: cotovelos e joelhos em padrão flexor.

- Na análise do *quarto critério qualitativo* das "linhas de força ou pregas dérmicas, linhas de Langer ou de clivagem", tínhamos a observação como ferramenta de classificação em linhas mais superficiais ou mais profundas. Mais uma vez, análise qualitativa sem características distintas para afirmação e correlação entre os tipos de tônus muscular e sua distinção clínica. Na síndrome de Down, é bem visualizada a atenuação das linhas e a correlação com a consistência gelatinosa dos tecidos moles e aumento significativo do grau de liberdade articular. Em outro extremo, temos os quadros de encefalopatias crônicas com espasticidade e linhas de força profundas correlacionando a redução severa do grau de liberdade articular. Dessa mesma forma, as linhas de força tiveram o comportamento qualitativo, e não quantitativo, faltando valores seguros para essa análise mesmo sabendo do imenso significado na clínica diária.

- A análise do *quinto critério quantitativo* da VTM elucidou valores matemáticos dos ângulos dos movimentos. Selecionamos o joelho e o cotovelo como representantes dos membros inferiores e superiores, respectivamente, por praticidade, com o objetivo de visualizar melhor a correlação da classificação do tônus muscular sem excluir os quatro critérios descritos antes, que apenas ratificam a classificação tônica do músculo.

Iniciamos várias observações sistemáticas, com a realização de medidas angulares dos movimentos dos joelhos e cotovelos, no período entre 1980 e 1981. Experimentamos a construção de reconhecimento do tipo de tônus muscular pela angulação articular e aplicamos essa técnica em diversas amostras, com variáveis distintas como movimentos ativos, passivos e resistidos, em padrões de tônus normais, hipotônicos e hipertônicos. Identificamos os ângulos e realizamos o processo de validação.

O processo de validação foi construído em cinco etapas:

- Esclarecimento e autorização dos participantes quanto às ações e medições que seriam adotadas, que as mesmas não seriam invasivas e a pessoa poderia abandonar o estudo quando assim o desejasse. Não houve financiamento de qualquer das partes em nenhuma das etapas;

- O perfil da *primeira amostra* de conveniência foi construído com participantes na faixa etária entre 25 e 30 anos, fase de amadurecimento neurológico, com N = 280 participantes, sendo 140 de cada gênero e todos com IMC dentro da normalidade, com características clínicas de normo-hidratados, normocorados, eupneicos e anictéricos;
- Na *segunda amostra*, as medidas realizadas foram em arcos de movimentos passivos. Em 312 participantes de ambos os gêneros, autodeclarados sadios, na faixa etária entre 16 e 60 anos, realizando também as medidas das articulações dos joelhos e dos cotovelos;
- A *terceira amostra*, composta por participantes na faixa etária entre 20 e 35 anos, de ambos os gêneros e divididos em dois grupos. O primeiro, com praticantes de atividade física de forma habitual de, no mínimo, três vezes por semana, 40 minutos por sessão e por, pelo menos, dois anos sem interrupção. O segundo grupo com pessoas da mesma faixa etária e sedentários. Nos dois grupos foram realizadas as medidas da extensão dos cotovelos e dos joelhos nos movimentos resistidos, com aplicação de resistência oferecida de 2 kg para os cotovelos e 5 kg para os joelhos;
- Na *quarta amostra*, realizada no período entre 2006 e 2010, acompanhamos universitários de pedagogia, fisioterapia e administração em faculdade privada do Rio de Janeiro, totalizando 384 participantes de ambos os gêneros, autodeclarados saudáveis e não portadores de patologias do aparelho locomotor. Esse estudo teve como objetivo ratificar ou retificar a correlação do grau de tônus muscular com a amplitude medida em graus. As avaliações foram realizadas por observação clínica e ratificada ou retificada pelo uso de instrumentos específicos para medir ângulos articulares, ou seja, goniômetros de diversos materiais, inclinômetros e flexímetros. As medidas foram realizadas para identificar a extensão dos cotovelos e joelhos, comparando os lados dominantes e não dominantes. Cada participante foi previamente classificado quanto ao tipo de encaixe de articulações e, se possuísse articulações congruentes e harmônicas, eram indicados para a etapa seguinte; caso contrário, eram excluídos do estudo.

A análise, por simetrógrafo, dos eixos diafisários e articulares dos participantes, foi realizada e eram incluídos somente participantes dentro do padrão da normalidade. Foi incluída, também, a análise da altura (cm), do peso (kg) e do IMC, incluindo participantes com valores mais próximos entre si e excluindo aqueles com valores muito diferentes, e todos autodeclarados saudáveis. O estudo teve como objetivo a identificação do comportamento das cadeias musculares nas ações osteocinéticas e artrocinéticas em relação aos movimentos ativos e seus valores angulares, tomando como base os valores inseridos nas tabelas de Leighton (1956).

As medidas foram realizadas na postura ortostática com o participante no plano de Frankfourt, realizando a observação dos eixos articulares em relação à linha média do corpo, registro de cada comportamento articular e a correlação com o tipo de tônus muscular de cada participante. Com a evolução dos estudos, aplicamos também as tabelas de Kendall (1993) e de Kapandji (2001; 2004).

Em todas as amostras de conveniência foram realizadas medidas dos ângulos em movimentos ativos, passivos e resistidos em extensão do cotovelo e do joelho, bilateralmente. O protocolo de análise articular levou em conta os ângulos considerados "negativos" e "positivos", sendo a linha de base do estudo a identificação do momento zero em todas as amostras.

Protocolo de análise articular para VTM (Nadja Ferreira, 1990)

O protocolo elaborado para validação do tônus muscular considerou a seguinte classificação:

- *Tônus normal – normotonia/eutonia* = normomobilidade – ângulo articular normal (graus preconizados dentro da faixa de normalidade) corresponde ao tônus normal. Aquele em que a articulação realiza seus movimentos dentro das angulações propostas por Leighton (1956), Kendall (1993) e Kapandji (2001; 2004), com foco em cotovelo na extensão *zero* e joelho na extensão *zero*, ambos com o participante na postura ortostática;
- *Hipotonia* = hipermobilidade – ângulo maior do que foi previsto anatomicamente, podendo acrescentar angulações negativas ou positivas, correspondendo ao hipotônico (anormal). No alinhamento *zero* do cotovelo e do joelho, quando o participante apresenta graus negativos, é classificado em hipotônico com "tantos" graus, ou seja, com os graus identificados pela medida instrumental no momento da avaliação, ou na reavaliação;
- *Hipertonia* = hipomobilidade – ângulo menor corresponde ao tônus hipertônico (anormal). Essa situação é reconhecida quando o participante já inicia o movimento com ângulos positivos, ou seja, não inicia do *zero*. A angulação medida é reconhecida iniciando com bloqueio articular.

Esse protocolo foi criado para reconhecer eventos transitórios, que após assistência fisioterapêutica ou a prática da ginástica laboral possam ser reavaliados e reclassificados quanto à resposta aos exercícios. Essa técnica de avaliação também poderá ser aplicada em sequelas definitivas para identificação das restrições de mobilidades e tipos de bloqueios.

Exemplo 1: Pessoa portadora de hipotonia realiza exercícios resistidos promovendo o aumento da área transversa dos grupos musculares selecionados reduzindo, dessa forma, o excesso do grau de liberdade articular, o "bocejo" e a instabilidade articular.

Exemplo 2: Pessoa portadora de hipertonia muscular realiza alongamentos na diagonal reorganizando as cadeias musculares, tendo como resposta a estabilização em linha neutra ou zero e promovendo o equilíbrio articular.

A Figura 3.22 apresenta um esquema de cálculo do tônus muscular.

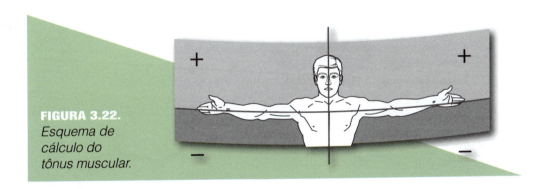

FIGURA 3.22. *Esquema de cálculo do tônus muscular.*

Resumindo, a classificação do tônus, pela observação articular ou da postura corporal, deve ser ratificada ou retificada pela medição dos ângulos articulares realizada por instrumentos.

A Figura 3.23 ilustra o joelho com musculatura hipotônica levando ao *recurvatum* e anteroversão de pelve.

A hipotonia severa dos membros superiores promove a inversão articular que, muitas vezes, é a única causa de dor articular (Figura 3.24).

O tônus deve ser avaliado em todos os segmentos corporais. A forma mais prática de validar a classificação do tônus muscular, na realização de medidas angulares nos movimentos ativos livres, passivos e resistidos, em articulações "representativas" está descrita a seguir:

- No *membro superior*, realizar a medição angular ativa, passiva e resistida do *cotovelo*;

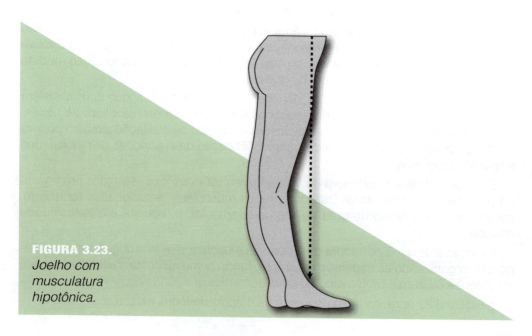

FIGURA 3.23.
Joelho com musculatura hipotônica.

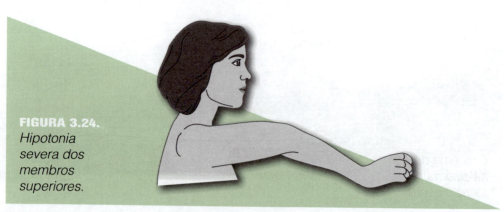

FIGURA 3.24.
Hipotonia severa dos membros superiores.

- No *membro inferior*, a medição deve ser aplicada no *joelho* de forma ativa, passiva e resistida;
- Na *coluna vertebral*, essa análise pode ser realizada nos segmentos *cervical e lombar*, também de forma ativa, passiva e resistida.

Com base nos critérios descritos, a classificação do *tônus* pode ser reconhecida como:

- *Hipotônico* – apresenta aumento da angulação articular, em média, 20% do total do arco de movimento, linhas de força tênues, palpação com consistência gelatinosa, desvios posturais mais evidentes em joelho e cotovelo que se apresentam em *recurvatum*, anteropulsão de ombros e anteroversão de bacia, e "bocejo" articular causando instabilidade articular. A hipotonia pode ser identificada como resposta normal entre as ações dos músculos, ou patológica, quando apresenta maior grau de liberdade do movimento, causando frouxidão dos tecidos moles e favorecendo a instabilidade articular. Sua presença traz alterações dinâmicas dos eixos articulares e consequentes erros de ação nos braços da alavanca e na congruência articular. Ratificação: a hipotonia é realizada na história patológica pregressa, sendo a mais expressiva causa de desconfortos articulares, distensões, subluxações, luxações, entorses, algias intermitentes e até fraturas;
- *Normotônico* – apresenta arco de movimento dentro da faixa de normalidade, linhas de força presentes e sulcadas, palpação com consistência endurecida, ausência de desvios posturais e articulares, e estabilidade articular. Ratificação: não há desconforto articular, nem história de entorses, subluxações e distensões de repetição sem relação com trauma;
- *Hipertônico* – apresenta redução de angulação articular em graus variados, linhas de força profundas, palpação com consistência rígida e desvios posturais mais evidentes em joelho e cotovelo *flexum*, bloqueio de ombros, bacia com postura em padrão flexor. Ratificação: apresenta quadro de bloqueios variados em padrão flexor, muitas vezes com alterações funcionais;
- *Flutuante* – tônus que possui variação entre o estado de hipotonia, passa pela normotonia e chega à hipertonia na sequência dos movimentos em um mesmo segmento corporal. Ratificação: em poucos minutos altera o comportamento muscular, quando realiza movimentos ou fica em estado emocional abalado;
- *Atônico* – tônus muscular que não oferece sustentação dos segmentos corporais. Tem sua causa em patologias definidas. Classificada, na maioria das vezes, pela Escala de Beighton com aplicação da identificação da hipermobilidade articular. Ratificação: as amplitudes articulares são expressivamente aumentadas e se mantêm assim por longos anos;
- *Espasticidade* – tônus muscular que apresenta encurtamento significativo em padrão flexor nos segmentos corporais, e tem como causa lesões do sistema nervoso central. A classificação da espasticidade mais utilizada no Brasil é a Escala Modificada de Ashworth. Ratificação: apresenta padrão flexor predominante com redução severa da função.

Amostra 1

A amostra de conveniência composta por 280 participantes, de ambos os gêneros, teve como objetivo a realização de medida da extensão de cotovelo e joelho,

TABELA 3.16. Porcentual de normotonia, hipotonia e hipertonia

50% masculino	Normotonia ♂ 17%	Hipotonia ♂ 14%	Hipertonia ♂ 20%
50% feminino	Normotonia ♀ 15%	Hipotonia ♀ 28%	Hipertonia ♀ 7%

Fonte: Nadja Ferreira, 2015.

TABELA 3.17. Classificação angular do tônus muscular

Hipotonia ♂ 14% = cotovelos e joelhos entre -1° e -17°, sendo a média de -6°
Hipotonia ♀ 28% = cotovelos e joelhos entre -3° e -26°, sendo a média de -9°
Hipertonia ♂ 20% = cotovelos e joelhos entre +5° e +29°, sendo a média de +10°
Hipertonia ♀ 7% = cotovelos e joelhos entre +5° e +10°, sendo a média de +6°

Fonte: Nadja Ferreira, 2015.

bilateralmente, com *movimentos ativos*. Cada participante foi orientado quanto ao procedimento a ser aplicado no protocolo de classificação qualitativa e quantitativa de validação do tônus muscular. Foi utilizado goniômetro universal de plástico para realização das medidas na postura de pé. Os participantes foram selecionados na faixa etária entre 25 e 30 anos (pessoas jovens com amadurecimento neurológico, ectoscopicamente normais). A amostra foi composta por 50% das pessoas do gênero masculino e 50%, feminino. Todos com IMC dentro da normalidade e características clínicas de normo-hidratados, normocorados, eupneicos e anictéricos.

Lembrando que, a medida da extensão em cotovelos e joelhos, em todas as tabelas de angulações, o valor deverá ser *zero*. Quando o movimento de extensão se instala com angulação negativa (além do zero) é considerado hipotônico, e se a extensão iniciar antes da angulação zero, deverá ser considerada *positiva* e reconhecida como *condição hipertônica*. Os valores, tanto de hipertonia quanto de hipotonia, podem ser medidos e reavaliados após intervenções fisioterapêuticas de tratamento ou de ginástica laboral.

Resultados obtidos: a amostra de conveniência teve como perfil a média de idade em 28 anos e medidas dos *movimentos ativos de extensão de cotovelos e joelhos*, de ambos os gêneros, com os porcentuais indicados nas Tabelas 3.16 e 3.17.

Amostra 2

Na segunda amostra, as medidas realizadas foram em arcos de *movimentos passivos*. A amostra foi construída por 312 participantes, de ambos os gêneros, autodeclarados sadios, na faixa etária entre 16 e 60 anos. Foram selecionadas as articulações dos joelhos e cotovelos para representar, respectivamente, os membros inferiores e os superiores. Utilizamos o flexímetro da marca Sanny por ser de mais fácil uso e leitura imediata.

Os movimentos de extensão, tanto dos cotovelos quanto joelhos, devem chegar à angulação *zero*; quando não atingem o grau zero caracteriza-se a *hipertonia*, por não completar o alinhamento articular sendo, então, denominadas *medidas angulares positivas*; e quando *ultrapassam essa linha articular* (zero angular), há o reconhecimento

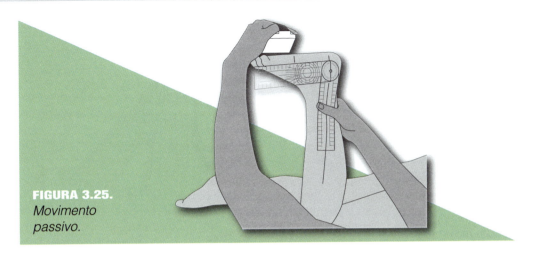

FIGURA 3.25. Movimento passivo.

da condição de *hipotonia*, sendo denominados *medidas angulares negativas*. Se nos movimentos ativos, a hipotonia formava angulações negativas entre *-1° e -26°*, e na hipertonia foram limitados *entre +5° e +29°*, e considerando como base que os movimentos ativos são, naturalmente, de angulações menores que os passivos, identificamos angulações muito maiores em pessoas hipotônicas nos movimentos passivos. A Figura 3.25, a seguir, exemplifica um movimento passivo.

Resultados obtidos: a amostra de conveniência com 312 pessoas, de ambos os gêneros, e na faixa etária entre 16 e 60 anos, foram avaliados quanto à realização dos *movimentos passivos* nas três condições do tônus muscular: normal, hipotônico e hipertônico, com identificação angular por flexímetros em cotovelos e joelhos. A Tabela 3.18 apresenta os movimentos passivos na amostra.

Amostra 3

A *terceira amostra* foi composta por participantes na faixa etária entre 20 e 35 anos, de ambos os gêneros, realizando *movimentos resistidos* e a angulação obtida medida por flexímetro da marca Sanny. Para a avaliação das amplitudes de movimentos resistidos dos *cotovelos* foi utilizado peso com a sustentação de *2 kg* e, nos *joelhos*, pesos com sustentação de *5 kg*. A seguir, a Figura 3.26 ilustra a medida angular com movimento em resistência.

TABELA 3.18. Movimentos passivos na amostra
Hipotonia ♂ 12% = cotovelos e joelhos entre -5° e -26°
Hipotonia ♀ 31% = cotovelos e joelhos entre -10° e -30°
Normotonia ♂ 18% = cotovelos e joelhos -2°
Hipertonia ♂ 20% = cotovelos e joelhos entre +1° e +15°
Hipertonia ♀ 6% = cotovelos e joelhos entre +5° e +10°
Normotonia ♀ 13% = cotovelos e joelhos -5°

Fonte: Nadja Ferreira, 2015.

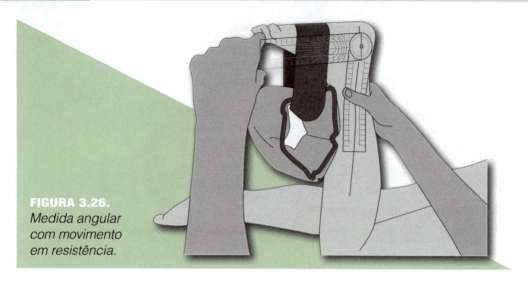

FIGURA 3.26. Medida angular com movimento em resistência.

TABELA 3.19. Movimentos resistidos na amostra
Hipotonia ♂ 9% = cotovelos e joelhos entre +5° e +12°
Hipotonia ♀ 27% = cotovelos e joelhos entre +8° e +14°
Normotonia ♂ 21% = cotovelos e joelhos +5°
Hipertonia ♂ 20% = cotovelos e joelhos entre +9° e +17°
Hipertonia ♀ 7% = cotovelos e joelhos entre +5° e +10°
Normotonia ♀ 16% = cotovelos e joelhos +5°

Fonte: Nadja Ferreira, 2015.

Resultados obtidos: os participantes realizaram as angulações ativas dentro do perfil de cada tônus muscular, e a realização da resistência foi observada para o registro do comportamento dos tecidos moles que envolvem as articulações na resposta ao estímulo de resistência dentro da normalidade, quando ocorre o encurtamento natural. Foi verificado o valor desse encurtamento com uso das medidas angulares. A Tabela 3.19 apresenta os movimentos resistidos na amostra.

Amostra 4

No período entre 2006 e 2010, acompanhamos universitários de pedagogia, fisioterapia e administração em faculdade privada do Rio de Janeiro, totalizando 384 participantes, de ambos os gêneros, praticantes de atividades físicas e sedentários. Participantes autodeclarados saudáveis e não portadores de patologias do aparelho locomotor. Esse estudo teve como objetivo ratificar ou retificar a correlação do grau de tônus muscular com a amplitude medida em graus em pessoas sedentárias e praticantes de exercícios, em movimentos ativos livres e passivos.

Foram excluídos participantes que apresentassem medidas angulares maiores de 20° em relação aos ângulos apresentados pelo Kapandji (2004), estipulados como dentro dos padrões de normalidade. Esse valor, geralmente, é compatível com

TABELA 3.20. Movimentos ativos livres em sedentários da amostra

Hipotonia ♂	8% = -4° até -6°
Hipotonia ♀	19% = -8° até -17°
Normotonia ♂	22% = 0°
Hipertonia ♂	20% = +3° até +8°
Hipertonia ♀	5% = +5° até +10°
Normotonia ♀	26% = 0°

Fonte: Nadja Ferreira, 2015.

TABELA 3.21. Movimentos ativos livres em praticantes de atividades da amostra

Hipotonia ♂	9% = +5° até +12°
Hipotonia ♀	27% = +8° até +14°
Normotonia ♂	21% = 0°
Hipertonia ♂	20% = +9° até +17°
Hipertonia ♀	7% = +5° até +10°
Normotonia ♀	16% = 0°

Fonte: Nadja Ferreira, 2015.

TABELA 3.22. Movimentos passivos em sedentários da amostra

Hipotonia ♂	8% = -9° até -16°
Hipotonia ♀	19% = -14° até -21°
Normotonia ♂	22% = 0°
Hipertonia ♂	20% = +4° até +9°
Hipertonia ♀	5% = +3° até +8°
Normotonia ♀	26% = 0°

Fonte: Nadja Ferreira, 2015.

quadros de hipermobilidade de causas diversas e síndrome de Ehlers-Danlos, a mais conhecida, e que faz uso do Escore de Beighton (1983) para sua classificação.

Resultados obtidos: os participantes classificados como praticantes de exercícios realizavam atividades há mais de 3 anos, com tempo entre 40 minutos e 1 hora e, no mínimo, três vezes por semana de forma regular. Os sedentários foram aqueles que, ocasionalmente, jogavam bola ou praticavam dança no final de semana, sem regularidade. A Tabela 3.20 apresenta os movimentos ativos livres em sedentários da amostra, e a Tabela 3.21, os movimentos ativos livres em praticantes de atividade física. A Tabela 3.22 apresenta os movimentos passivos em sedentários da amostra, e a Tabela 3.23, os movimentos passivos em praticantes de exercícios.

TABELA 3.23. Movimentos passivos em praticantes de exercícios da amostra

Hipotonia ♂	8% = -5° até -11°
Hipotonia ♀	19% = -8° até -15°
Normotonia ♂	22% = 0°
Hipertonia ♂	20% = +2° até +5°
Hipertonia ♀	5% = +3° até +7°
Normotonia ♀	26% = 0°

Fonte: Nadja Ferreira, 2015.

A Tabela 3.15 tem como objetivo demonstrar os vários tipos de tônus e seus desvios, correlacionando-os aos quadros clínicos de normalidade ou patologia. Sua gradação identifica *nove* tipos de tônus, sendo *três* estados fisiológicos e *seis* patológicos. A Figura 3.27 apresenta o padrão flexor em pessoa com hipertonia muscular.

A hipertonia patológica é caracterizada como o aumento da consistência dos tecidos musculares, levando a alterações com a aproximação das estruturas ósseas. Tal situação causa diminuição do grau de liberdade dos movimentos e instalam os bloqueios, que podem estar presentes desde o grau leve até o severo, mantendo um padrão flexor permanente. Esses bloqueios geram alterações biomecânicas com rearranjos posturais segmentares e globais, posicionando o corpo em padrão flexor.

Na Tabela 3.15 não foi incluída a "distonia", por se tratar de exteriorização clínica de doença neurológica que envolve a flutuação do tônus na ação dos movimentos repetidos de forma exaustiva e que, geralmente, é associada à torção em sua sequência.

Essa flutuação de tônus é muito pequena, sendo a torção o destaque das alterações, seguida por alterações nos movimentos e em sua coordenação motora. Esses movimentos ocorrem em todo o corpo, e as mais evidentes são as torções da hemiface, pálpebras, pescoço (torcicolos), ombros e outros. Na Tabela 3.15 agrupamos as situações de maior evidência e classificamos, em graus, as mesmas características de tônus, com o objetivo de fornecer critérios para seleção adequada dos exercícios

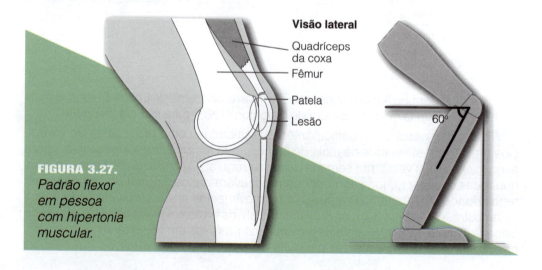

FIGURA 3.27. *Padrão flexor em pessoa com hipertonia muscular.*

da ginástica laboral. Para cada nível de tônus foi atribuído um valor. O valor "zero" corresponde ao quadro de normalidade, ou seja, equilíbrio das ações do tônus muscular. Os *valores negativos* se relacionam aos vários graus de hipotonia e os *positivos*, à hipertonia. E na parte final da mesma tabela, constam as definições relativas aos valores apontados nos graus de tônus muscular.

A *classificação do tônus* pode ser simplificada, como na Figura 3.28 que faz analogia com as cores utilizadas nos sinais de trânsito. O esquema simbólico da gradação do tônus teve analogia com aos sinais de trânsito, para melhor visibilidade da exteriorização clínica e a correspondente prioridade nas intervenções por meio dos exercícios, para que possam minimizar a condição biológica imposta à pessoa.

O *vermelho* corresponde a situações extremas, que impõem alterações na funcionalidade e na independência da pessoa, sendo necessário cuidados diários e até auxílio por equipamentos, como órteses e equipamentos auxiliadores, em algumas situações.

A cor *amarela* tem o sentido de alerta, ou seja, existe a condição de alteração do tônus mas essa não impede a realização dos movimentos, apenas acrescenta dificuldade e maior gasto energético.

Na cor *verde* foi centralizada a situação da faixa de normalidade, onde identificamos consistência muscular à palpação com maciez e, ao mesmo tempo, endurecimentoo leve, linhas de força presentes mas sem retrações, ângulos articulares dentro dos padrões da normalidade e sem relato de desconforto ou dor. A Figura 3.28 apresenta um esquema simplificado com descrição de cada nível do tônus muscular.

A *seta vermelha* corresponde à situação de perigo e está identificada pelo número *"1"*. Representa os níveis do tônus severamente baixo que contribuí para "hipermobilidade" e proporciona dificuldade na congruência articular com desconforto evoluindo para quadro álgico. As linhas de força são tênues e quase desaparecem, e os ângulos articulares encontram-se muito acima do necessário. Exemplo: síndrome de Down, síndrome de Ehlers-Danlos e lesões cerebrais centrais com atonia ou hipotonia severa.

O número *"5"*, na *seta vermelha* na ponta contrária, indica que há aumento do tônus em condição que traz bloqueio severo, dor e redução da funcionalidade. Devem ser providenciados aparelhos de apoio como andadores, muletas ou até cadeiras de rodas para suportar a locomoção dessa pessoa. Se essa condição for transitória, haverá tratamento médico, fisioterapêutico e de terapia ocupacional. Quando cessado o quadro, a pessoa poderá retornar à ginástica laboral da empresa. Quando houver quadro permanente, como em portadores de *encefalopatia crônica da infância ou por síndromes pós-traumáticas em adultos*, será tratado no Capítulo 15 (Ginástica Laboral Adaptada).

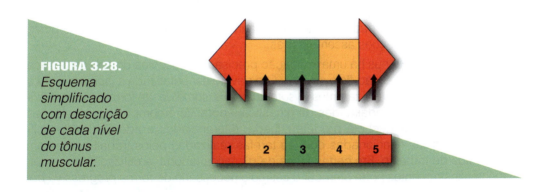

FIGURA 3.28. *Esquema simplificado com descrição de cada nível do tônus muscular.*

Área *amarela* no espaço *"2"* corresponde aos quadros de *hipotonia moderada a leve* que aumentam o grau de liberdade articular, causando desconforto e fadiga na realização de movimentos com alta frequência, não suportando repetitividade. As pessoas classificadas nesse nível possuem aumento significativo dos ângulos articulares, posturas com *recurvatum* (joelhos e cotovelos), anteropulsão de quadril, projeção anterior do abdome e dificuldade nas transferências de posturas e funções. Exemplo: pessoas que realizam movimentos em que os segmentos corporais se desviam para longe da linha média segmentar: joelho *recurvatum*, cotovelo *recurvatum* e posição ortostática com predominância posterior.

Na área *verde "3"* identificamos tônus dentro da *faixa de normalidade – normotonia* ou *eutonia*. Pessoas com esse patrimônio biológico apresentam consistência endurecida da massa muscular com mobilidade à palpação, linhas de força sulcadas e sem retrações, angulações articulares dentro da faixa de normalidade, alinhamento segmentar e global. Não possuem quadro de desconforto com a realização de movimentos de alta frequência e até procuram a prática de esportes e exercícios espontaneamente. Essa é a característica ideal na realização de movimentos que solicitem coordenação motora fina e ação telemétrica. Apresentam ótimo equilíbrio de todas as cadeias musculares. Exemplo: pessoas com articulações alinhadas aos eixos e arco completo de movimento.

Classificação *"4" com hipertonia de leve a moderada*, reduzindo o espaço interarticular, de tal modo, que não permite os deslizamentos das epífises no encaixe articular. Essa ação gera bloqueio articular de angulação variada, diretamente proporcional à dificuldade oferecida na congruência da articulação. Esse bloqueio pode ser leve e permitir a realização das funções articulares. Quando severo, leva à realização *zero* de movimento, podendo ser equiparado a anquilose e artrodese (ausência de movimentos) do ponto de vista angular, porém com essa imobilidade em posição flexora variável. Essa hipertonia pode ser confundida com a espasticidade, que possui características próprias, levando ao bloqueio em padrão flexor, que se mantém e piora com a vontade de realizar o movimento. Exemplo: contraturas antálgicas nas escolioses antálgicas, rigidez de ombro e outros.

A ação muscular depende da integridade neurológica e da participação significativa do tônus, seguida da contratilidade muscular. Essas duas habilidades biológicas traduzem, de forma ampla, a integridade neurológica que precede outras habilidades como força e elasticidade. São elas que permitem toda ação tecidual necessária para a realização dos movimentos e posturas. Essas estruturas receberão o principal enfoque no programa de ginástica laboral. O programa de exercícios preventivos, ou ginástica laboral, tem como objetivo criar memória e "moldar" o tônus e a massa muscular. Essas ações são fatores intrínsecos dos movimentos e posturas que, classificadas de acordo com padrões, facilitam a análise das ações desenvolvidas posto de trabalho ou em situações assemelhadas.

Para cada tipo de tônus há uma indicação precisa, com escolha do tipo de técnica necessária para a realização do exercício. Ora deverá ser enfatizada a *isometria*, ora a *isotonia*. Algumas vezes utilizaremos a *isotonia com a isometria*, de forma *concomitante*. Cada uma dessas modalidades da ginástica laboral será composta por seleções de exercícios com sequência predeterminada, diferenciados e adequados às solicitações biológicas relacionadas com as tarefas realizadas pelos trabalhadores em seus postos de trabalho. Em certas fases da ginástica laboral, a utilização dos equipamentos/instrumentos pode oferecer o estímulo necessário de *forma progressiva por peso/resistência*, com o objetivo de desenvolver massas musculares. Exemplo: para o aumento do trofismo, deve-se aplicar exercícios com resistências progressivas, iniciando pelo grau de gasto energético da contração com o emprego de exercícios predominantes em isotonia concomitantemente com a isometria, evoluindo para o uso da *medicine ball* (bola com pesos variados), anilhas, halteres, bastões, molas e Elastos® (faixa elástica de resistência variável), conforme a necessidade do trabalho muscular e utilizando resistência mecânica ou elástica conforme a disponibilidade de materiais e ambiente para o desenvolvimento da ginástica laboral.

Escalas de tônus patológico

Existem outras escalas do tônus patológico e foram inseridas no Capítulo 15 (Ginástica Laboral Adaptada), que descreve os fundamentos relacionados aos exercícios especiais próprios para trabalhadores deficientes.

Como exemplo dessas escalas de análise do comportamento muscular, com a identificação de tônus extremamente baixo, podemos citar a Escala de Beighton (1999) (Figura 3.29).

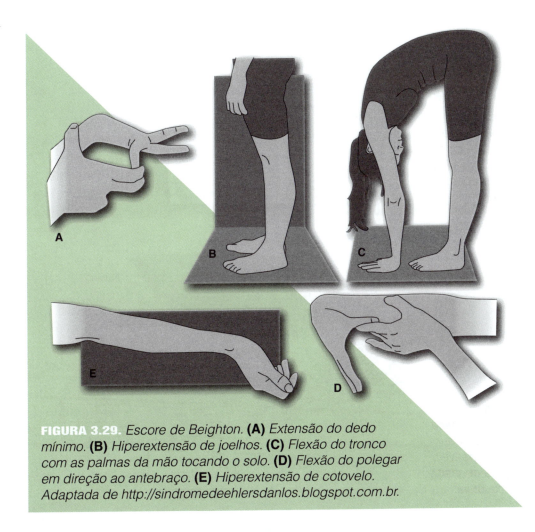

FIGURA 3.29. *Escore de Beighton.* **(A)** *Extensão do dedo mínimo.* **(B)** *Hiperextensão de joelhos.* **(C)** *Flexão do tronco com as palmas da mão tocando o solo.* **(D)** *Flexão do polegar em direção ao antebraço.* **(E)** *Hiperextensão de cotovelo.*
Adaptada de http://sindromedeehlersdanlos.blogspot.com.br.

Contratilidade

> "Acredito em saudade, sei o quanto uma ausência pode doer, provocar contração muscular e até náusea."
> *Martha Medeiros*

A contratilidade tem como finalidade a realização efetiva dos movimentos. Essa ação resulta em muitas outras ações e fatores que trabalham de forma associada e complexa, mas possui ectoscopicamente a classificação como *biomecânica*.

A biomecânica é a ação biológica humana que tem a capacidade de deslizar várias proteínas representadas, principalmente, pela actina e miosina. E deste deslizamento, aparecem os movimentos que propiciam a instalação da força pelo encurtamento, a partir de um determinado comprimento inicial. As Figuras 3.30 e 3.31 ilustram, macroscópica e microscopicamente, os tecidos que são responsáveis pelas contrações musculares.

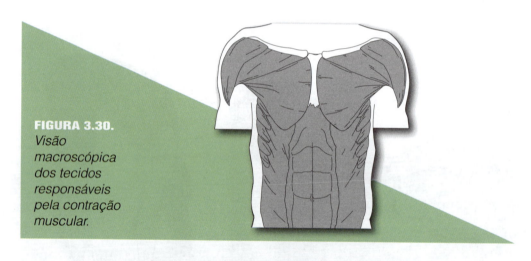

FIGURA 3.30. Visão macroscópica dos tecidos responsáveis pela contração muscular.

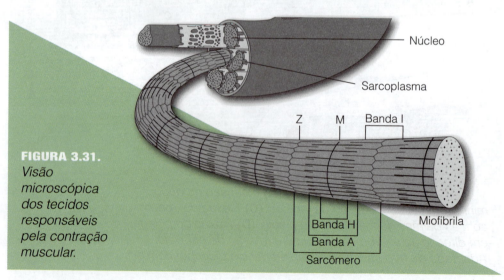

FIGURA 3.31. Visão microscópica dos tecidos responsáveis pela contração muscular.

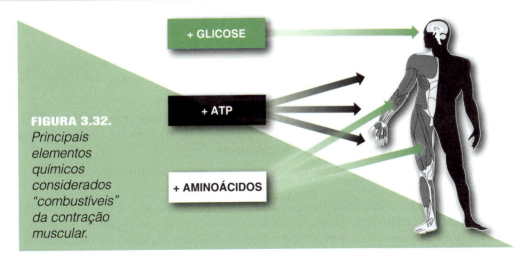

FIGURA 3.32. Principais elementos químicos considerados "combustíveis" da contração muscular.

Os principais elementos químicos considerados como "combustíveis" da contração muscular, de forma geral, encontram-se representados na Figura 3.32.

Em nossa observação prática, muitas vezes, nos deparamos com a utilização da medida de *contratilidade* como se fosse *força muscular*. Essa inadequação persiste ainda hoje e está inserida na legislação brasileira no Decreto 3.048/99, Anexo III, no Quadro 8, conforme descrito a seguir:

Quadro 8 – Redução da força e/ou da capacidade funcional dos membros

Situações:

a) Redução da força e/ou da capacidade funcional da mão, do punho, do antebraço ou de todo o membro superior em grau sofrível ou inferior da classificação de desempenho muscular;

b) Redução da força e/ou da capacidade funcional do primeiro quirodáctilo em grau sofrível ou inferior;

c) Redução da força e/ou da capacidade funcional do pé, da perna ou de todo o membro inferior em grau sofrível ou inferior.

Nota: Na avaliação de redução da força ou da capacidade funcional é utilizada a classificação da carta de desempenho muscular da The National Foundation for Infantile Paralysis (1945), adotada pelas Sociedades Internacionais de Ortopedia e Traumatologia:

Desempenho muscular

- *Grau 5* (normal – cem por cento): amplitude completa de movimento contra a gravidade e contra grande resistência;
- *Grau 4* (bom – setenta e cinco por cento): amplitude completa de movimento contra a gravidade e contra alguma resistência;
- *Grau 3* (sofrível – cinquenta por cento): amplitude completa de movimento contra a gravidade sem opor resistência;
- *Grau 2* (pobre – vinte e cinco por cento): amplitude completa de movimento quando eliminada a gravidade;

- *Grau 1* (traços – dez por cento): evidência de leve contração. Nenhum movimento articular;
- *Grau 0* (zero – zero por cento): nenhuma evidência de contração;
- *Grau E ou EG* (zero por cento): espasmo ou espasmo grave;
- *Grau C ou CG* – contratura ou contratura grave.

Nota: O enquadramento dos casos de grau sofrível ou inferior abrange, na prática, os casos de redução em que há impossibilidade de movimento contra alguma força de resistência além da força de gravidade.

Nota explicativa: Só realiza os movimentos com auxílio de equipamentos e outras pessoas.

Na realidade, o conteúdo desse quadro identifica a evolução e a classificação da "contratilidade". Fisiologicamente, só após a realização da *contração muscular* em nível de *grau 5 é que o grupo muscular* possui contrações capazes de vencer as *resistências/pesos* e, após algum tempo, passa a responder com a *hipertrofia muscular*, decorrendo então o *ganho de força* muscular propriamente dito. Esta habilidade deve ser medida por dinamometria, e não por escala qualitativa.

Essa publicação oficial leva à dificuldade na interpretação correta das ações musculares, causando distorções nas análises de muitos profissionais. Acarretando, inclusive, pagamento por indenizações indevidas. É lógico que quando analisamos um determinado aspecto, muitas vezes não se apresenta da maneira única, isolada, como a força muscular. Todas as ações orgânicas são associadas, complexas e com participação de forma proporcional. Aqui, a força muscular está presente; mas as fibras musculares intrafusais, e sua evolução, trarão a sustentação do segmento corporal, vencendo a ação da gravidade, o peso segmentar e, só depois dessas etapas, se dará a análise da força muscular por medida instrumental.

Na ação da contratilidade, ocorre o envolvimento da força cinética em cada uma das células que compõem o músculo que observamos. Esse aspecto nem sempre é ressaltado na avaliação da contração muscular global. Esse tipo de "força" está implícito na ação da própria contração muscular, razão pela qual a análise da contração deve ser *quantificada e qualificada*, utilizando a sua própria ação (movimento esperado), sendo enquadrada em diversas escalas (tabelas) onde lhes são atribuídos graus.

Esse é o motivo pelo qual somente orientamos a realização de exercícios com peso ou imposição de resistência quando o trabalhador já realiza movimento com valor 5 da escala, ou seja, quando obtiver o valor máximo da contratilidade.

A contração muscular pode ser exteriorizada de duas formas: a primeira, mais visível, com deslocamento do segmento ou contração *isotônica*; a segunda, quando se realiza por meio da contração sem deslocamento do segmento, chamada contração *isométrica*. Essas duas modalidades podem ser realizadas de forma isolada ou associada. Para melhor esclarecimento, apresentamos, a seguir, a Tabela 3.24 com cinco escalas e os respectivos níveis de reconhecimento da *contratilidade muscular*. Essas escalas são protocolos já reconhecidos, validados e registrados em publicações indexadas, de uso generalizado no mundo. Elas utilizam os métodos de graduação por meio de testes manuais das funções musculares.

A mais empregada é a Escala da Comissão sobre Sequelas, da National Foundation for Infantile Paralysis (1945), que compõe a Tabela 3.24, na segunda coluna da esquerda para a direita.

TABELA 3.24. Correlação entre as classificações de contratilidade muscular nas publicações

BRUNNSTROM-DENNEN (1940)	COMISSÃO SOBRE SEQUELAS – NATIONAL FOUNDATION FOR INFANTILE PARALYSIS (1945)	LOVETT (1917)	LOWMAN (1922)	KENDALL (1936)
N = normal N- (normal menos) = amplitude articular normal com força quase normal B+ (bom mais) = movimento contra a gravidade e administração de bastante resistência	5 = N (normal – 100%) = amplitude articular completa contra a gravidade e com resistência máxima	Normal	9 = normal 8 (normal menos) = aumento contra resistência, porém não bastante normal	100% (normal) = arco completo de movimento contra a gravidade e uma quantidade máxima de resistência, várias vezes sem mostrar sinais de fadiga
B (bom) = movimento contra a gravidade e resistência moderada. Pelo menos 10 movimentos completos sem fadiga B- (bom menos) = movimento contra a gravidade e ligeira resistência. Amplitude praticamente completa. Realiza 5 movimentos completos sem fadiga	4 = B (bom – 75%) = amplitude de movimento completa contra a gravidade, com alguma resistência	Bom = quando o músculo foi suficientemente forte para superar a gravidade e alguma resistência; porém, não com força bastante normal	7 (bom mais) = começando a ter potência contra resistência acrescentada 6 (bom) = controle bem definido sobre a gravidade ou o atrito 5 (bom menos) = começo da ação contra a gravidade ou o atrito	80% (bom) = arco completo de movimento contra a gravidade e uma quantidade média de resistência, várias vezes sem mostrar sinais de fadiga, mas se cansa rapidamente ou é incapaz de completar o arco de movimento quando executado contra uma quantidade máxima de resistência
R+ (regular mais) = mais de 50% da amplitude articular contra a gravidade. Realiza 10 vezes o movimento sem sinais de fadiga R (regular) = 50% da amplitude contra a gravidade. Realiza 5 movimentos sem apresentar sinais de fadiga R- (regular menos) = pequena amplitude contra a gravidade e, após poucas repetições, apresenta fadiga	3 = R (regular – 50%) = amplitude de movimento completa contra a gravidade	Regular = quando o músculo foi capaz de superar a gravidade e pode realizar parte do movimento normal	4 (regular mais) = começando a ação das articulações, mas não contra a gravidade ou suficiente para superar o atrito da mesma	50% (regular) = completa todo o arco contra a gravidade, mas pode cansar-se depois de 3 a 6 movimentos

Continua

TABELA 3.24. Correlação entre as classificações de contratilidade muscular nas publicações

BRUNNSTROM-DENNEN (1940)	COMISSÃO SOBRE SEQUELAS – NATIONAL FOUNDATION FOR INFANTILE PARALYSIS (1945)	LOVETT (1917)	LOWMAN (1922)	KENDALL (1936)
M+ (mau mais) = 50% ou mais da amplitude realizada com eliminação da gravidade e com leve resistência. Realiza menos de 5 movimentos	2 = M (mau – 25%) = amplitude de movimento se realiza com eliminação da gravidade	Mau = quando um movimento não pode superar a gravidade	3 (regular) = com ação definida quase até mover a articulação	30% = arco de movimentação maior do que o grau 20
M (mau) = 50% da amplitude realizada com eliminação da gravidade e o atrito reduzido. Realiza pelo menos 5 movimentos			2 (regular menos) = ação muscular definida sem influência muscular sobre a articulação	20% (mau) = move-se ao longo de um arco de movimentação parcial com a gravidade eliminada
M- (mau menos) = poucos graus de movimentos com eliminação da gravidade, atritos e peso segmentar				
T (traços) = pode ser sentida a contração ou aumento de tônus tipo tremulação das fibras musculares quando é solicitado o movimento	1 = T (traços – 10%) = evidência de contratilidade leve, sem nenhuma movimentação articular	Traços = quando nenhum movimento do membro pode ser executado, mas o músculo pode ser sentido ao se contrair	1 (ação fraca) = contração muscular definida	5% (traços) = sente-se uma contração, mas não há movimento aparente da parte
0 (zero) = nenhuma contração é sentida pela palpação em qualquer fibra do músculo	000 (zero – 0%) = nenhuma evidência de contratilidade E ou EE = espasmo ou espasmo intenso C ou CC = contratura ou contratura grave	Totalmente paralisado	0 (inativo) = nenhuma movimentação apreciável	0 = nenhuma contração sentida no músculo

Fonte: Nadja Ferreira, 2015.

A condição fundamental para a realização da ginástica laboral nas empresas está centrada na aplicação dos exercícios em grupos. Para que o trabalhador possa participar desse grupo, há necessidade de identificação da contratilidade mínima em grau 4 ou 5, sendo ideal o grau 5 em cada um das cadeias musculares.

Os trabalhadores que não se enquadrarem nestes critérios devem ser agrupados com outros de mesmo perfil de dificuldade para realização de exercícios adequados, sem uso de peso ou resistência.

As diversas alterações cinesiofuncionais presentes nos trabalhadores deficientes físicos foram incluídas no Capítulo 15 (Ginástica Laboral Adaptada).

Arco de movimento

> "O avanço é paulatino, mesmo com alguns retrocessos.
> Deve ser lento e na velocidade possível da macroestrutura
> mundial e do planeta, visivelmente perturbado."
> *Joel Birman (1999)*

Entende-se como arco de movimento normal a realização de determinado movimento com sua amplitude completa. Quando um segmento se move, ele se projeta em angulações que permitem a realização de sua função normal e, ao mesmo tempo, descreve ângulos que geram o reconhecimento da amplitude articular, que pode estar normal ou anormal. Quando anormal pode ser por restrição, nos casos dos bloqueios articulares de causas diversas, ou aumentados, em situações de hipermobilidade.

Todas as estruturas que fazem parte da região-alvo do movimento compõem a amplitude, tanto na ação normal quanto nas anormais (para mais ou para menos). Assim, as estruturas que participam da composição são: ossos, músculos, tendões, sinóvias, fáscias, ligamentos, vasos e nervos, que se integram e participam de forma proporcional em cada tipo de movimento. Para manter a amplitude do movimento normal, os segmentos precisam realizar, com frequência, seus movimentos em sua amplitude completa, utilizando todas as superfícies articulares e os comprimentos musculares, mantendo esse registro no esquema corporal e a memória correspondente às dimensões dos tecidos dentro de seus comprimentos transversais e longitudinais.

Logo, os exercícios também devem atuar com o mesmo objetivo, ou seja, melhorar e/ou ampliar o arco de movimento evitando, assim, a formação de contraturas por desuso.

No caso dos *exercícios preventivos*, devemos estimular a amplitude de movimento, preferencialmente do tipo ativo, com a utilização do arco completo, estimulando as contrações dos músculos em todos os segmentos corporais para a plena realização de suas tarefas diárias.

A Tabela 3.25 apresenta as angulações articulares mínimas e máximas de cada articulação para pessoas normotônicas.

Pessoas hipotônicas apresentam arco de movimento maior. Quando essa hipotonia promove o aumento maior que 5% da angulação total do movimento, ocorre instabilidade proporcional aos graus acima do padrão de encaixe harmônico da articulação. A maioria das pessoas hipotônicas apresenta história de entorses, distensões, subluxações de repetição, podendo em alguns casos apresentar luxações, roturas de ligamentos e fraturas resultantes dessa instabilidade. Outras pessoas possuem quadros de hipertonia (tônus aumentado nos tecidos moles e, em especial, nos músculos), apresentando diminuição da angulação articular. Como resultado, ocorrem bloqueios no padrão flexor nos segmentos corporais.

As angulações de cada movimento, aqui apresentadas, são referentes às pessoas normotônicas, devendo ser observado um aumento variável da amplitude articular nos portadores de hipotonia e uma redução, também variável, nas pessoas hipertônicas.

Esses desvios da normalidade devem ser analisados para que se possa dar prioridade aos estímulos dos alongamentos no caso de portadores de hipertonia, e fortalecimento muscular para aumento do perímetro transversal dos músculos nos portadores de hipotonia. As diversas tabelas que apresentam as amplitudes dos movimentos articulares nos diversos segmentos corporais não fazem a identificação da classificação do tônus em normotônicas, hipotônicas e hipertônicas. Os arcos de movimentos possuem variações entre os autores. Essas amplitudes são realizadas nos movimentos ativos, passivos, autopassivos e resistidos.

TABELA 3.25. Arcos de movimentos segundo Leigton (1997) para ambos os gêneros

ARTICULAÇÃO	MOVIMENTO	BAIXO	ABAIXO DA MÉDIA	MÉDIA	ACIMA DA MÉDIA	ALTA
Ombro	Flexão/extensão	< 226	226-242	243-261	262-278	> 278
	Abdução/adução	< 167	167-180	181-195	196-209	> 209
	Rotação	< 189	189-206	207-227	228-245	> 245
Cotovelo	Flexão	< 133	133-143	144-156	157-167	> 167
Antebraço	Pronação/supinação	< 160	160-179	180-200	201-229	> 229
Punho	Extensão/flexão	< 136	136-155	156-176	177-196	> 196
	Desvio radial/ulnar	< 75	75-88	89-101	102-117	> 117
Quadril	Flexão/extensão	< 82	82-99	100-120	121-138	> 138
	Abdução/adução	< 45	45-54	55-65	65-75	> 75
	Rotação	< 90	90-109	110-130	131-150	> 150
Joelho	Flexão/extensão	< 134	134-144	145-157	158-168	> 168
Tornozelo	Flexão dorsal/plantar	< 56	56-66	67-79	80-90	> 90
	Inversão/eversão	< 39	39-50	51-65	66-77	> 77
Coluna cervical	Extensão/flexão	< 125	125-141	142-160	161-177	> 177
	Flexão lateral	< 84	84-99	100-116	117-132	> 132
	Rotação	< 158	158-177	178-198	199-218	> 219
Tronco	Extensão/flexão	< 30	30-47	48-68	69-86	> 86
	Flexão lateral	< 104	104-119	120-136	137-152	> 152
	Rotação	< 134	134-152	153-173	174-192	> 192

Fonte: Leigton, 1997.

E dependendo da classificação do tipo de tônus, as amplitudes apresentam comportamentos diferenciados:

- *Normotônico* – amplitude dentro dos eixos, com alinhamento dos segmentos corporais respeitando os eixos, ratificado pelas linhas de força e projeção articular;
- *Hipotônico* – amplitude exagerada iniciada com aumento de angulação, geralmente, negativa, e termina o movimento além do que os eixos projetam. Projeção em retropulsão, anteropulsão, *recurvatum* e outros. Variando entre 2 e 30% do valor total do arco de movimento. Esse acréscimo angular provoca a instabilidade articular e é diretamente proporcional ao valor do aumento da angulação. Quanto maior a amplitude, maior a instabilidade articular;
- *Hipertônico* – amplitude reduzida e em padrão flexor.

A Figura 3.33 apresenta as amplitudes articulares.

As Tabelas 3.25 e 3.26 apresentam ângulos descritos na realização dos movimentos de cada uma das articulações sob a ótica dos autores, e devem ser interpretadas

TABELA 3.26. Tabela dos arcos de movimentos, segundo Leigton (1997), para ambos os gêneros

ARTICULAÇÃO	MOVIMENTO	BAIXO	ABAIXO DA MÉDIA	MÉDIA	ACIMA DA MÉDIA	ALTA
Ombro	Flexão/extensão	< 207	207-223	224-242	243-259	> 259
	Abdução/adução	< 158	158-171	172-186	187-200	> 200
	Rotação	< 154	154-171	172-192	193-210	> 210
Cotovelo	Flexão	< 133	133-143	144-156	157-167	> 167
Antebraço	Pronação/supinação	< 151	151-170	171-191	192-211	> 211
Punho	Extensão/flexão	< 112	112-131	132-152	153-172	> 172
	Desvio radial/ulnar	< 64	64-77	78-92	92-105	> 105
Quadril	Flexão/extensão	< 50	50-67	66-88	89-106	> 106
	Abdução/adução	< 41	41-50	51-61	61-71	> 71
	Rotação	< 59	59-78	79-99	100-119	> 119
Joelho	Flexão/extensão	< 122	122-133	134-146	147-157	> 157
Tornozelo	Flexão dorsal/plantar	< 48	48-58	59-71	72-82	> 82
	Inversão/eversão	< 30	30-41	42-56	57-68	> 68
Coluna cervical	Extensão/flexão	< 107	107-128	129-142	143-160	> 160
	Flexão lateral	< 74	74-89	90-106	107-122	> 122
	Rotação	< 141	141-160	161-181	182-201	> 201
Tronco	Extensão/flexão	< 45	45-62	63-83	84-101	> 101
	Flexão lateral	< 74	74-89	90-106	107-122	> 122
	Rotação	< 108	108-126	127-147	148-166	> 166

Adaptada de Leigton, 1997.

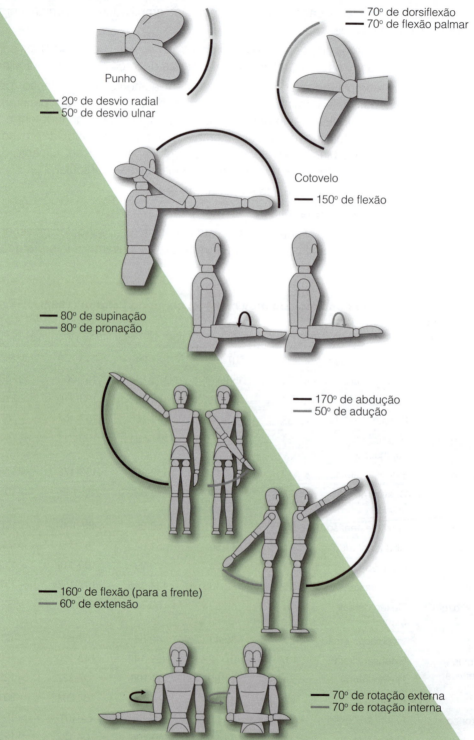

FIGURA 3.33. *Amplitudes articulares. Adaptada de Atlas of Clinical Rheumatology. Dieppe et al., 1986.*

como a maior probabilidade angular de realização do arco de movimento ativo em pessoa portadora de normotonia.

Em pessoas portadoras de *hipotonia* esses ângulos podem ser acrescidos de apenas 1° até 30° de forma excepcional, na maioria das pessoas estudadas o *valor médio foi de 6°*. Nos portadores de *hipertonia* muscular esses ângulos encontram-se diminuídos e há variação significativa. Na avaliação de diversas populações a média foi de 8°; em halterofilistas e praticantes de exercícios regulares, com pesos elevados, a média foi de 15°. As angulações podem ser medidas em *movimentos articulares ativos* (movimentos realizados pela pessoa sem a ajuda de terceiros ou de instrumentos), *passivos* (movimentos realizados por terceiros, ou seja, terapeuta ou acompanhante) e *resistidos* (movimentos realizados pela pessoa deslocando pesos que podem ser objetos do uso diário ou peças de produção de trabalho). Cada um desses movimentos poderá ser ampliado ou reduzido na dependência direta do tipo de tônus do qual a pessoa tenha seu tipo biológico.

As modificações angulares dos movimentos em cada articulação e a correlação com o tipo de tônus por faixa etária encontram-se em estudo de campo para ratitificação ou retificação dos valores aqui apresentados.

Nas Tabelas 3.25 a 3.32, os valores atribuídos não apontam a influência do tônus muscular e não apresentam as medidas de movimentos passivos e resistidos; essas estão acrescentadas nas Tabelas 3.33 e 3.34.

As Tabelas 3.33 e 3.34 foram construídas com base nos resultados obtidos em estudos de coleta aleatória e com análise das amostras de conveniência, no período de 1990 a 2008. Elas identificam as variações dos ângulos em pessoas hipotônicas entre +2° e +15°, e nas hipertônicas na faixa entre -3° e -10° de redução do arco de movimento.

Nesse estudo foram excluídos os participantes que apresentaram *tônus patológico*. Esses dados poderão servir de orientação para adoção de procedimentos em medicina do trabalho, fisioterapia e terapia ocupacional, quando há influência do tônus na angulação articular.

A Tabela 3.34 apresenta os ângulos dos movimentos nas diversas articulações, em ambos os gêneros, em movimentos ativos, passivos e resistidos. As medidas resultam de análise em pessoas normotônicas.

Na análise de pessoas hipertônicas ou hipotônicas devem ser utilizadas as angulações da Tabela 3.33, com cálculo dos graus a serem aumentados ou diminuídos, conforme o tipo de tônus.

Instrumentos para avaliação do arco de movimento

Os instrumentos que medem ângulos articulares foram construídos em diversos materiais. Alguns eletrônicos, informatizados, associados à eletromiografia, de madeira, metal, plástico e os de última geração com leitura a *laser* com *software*. No entanto, do ponto de vista custo e longa duração, os mais acessíveis são exatamente os mais usados: mecânicos e analógicos, que medem com precisão aceitável.

A Figura 3.34 apresenta exemplo de inclinômetro de cabeça, flexímetro ou goniômetro pendular. A Figura 3.35 apresenta goniômetro para segmentos longos, e a Figura 3.36, goniômetro de interfalangianas. A régua escapular e os goniômetros universais podem ser observados nas Figuras 3.37 e 3.38, respectivamente.

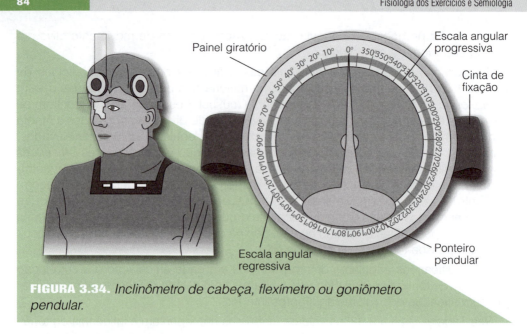

FIGURA 3.34. Inclinômetro de cabeça, flexímetro ou goniômetro pendular.

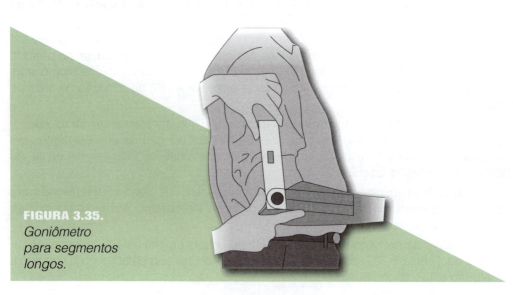

FIGURA 3.35. Goniômetro para segmentos longos.

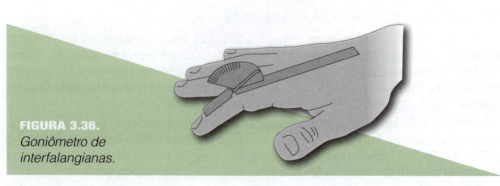

FIGURA 3.36. Goniômetro de interfalangianas.

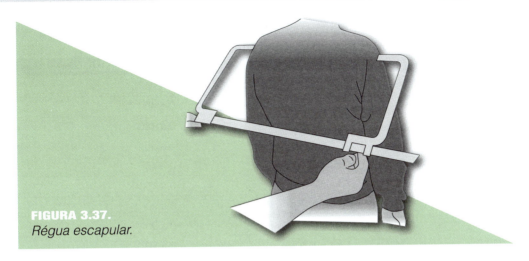

FIGURA 3.37.
Régua escapular.

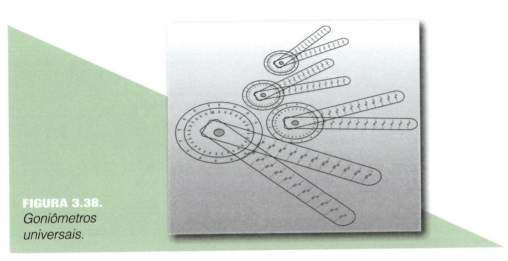

FIGURA 3.38.
Goniômetros universais.

Conclusão da avaliação do arco de movimento e seleção dos exercícios na ginástica laboral

Pessoas com *arco de movimento maior que o preconizado como normal* devem realizar movimentos na ginástica laboral com uso da resistência em cadeia fechada ou a técnica de isometria concomitante com a isotonia. Ambas as técnicas tem como objetivo o aumento do diâmetro transverso dos músculos e o encurtamento da distância longitudinal desses grupos musculares. Esses tipos de exercícios, de forma regular, melhora a estabilidade articular e a congruência, reduzindo o desconforto e os eventos de entorses e distensões.

Recomendação: Pessoas com hipertonia e bloqueio classificado como médio, devem praticar exercícios na ginástica laboral com predominância da sequência de três estágios do padrão Kabat (iniciar no proximal, passar à linha média e terminar no lado oposto na diagonal). Preconizar a prática de alongamento no início e final de cada sessão, no sentido diagonal, até a melhora do quadro com a normalização do tônus e da amplitude articular.

TABELA 3.27. Tabela de angulação de movimentos articulares com base em Kendell e MacCreary (1995 e 1997), para ambos os gêneros

ARTICULAÇÃO	MOVIMENTO	GRAUS DE AMPLITUDE
Ombro	Flexão	0 a 90
	Extensão	0 a 45
	Abdução	0 a 180
	Rotação medial	0 a 55
	Rotação lateral	0 a 45
Cotovelo	Flexão	0 a 150
Antebraço	Pronação	0 a 90
	Supinação	0 a 90
Punho	Extensão	0 a 70
	Flexão	0 a 80
	Desvio radial	0 a 20
	Desvio ulnar	0 a 30
Quadril	Flexão	0 a 135
	Extensão	0 a 30
	Abdução	0 a 50
	Adução	0 a 30
	Rotação lateral	0 a 45
	Rotação medial	0 a 35
Joelho	Flexão	0 a 135
Tornozelo	Flexão dorsal	0 a 20
	Flexão plantar	0 a 50
Coluna cervical	Flexão	–
Coluna torácica	Extensão	–
	Flexão lateral	0 a 45
Coluna lombar	Extensão	–

Adaptada de Kendell e MacCreary, 1995.

TABELA 3.28. Tabela de angulação de movimentos articulares com base em Hoppenfeld (2004), aplicada às pessoas de ambos os gêneros

ARTICULAÇÃO	MOVIMENTO	GRAUS DE AMPLITUDE
Ombro	Flexão	0 a 180
	Extensão	0 a 54
	Abdução	0 a 180
	Rotação medial	0 a 70
	Rotação lateral	0 a 90
Cotovelo	Flexão	0 a 154
Antebraço	Pronação	0 a 90
	Supinação	0 a 90
Punho	Extensão	0 a 70
	Flexão	0 a 80
	Desvio radial	0 a 20
	Desvio ulnar	0 a 35
Quadril	Flexão	0 a 125
	Extensão	0 a 10
	Abdução	0 a 45
	Adução	0 a 10
	Rotação lateral	0 a 45
	Rotação medial	0 a 45
Joelho	Flexão	0 a 140
Tornozelo	Flexão dorsal	0 a 20
	Flexão plantar	0 a 45
	Inversão	0 a 35
	Eversão	0 a 20
Coluna cervical	Flexão	0 a 45
Coluna torácica	Extensão	0 a 45
Coluna lombar	Extensão	–
	Flexão lateral	–

Adaptada de Hoppenfeld, 2004.

TABELA 3.29. Tabela de angulação de movimentos articulares da American Medical Association (2007) e American College of Sports Medicine Health & Fitness Summit & Exposition (2005), aplicada às pessoas de ambos os gêneros

ARTICULAÇÃO	MOVIMENTO	GRAUS DE AMPLITUDE
Ombro	Flexão	0 a 150
	Extensão	0 a 50
	Abdução	0 a 180
	Rotação medial	0 a 90
	Rotação lateral	0 a 90
Cotovelo	Flexão	0 a 140
Antebraço	Pronação	0 a 80
	Supinação	0 a 80
Punho	Extensão	0 a 60
	Flexão	0 a 60
	Desvio radial	0 a 20
	Desvio ulnar	0 a 30
Quadril	Flexão	0 a 100
	Extensão	0 a 30
	Abdução	0 a 40
	Adução	0 a 20
	Rotação lateral	0 a 40
	Rotação medial	0 a 50
Joelho	Flexão	0 a 150
Tornozelo	Flexão dorsal	0 a 20
	Flexão plantar	0 a 40
	Inversão	0 a 30
	Eversão	0 a 20
Coluna cervical	Flexão	0 a 60
Coluna torácica	Extensão	0 a 75
	Flexão lateral	0 a 80

Adaptada de American Medical Association, 2007 e American College of Sports Medicine Health & Fitness Summit & Exposition, 2005.

TABELA 3.30. Tabela de angulação de movimentos articulares da American Academy of Orthopaedic Surgeons (2007), para pessoas de ambos os gêneros

ARTICULAÇÃO	MOVIMENTO	GRAUS DE AMPLITUDE
Ombro	Flexão	0 a 180
	Extensão	0 a 60
	Abdução	0 a 180
	Rotação medial	0 a 70
	Rotação lateral	0 a 90
Cotovelo	Flexão	0 a 150
Antebraço	Pronação	0 a 80
	Supinação	0 a 90
Punho	Extensão	0 a 70
	Flexão	0 a 80
	Desvio radial	0 a 20
	Desvio ulnar	0 a 30
Quadril	Flexão	0 a 120
	Extensão	0 a 30
	Abdução	0 a 45
	Adução	0 a 30
	Rotação lateral	0 a 45
	Rotação medial	0 a 45
Joelho	Flexão	0 a 135
Tornozelo	Flexão dorsal	0 a 20
	Flexão plantar	0 a 50
	Inversão	0 a 35
	Eversão	0 a 15
Coluna cervical	Flexão	0 a 45
Coluna torácica	Extensão	0 a 45
	Flexão lateral	0 a 60
	Rotação	–
Coluna lombar	Flexão	0 a 80
	Extensão	0 a 25
	Flexão lateral	0 a 45

Adaptada de American Academy of Orthopaedic Surgeons, 2007.

TABELA 3.31. Tabela de angulação de movimentos articulares com base em Kapandji (2001 e 2008) e Daniels e Woorthingham (1996), para pessoas de ambos os gêneros

ARTICULAÇÃO	MOVIMENTO	GRAUS DE AMPLITUDE
Ombro	Flexão	0 a 90
	Extensão	0 a 45
	Abdução	0 a 180
	Rotação medial	0 a 55
	Rotação lateral	0 a 45
Cotovelo	Flexão	0 a 150
Antebraço	Pronação	0 a 90
	Supinação	0 a 90
Punho	Extensão	0 a 70
	Flexão	0 a 80
	Desvio radial	0 a 20
	Desvio ulnar	0 a 30
Quadril	Flexão	0 a 135
	Extensão	0 a 30
	Abdução	0 a 50
	Adução	0 a 30
	Rotação lateral	0 a 45
	Rotação medial	0 a 35
Joelho	Flexão	0 a 135
Tornozelo	Flexão dorsal	0 a 20
	Flexão plantar	0 a 50
Coluna torácica	Extensão	–
	Flexão lateral	0 a 45

Adaptada de Kapandji, 2000; 2008 e Daniels e Woorthingham, 1996.

TABELA 3.32. Tabela de angulação de movimentos articulares segundo a American Society of Hand Therapists (1992), para pessoas de ambos os gêneros

ARTICULAÇÃO	MOVIMENTO	GRAUS DE AMPLITUDE
Ombro	Flexão	0 a 90
	Extensão	0 a 45
	Abdução	0 a 180
	Rotação medial	0 a 55
	Rotação lateral	0 a 45
Cotovelo	Flexão	0 a 150
Antebraço	Pronação	0 a 90
	Supinação	0 a 90
Punho	Extensão	0 a 70
	Flexão	0 a 80
	Desvio radial	0 a 20
	Desvio ulnar	0 a 30
Quadril	Flexão	0 a 135
	Extensão	0 a 30
	Abdução	0 a 50
	Adução	0 a 30
	Rotação lateral	0 a 45
	Rotação medial	0 a 35
Joelho	Flexão	0 a 135
Tornozelo	Flexão dorsal	0 a 20
	Flexão plantar	0 a 50
Coluna torácica	Flexão lateral	0 a 45

Fonte: American Society of Hand Therapists, 1992.

As Tabelas 3.33 e 3.34 resultam de estudos que realizaram medições sistemáticas registrando as angulações modificadas pela imposição das variações do tônus muscular em ambos os gêneros.

TABELA 3.33. Levantamento dos ângulos articulares, em ambos os gêneros, conforme o tônus muscular normotônico, hipotônico e hipertônico em movimentos ativos livres

ARTICULAÇÃO	MOVIMENTO	NORMOTÔNICO	HIPOTÔNICO MÍNIMO	HIPOTÔNICO MÁXIMO	HIPERTÔNICO MÍNIMO	HIPERTÔNICO MÁXIMO
Ombro	Flexão	0 a 90	-2 a 92	-15 a 105	4 a 86	16 a 74
	Extensão	0 a 45	-2 a 47	-15 a 60	4 a 41	16 a 29
	Abdução	0 a 180	-2 a 182	-15 a 195	4 a 176	16 a 164
	Rotação medial	0 a 55	-2 a 57	-15 a 70	4 a 51	16 a 39
	Rotação lateral	0 a 45	-2 a 47	-15 a 60	4 a 41	16 a 29
Cotovelo	Flexão	0 a 150	-2 a 152	-15 a 165	4 a 146	16 a 134
Antebraço	Pronação	0 a 90	-2 a 92	-15 a 105	4 a 86	16 a 74
	Supinação	0 a 90	-2 a 92	-15 a 105	4 a 86	16 a 74
Punho	Extensão	0 a 70	-2 a 72	-15 a 85	4 a 66	16 a 54
	Flexão	0 a 80	-2 a 82	-15 a 95	4 a 76	16 a 64
	Desvio radial	0 a 20	-2 a 22	-15 a 35	4 a 16	16 a 4
	Desvio ulnar	0 a 30	-2 a 32	-15 a 45	4 a 26	16 a 14
Quadril	Flexão	0 a 135	-2 a 137	-15 a 150	4 a 131	16 a 119
	Extensão	0 a 30	-2 a 32	-15 a 45	4 a 26	16 a 14
	Abdução	0 a 50	-2 a 52	-15 a 65	4 a 46	16 a 34
	Adução	0 a 30	-2 a 32	-15 a 45	4 a 26	16 a 14
	Rotação lateral	0 a 45	-2 a 47	-15 a 60	4 a 41	16 a 29
	Rotação medial	0 a 35	-2 a 37	-15 a 50	4 a 31	16 a 19
Joelho	Flexão	0 a 135	-2 a 137	-15 a 150	4 a 131	16 a 119
Tornozelo	Flexão dorsal	0 a 20	-2 a 22	-15 a 35	4 a 16	16 a 4
	Flexão plantar	0 a 50	-2 a 52	-15 a 65	4 a 46	16 a 34
Coluna cervical	Flexão	–	–	–	–	–
Coluna torácica	Extensão	–	–	–	–	–
	Flexão lateral	0 a 45	-2 a 47	-15 a 60	4 a 41	16 a 29
Coluna lombar	Extensão	–	–	–	–	–

Fonte: Nadja Ferreira, 2008.

TABELA 3.34. Ângulos dos movimentos nas diversas articulações, em ambos os gêneros, em movimentoss ativos, passivos e resistidos

ARTICULAÇÃO	MOVIMENTO	NORMOTÔNICO ATIVO	NORMOTÔNICO PASSIVO	NORMOTÔNICO RESISTIDO
Ombro	Flexão	0 a 90	5 a 102	-2 a 82
	Extensão	0 a 45	5 a 57	-2 a 45
	Abdução	0 a 180	5 a 192	-2 a 180
	Rotação medial	0 a 55	5 a 67	-2 a 157
	Rotação lateral	0 a 45	5 a 57	-2 a 102
Cotovelo	Flexão	0 a 150	5 a 162	-2 a 342
Antebraço	Pronação	0 a 90	5 a 102	-2 a 157
	Supinação	0 a 90	5 a 102	-2 a 147
Punho	Extensão	0 a 70	5 a 82	-2 a 232
	Flexão	0 a 80	5 a 92	-2 a 182
	Desvio radial	0 a 20	5 a 32	-2 a 122
	Desvio ulnar	0 a 30	5 a 42	-2 a 112
Quadril	Flexão	0 a 135	5 a 147	-2 a 227
	Extensão	0 a 30	5 a 42	-2 a 62
	Abdução	0 a 50	5 a 62	-2 a 92
	Adução	0 a 30	5 a 42	-2 a 177
	Rotação lateral	0 a 45	5 a 57	-2 a 87
	Rotação medial	0 a 35	5 a 47	-2 a 97
Joelho	Flexão	0 a 135	5 a 147	-2 a 177
Tornozelo	Flexão dorsal	0 a 20	5 a 32	-2 a 77
	Flexão plantar	0 a 50	5 a 62	-2 a 97
Coluna cervical	Flexão	–	–	–
Coluna torácica	Extensão	–	–	–
	Flexão lateral	0 a 45	5 a 57	-2 a 107
Coluna lombar	Extensão	–	–	–

Fonte: Nadja Ferreira, 2008.

Classificação dos bloqueios articulares

Os bloqueios articulares são gerados por causas diversas, podendo ser transitórios ou definitivos. Os mais comuns são os transitórios, com boa resposta aos tratamentos. A classificação dos bloqueios é reconhecida pelo Decreto 3.048/99, em seu Anexo III, Quadro 6, transcrito a seguir:

Quadro 6 – Alterações articulares

Situações:

a) Redução em grau médio ou superior dos movimentos da mandíbula;
b) Redução em grau máximo dos movimentos do segmento cervical da coluna vertebral;
c) Redução em grau máximo dos movimentos do segmento lombossacro da coluna vertebral;
d) Redução em grau médio ou superior dos movimentos das articulações do ombro ou do cotovelo;
e) Redução em grau médio ou superior dos movimentos de pronação e/ou supinação do antebraço;
f) Redução em grau máximo dos movimentos do primeiro e/ou do segundo quirodáctilo, desde que atingidas as articulações metacarpofalangiana e falangefalangiana;
g) Redução em grau médio ou superior dos movimentos das articulações coxofemoral e/ou joelho, e/ou tibiotársica.

Nota 1: Os graus de redução de movimentos articulares referidos neste quadro são avaliados de acordo com os seguintes critérios:

- *Grau máximo:* redução acima de dois terços da amplitude normal do movimento da articulação;
- *Grau médio:* redução de mais de um terço e até dois terços da amplitude normal do movimento da articulação;
- *Grau mínimo:* redução de até um terço da amplitude normal do movimento da articulação.

Nota 2: A redução de movimentos do cotovelo, de pronação e supinação do antebraço, punho, joelho e tibiotársica, secundária à fratura de osso longo do membro, consolidada em posição viciosa e com desvio de eixo, também é enquadrada dentro dos limites estabelecidos.

Essa classificação encontra amparo na descrição do Quadro 6, do Decreto 3.048/99, transcrito na Tabela 3.35.

TABELA 3.35. Classificação dos bloqueios articulares

GRAU DO BLOQUEIO	AMPLITUDE ARTICULAR
Máximo	Redução acima de 2/3 do arco total
Médio	Restrição em 2/3 e maior que 1/3 do arco articular
Mínimo	Redução menor que 1/3 da amplitude

Pessoas com bloqueio articular leve devem ser orientadas a executar os exercícios com amplitude mais completa possível em direção diagonal, objetivando a normalização dos grupos musculares nas articulações envolvidas no bloqueio.

Os trabalhadores portadores de bloqueios máximos em quadros de fase aguda devem ser orientados a procurar assistência médica e tratamento fisioterapêutico. E devem ser suspensos, temporariamente, da prática da ginástica laboral até a cessação do quadro, quando deverá ser examinado pelo médico do trabalho da empresa e, após, poderá ou não retornar aos exercícios da ginástica laboral. Alguns casos só serão submetidos a assistência fisioterapêutica para programa de recuperação cinesiofuncional, não havendo indicação para participar da ginástica laboral.

O trabalhador que apresenta bloqueio articular em grau médio ou mínimo, decorrente de sequela de patologias, deve ter seleção de exercícios específicos para estimular as adaptações orgânicas e sua função. Se não houver resposta, esse trabalhador deverá ser encaminhado ao tratamento médico especializado.

Para o trabalhador participar da ginástica laboral, as condições clínicas devem ser observadas. Um critério pode ser o exame médico ocupacional (admissional, periódico e de retorno ao trabalho), no qual haja o reconhecimento do *apto* dentro da validade e, em dúvida, encaminhar para reavaliação médica. Essa é uma forma legal de inserção no Programa de Ginástica Laboral.

Em casos especiais, o serviço médico da empresa realizará exames específicos para que haja o reconhecimento da condição clínica do trabalhador, e só após, deverá ser realizada a avaliação fisioterapêutica com o objetivo de identificar a seleção adequada dos exercícios na execução da ginástica laboral.

Trofismo

> O poeta é um fingidor.
> Finge tão completamente
> Que chega a fingir que é dor
> A dor que deveras sente.
> *Fernando Pessoa (1888-1935)*

Segundo Houaiss (2008), *trofia* significa alimentação. Termo adotado a partir do século XIX, como científico e que pode ser utilizado em situações diversas, tendo cada uma delas condição e significado diferentes.

Aqui, o enfoque terá relação prioritária com os movimentos que geram a massa muscular, denominado *trofismo*, e também reflete o estado de "alimentação" dos próprios músculos, quando em estado de normalidade, na manutenção do sistema neuromuscular. A frequência dos movimentos permite a manutenção do volume de suas fibras, formando a massa ou trofismo muscular *que é diretamente proporcional ao seu uso ou desuso*. Essa massa, ou trofismo, registra a ação orgânica no resultado diário dessa *alta ou baixa frequência* na utilização dos grupos musculares. Esse trofismo pode ser analisado pela *perimetria*, realizada de forma instrumental, fornecendo dados para sua análise.

Trofismo é a massa muscular resultante da soma das fibras musculares, medidas em linha transversa, em um mesmo nível do segmento corporal. Traduz a integridade neurológica da habilidade na realização dos movimentos simples ou com resistência, associados ao equilíbrio das cadeias musculares. O trofismo é mantido pela frequência diária das ações musculares, sendo essa quantidade diretamente proporcional às atividades diárias realizadas de forma habitual e permanente, e sempre aliada à condição nutricional da pessoa.

Nos eventos onde há *inatividade por causas diversas*, o músculo diminui sua massa, sendo classificado como *hipotrófico* em graus variados. Se houver cessação da integridade neuromuscular chegando a inatividade, nos depararemos com *atrofia*.

Na manutenção da frequência das contrações musculares, há proporcionalidade individual entre o volume dos músculos e a condição trófica da massa muscular, podendo ser reconhecido como normotrófico.

Em ações onde ocorre *aumento da resistência pelo desempenho de atividades*, como no transporte manual de pesos e no tracionar ou empurrar objetos, a resposta muscular é traduzida pelo *aumento da massa muscular ou hipertrofia*. Essa resposta pode ser de igual forma obtida pela realização de exercícios resistidos, ou seja, a hipertrofia muscular. A massa muscular de um segmento corporal pode ser medida por perimetria circunferencial da mesma. Essa medida é realizada por instrumentos simples, como a fita métrica emborrachada ou a trena de borda cega específica para uso em humanos.

> Quando a massa muscular apresenta as mesmas medidas, há registro orgânico de que a pessoa realizou as mesmas ações, com a mesma frequência, nesses grupos musculares, de maneira habitual e permanente.

O comportamento normal dos músculos é evidenciado pela manutenção de suas massas, mesmo sabendo que um segmento corporal é maior em perímetro circunferencial e altura segmentar que seu contralateral. O trofismo muscular está intimamente relacionado a frequência das contrações musculares realizadas de forma habitual e contínua, gerando memória diária e dinâmica compondo parte do esquema corporal. Essa modificação é *progressiva ou regressiva* na dependência do número de movimentos realizados com ou sem rersistência. Se, essa ação não tem continuidade há hipotrofia progressiva até a atrofia com redução das funções até a imobilidade completa, interferindo em outras habilidades, como no equilíbrio corporal.

A Figura 3.39 apresenta perimetria de braço, contraído e relaxado, no meio da altura do segmento.

Em situações onde a musculatura "encurta" há maior área circunferencial, também chamada transversa, em comparação com a mesma altura do músculo em posição relaxada. Essa diferença registra a condição de uso da musculatura com resistência frequente. Quando o *desuso* se instala, há redução inicial que fica a cargo dessa diferença, ou seja, entre a *perimetria contraída e a relaxada*, até que as duas medidas passam a ser iguais. Com a involução muscular pelo desuso, ocorre a redução do número de fibras de forma proporcional ao volume transverso do músculo que, quando comparado com o contralateral (sadio), demonstra uma diminuição de medidas que fica cada vez mais evidente.

Nos casos de desuso, a redução pode atingir valores de até 50% do perímetro, quando comparado à medida inicial ou do segmento oposto. Esses valores demonstram ocorrência da *atrofia*. O volume ou massa ali representada pela perimetria traduz

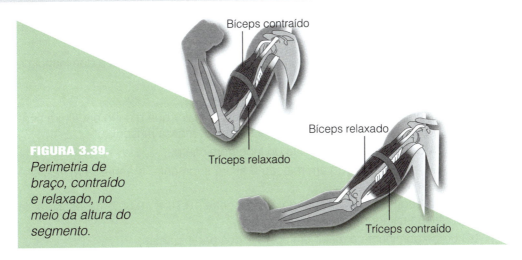

FIGURA 3.39. *Perimetria de braço, contraído e relaxado, no meio da altura do segmento.*

o que restou, ou seja, outros tecidos e líquidos, como a pele, tecido celular subcutâneo, vasos, sangue, gorduras corporais, nervos, rede linfática com linfa, fáscias e últimas fibras musculares.

Não deve haver confusão com a *neurotmese* que leva à *atrofia* por lesão neurológica, não havendo correlação direta e imediata com redução do perímetro circunferencial da massa muscular com a redução de medidas por desuso sem causa orgânica. No caso da neurotmese, a resposta orgânica apresenta diminuição severa de tônus muscular e aumento de volume por edema e, com o passar do tempo, há a instalação da hipotrofia progressiva até chegar à atrofia. Nesse caso, podemos utilizar o conceito de atrofia quando o significado é "ausência de vida" em referência à lesão completa do nervo.

Muitos profissionais registram como *atrofia* as diferenças individuais identificadas por medidas perimétricas em segmentos corporais ou reduções transitórias, em lugar de conceituá-las como *hipotrofia*.

Essa diferença entre os perímetros vem sendo pesquisada exaustivamente, e o resultado da primeira etapa da pesquisa, iniciada em 1990, com foco nos membros superiores e as características relacionadas à manutenção da função, transcrevemos a seguir.

Estudo: Análise comparativa das medidas perimétricas dos membros superiores (Nadja Ferreira, 1990; 2006).

Esse trabalho randomizado foi realizado em pesquisa de campo com amostra constituída por 627 participantes, autodeclarados saudáveis, de diversos níveis socioeconômicos, nos quais realizamos as seguintes medidas de perimetria:

- Medida da distância (altura segmentar) de ambos os braços, iniciando no acidente anatômico acrômio até o olécrano;
- Perimetria circunferencial de massas musculares na metade da altura do segmento, com a massa muscular relaxada e contraída;
- Perimetria no maior ponto de desenvolvimento muscular (PMM) dos braços, em total relaxamento e no máximo de contração com braço fletido, iniciando com cotovelo a 90°.

Essas medidas foram realizadas em pessoas no primeiro dia de vida até em pessoas com 92 anos.

Comparamos os dados obtidos à estatura dos participantes, com a dominância e as medidas musculares em si.

Os resultados obtidos foram:

- 88,17% da população estudada tem um lado maior que o outro em altura segmentar no membro superior e em perimetria de massa muscular;
- 90,12% dos braços maiores são do lado dominante;
- O aumento apresentado em relação à altura segmentar e a massa muscular é de 4,03 a 4,80%;
- A altura segmentar corresponde à faixa entre 19,70 e 19,80% da *estatura* da população estudada;
- O braço dominante é maior em 90,13% dos participantes;
- As massas musculares correspondem a 90,70% da altura segmentar no lado dominante e a 90,31% da altura segmentar no lado não dominante;
- A média mínima de altura segmentar para braço foi de 18,64% da estatura e a média máxima, 22,14%;
- Tomando como base uma pessoa com estatura de 1,70 cm, a altura segmentar deve ter perimetria dos braços entre 31,7 e 37,6 cm de altura segmentar do braço;
- Os dados encontrados fundamentam o cálculo da altura segmentar do braço e de sua massa muscular, independentemente da medida do outro membro;
- Por meio da estatura e da idade da pessoa, podemos aplicar as porcentagens encontradas na população para analogia e identificação de valores a serem projetados nas alturas segmentares e nos perímetros circunferenciais das massas musculares.

Aplicação prática: assim, a identificação de *eutrofia* ou *normotrofia, hipotrofia* ou *hipertrofia*, fica mais simples para o planejamento dos tratamentos cinesioterapêuticos, decisão do momento da alta dos pacientes e a programação dos exercícios da ginástica laboral ou funcional, com fundamentação científica e objetivos precisos para a seleção criteriosa.

A seguir, duas classificações de trofismo, que servem para o acompanhamento na evolução trófica muscular: *fase evolutiva* – fase que inicia com o ato da fecundação e termina com o fechamento das áreas de crescimento ósseo (metáfise); e *fase involutiva* – perda das habilidades biológicas pelo processo de envelhecimento.

A *evolução e a involução do trofismo muscular* (massa) comporta-se como uma identidade da pessoa, com traços levemente modificados pelas alterações nutricionais, frequência de uso, tipo de trabalho muscular habitual. Mas *traduz também o estado de saúde ou doença*, do *crescimento ao envelhecimento* nas diversas fases da vida de cada pessoa, estar reduzida ou com desvios dos padrões da normalidade por causas múltiplas. Nessas fases da vida, em condições de normalidade, onde o objetivo é a preservação da saúde e promoção da redução da involução, os exercícios são de fundamental importância, quando praticados de forma regular e adequação pessoal. Em situações de doenças crônicas, o exercício é um recurso de grande importância quando bem planejado e, por último, nas sequelas instaladas, quando o exercício não tem capacidade de reduzir as deficiências, atua como elemento de minimização das involuções; enfim, podem oferecer atenuações e, em alguns quadros, a recuperação total.

A Tabela 3.36 apresenta a Classificação I para análise quantitativa do trofismo, e a Tabela 3.37, a Classificação II.

TABELA 3.36. Classificação I – Análise qualitativa do trofismo

GRAU DO TROFISMO	CONCEITO
Normotrófico ou eutrófico	Massa muscular com perímetros diferentes na ação contraída e relaxada. Na maioria das pessoas com perimetria bilateral também é diferente
Hipotrófico	Diminuição da diferença entre a perimetria da massa contraída e da relaxada. Com a redução progressiva, essa diferença pode chegar a zero. Também pode traduzir a diferença entre os perímetros, em comparação com o membro contralateral
Hipertrófico	Massa muscular aumentada por desempenho profissional ou por exercícios resistidos. Quando há aumento *exagerado*, induz ao encurtamento da distância longitudinal com bloqueio de alguns graus dos movimentos; na maioria das vezes, dos extensores
Pseudo-hipertrófico	Aumento das medidas perimétricas por acúmulo de edema, derrame, massa tumoral ou gordura no lugar de fibras musculares
Atrófico	Perimetria presente com massa muscular sem função neurológica por neurotmese e/ou miotmese
Redução significativa da perimetria da massa muscular igual ou menor a 50% em comparação à medida do contralateral, sem lesão neurológica
Distrófico	Perimetria volumosa com pouca fibra muscular e grande presença de gordura, com redução significativa da função neumuscular

Fonte: Nadja Ferreira, 1999, 2015.

TABELA 3.37. Classificação II – Análise quantitativa do trofismo

GRAU DO TROFISMO	CONCEITO
Normotrófico ou eutrófico	Massa muscular contraída maior, pelo menos 0,5 cm, em relação à mesma medida em perimetria circunferencial em meio ao segmento, com massa muscular relaxada em pessoas sedentárias, chegando até 4,0 cm em praticantes de exercícios resistidos habituais
Hipotrófico	Massa muscular contraída com medida igual à massa relaxada
Massa muscular do membro avaliado dominante igual ou menor que o contralateral
Hipertrófico	Massa muscular contraída maior que a relaxada acima de 2,0 cm
Pseudo-hipertrófico	Perimetria volumosa por acúmulo de edema, derrame, massa tumoral ou gordura
Atrófico	Perimetria presente com massa muscular sem função após neurotmese (ausência de função muscular)
Perimetria com redução igual ou maior que 50% da perimetria do segmento contralateral normal, presença de função muscular
Distrófico	Perimetria volumosa com poucas fibras musculares e grande presença de gordura, com redução significativa da função neuromuscular

Fonte: Nadja Ferreira, 1999, 2015.

A comparação dos perímetros das massas musculares foi medida de forma instrumental, fundamentando a análise de suas diferenças. Essas diferenças de maneira geral são normais, quando mínimas, entre o lado dominante e o não dominante.

A definição de *braço dominante* é aquele que possui maior habilidade e tem a maior frequência de uso da sua musculatura. O *não dominante* é aquele que auxilia os movimentos e tem menor frequência, portanto, possui menor massa muscular. Essa diferença não traduz anormalidade e, sim, diferença de uso dos grupos musculares. Durante 20 anos acompanhei o comportamento das perimetrias circunferenciais dos membros superiores e inferiores e, a maioria das pessoas consideradas hígidas e com comportamento sedentário, apresentaram diferença de massa muscular entre o dominante e o não dominante, em média de 0,5 cm, tendo características clínicas de normalidade.

Em pessoas praticantes de exercícios resistidos ou atividades profissionais que realizavam força/resistência, essa diferença foi detectada iniciando com *1 cm* para mais.

Deduzimos que, *quanto maior a diferença entre medida relaxada e contraída, maior será a força muscular do segmento avaliado.*

Esses parâmetros permitem a identificação da resposta muscular na evolução de um tratamento ou na adaptação aos exercícios, registrando também a frequência do uso da musculatura com a manutenção do volume da massa muscular.

As medidas no lado dominante se apresentaram maiores em massa muscular em comparação à medida do segmento contralateral ou não dominante; essa diferença é considerada normal e está presente, em volume maior, quando há uso dessa massa muscular em relação ao mesmo grupo muscular do lado não dominante.

A diferença de massa muscular do braço dominante em comparação com o não dominante fica entre *0,44 e 0,53 cm em pessoas hígidas e sedentárias. Na prática, utilizamos 0,5 cm.*

Esses valores servem de critério para o acompanhamento do desenvolvimento muscular e os dados estão descritos na Tabela 3.38, incluindo os valores das diferenças de massa muscular por faixa etária.

TABELA 3.38. Diferença de massa muscular normal entre braço dominante e não dominante, em porcentagem

FAIXA ETÁRIA	FAIXA PORCENTUAL DE DIFERENÇA DOS PERÍMETROS DA MASSA MUSCULAR DO BRAÇO DOMINANTE EM RELAÇÃO AO NÃO DOMINANTE	FAIXA ETÁRIA	FAIXA PORCENTUAL DE DIFERENÇA DOS PERÍMETROS DA MASSA MUSCULAR DO BRAÇO DOMINANTE EM RELAÇÃO AO NÃO DOMINANTE
15-19 anos	0,477 a 0,582 cm	45-49 anos	0,350 a 0,427 cm
20-24 anos	0,646 a 0,789 cm	50-54 anos	0,377 a 0,400 cm
25-29 anos	0,582 a 0,710 cm	55-59 anos	0,371 a 0,453 cm
30-34 anos	0,440 a 0,537 cm	60-64 anos	0,349 a 0,426 cm
35-39 anos	0,548 a 0,669 cm	65-69 anos	0,279 a 0,341 cm
40-44 anos	0,357 a 0,436 cm	Acima de 70 anos	

Fonte: Nadja Ferreira, 2015.

Acompanhamos 15 casos com quadros álgicos, sem causa determinada, por seis meses. O quadro álgico permaneceu refratário aos medicamentos. A intensidade da dor flutuava com pouca expressão e, conforme orientações de seus médicos assistentes, adotaram o repouso segmentar. Esses quadros álgicos não estavam relacionados à patologias neurológicas, degenerativas ou traumáticas. Realizamos medidas perimétricas circunferenciais no meio da altura desses braços, em posição contraída máxima e relaxada máxima, uma vez por semana. Observamos redução do trofismo de forma lenta e progressiva. As massas musculares dos braços foram acompanhadas com medidas instrumentais de forma sistemática e, após quatro semanas, os dados obtidos com as perimetrias demonstraram redução da diferença entre as medidas contraídas e relaxadas, sendo mais significativa a redução no lado dominante. As medidas relaxadas dos mesmos braços permaneciam iguais. Após oito semanas, as diferenças entre a perimetria na posição relaxada e contraída não existiam mais. Essa hipotrofia da massa muscular do braço com quadro álgico e repouso apresentava-se em comparação ao segmento sadio bem mais reduzido. Nessa etapa, ficava aparente a diferença das massas musculares.

O acompanhamento minucioso da perimetria dos braços por longos períodos deixou claro a sequência de instalação da hipotrofia muscular *por desuso*, descrita em etapas, a seguir, sem relacionar o tempo de cada uma delas.

Etapas da sequência do processo de hipotrofia muscular por desuso:

1. Hipotonia;
2. Hipotrofia relativa entre os perímetros transversos da massa muscular e a diferença entre o valor "contraído" diminuindo em relação ao "relaxado";
3. Hipotrofia progressiva com redução dos valores entre os perímetros transversos da massa muscular do valor do "contraído" até se igualar ao perímetro da massa "relaxada";
4. Hipotrofia em relação aos valores dos perímetros transversos da massa muscular do braço contralateral com valor menor em relação ao "relaxado";
5. Hipotrofia severa ou atrofia – quando a perimetria em relaxamento está igual ou menor que 50% do valor do lado contralateral. Essa redução pode ser considerada como atrofia, por registrar apenas volume composto por derme, osso, vasos arteriais, venosos, linfáticos, fáscias, líquidos corporais, nervos, tecidos celulares subcutâneos e poucas fibras musculares;
6. A hipertrofia muscular tem a sequência inversa.

Na Tabela 3.39 podemos encontrar parâmetros, em porcentagem, da altura segmentar do braço em relação à estatura, auxiliando na análise das pessoas avaliadas. Nessa tabela, os dados podem ser utilizados para analisar a proporcionalidade corporal, prescrição de prótese e órteses, além de dar subsídios para cálculo de braço de alavanca na escolha de exercícios.

Instrumentos para avaliação do trofismo

Instrumentos e equipamentos existem na história da humanidade há longa data. A trena e a régua foram criadas para padronização de medidas de distância.

A primeira régua com um pé de comprimento, segundo Challoner (2004), foi inventada em 1675 e aperfeiçoada em 1851 pelo alemão Anton Ullirich (1826-1895) como régua dobrável. A trena retrátil foi patenteada em 1868 pelo americano Alvin Fellows e confeccionada em tecido. Em 1922, o engenheiro Hiran Farrand patenteou a trena confeccionada em metal.

TABELA 3.39. Altura segmentar e sua relação com a estatura

FAIXA ETÁRIA	FAIXA PORCENTUAL DE ALTURA SEGMENTAR DO BRAÇO EM RELAÇÃO À ESTATURA	FAIXA ETÁRIA	FAIXA PORCENTUAL DE ALTURA SEGMENTAR DO BRAÇO EM RELAÇÃO À ESTATURA
15-19 anos	18,62 a 21,61%	45-49 anos	18,67 a 21,90%
20-24 anos	18,59 a 23,03%	50-54 anos	19,02 a 22,05%
25-29 anos	19,14 a 22,53%	55-59 anos	19,07 a 21,64%
30-34 anos	18,39 a 24,06%	60-64 anos	18,27 a 22,73%
35-39 anos	18,02 a 21,33%	65-69 anos	18,96 a 22,41%
40-44 anos	18,35 a 20,21%	Acima de 70 anos	

Fonte: Nadja Ferreira, 2015.

Hoje, podemos contar com réguas articuladas, retráteis e até de mira a *laser*, para realização das medidas ambientais e do corpo humano. Esses instrumentos têm como objetivo o reconhecimento de medidas em perímetros verticais, horizontais ou circunferências, "impondo" valores reprodutíveis de distância e acompanhando a resposta orgânica de forma global ou após o estímulo aos exercícios. Exemplos de instrumentos para avaliação do trofismo são apresentados na Figura 3.40.

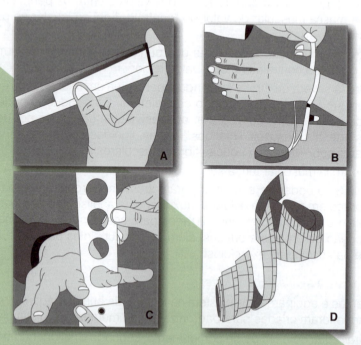

FIGURA 3.40. *Instrumentos para avaliação do trofismo.*
(A) *Régua de medidas de dedos.* **(B)** *Trena de medidas humanas.*
(C) *Medida de interfalangianas.* **(D)** *Fita métrica emborrachada.*

No ser humano, as medidas podem ser modificadas por diversas causas, e a hipertrofia é uma delas. Sua mudança é devida, principalmente, pela alimentação equilibrada e a prática de exercícios. Para que se possa visualizar essas modificações, se tornam necessárias as medições perimétricas de grupos musculares em pessoas sedentárias e praticantes de exercícios em suas diversas modalidades. E na ginástica laboral, ou funcional, essa prática de aferição deve ser realizada de forma frequente, principalmente em modalidade de exercícios resistidos, que devem ser planejados e selecionados para adequação individual. Esses exercícios devem ser inseridos, em pessoas sedentárias, de forma progressiva e com observação da resposta dos sinais vitais, dos volumes musculares medidos pela perimetria circunferencial e controle da informação sobre a presença da fadiga.

O trofismo é uma habilidade biológica que deve ser acompanhada em todos os programas de exercícios, quer terapêuticos, preventivos, de desenvolvimento, adaptação para o desempenho dos esportes e da ginástica laboral ou funcional.

> A massa muscular registra, em seu volume, a frequência das contrações musculares. Quando há diferença entre o volume relaxado e contraído há atividade motora de forma contínua e habitual. Os músculos realizam contrações musculares mesmo por ocasião do sono, em todas as suas fases. A inatividade por causas diversas impõe a hipotrofia progressiva.

Força muscular

Ouvir e Esquecer
Ver e Lembrar
Fazer e Compreender
Confúcio (551-479 a.C.)

A força muscular é a capacidade de um músculo produzir movimento, alterando seu estado de repouso e produzindo o deslocamento dos segmentos corporais. A força muscular também pode ser conceituada como a capacidade do músculo em gerar tensão ativa. Astrand (1986) define força muscular como a força máxima que pode ser gerada por um músculo ou por um grupo muscular. Essa habilidade tem como objetivo transportar objetos, empurrar, puxar e levantar, produzindo maior número de fibras musculares e aumento do perímetro transverso do músculo.

A medição da força muscular é uma prática que pode ser instrumental ou desarmada (sem instrumento). Evidentemente, as medidas instrumentais oferecem dados mais fiéis, que promovem o norteamento das respostas em trabalhadores submetidos aos exercícios.

Na Tabela 3.40, identificamos os diversos tipos de instrumentos e técnicas que possuem o objetivo de mensurar a força muscular humana. Qualquer que seja a forma de avaliação da força muscular, essa deve ser medida com critério para acompanhamento dos exercícios empregados e da resposta orgânica obtida. A força muscular dos membros superiores possui maior grau de importância na participação da vida diária, no trabalho e no lazer. Por esse motivo, destacaremos a medida de força muscular de garra (mão) na Tabela 3.41: de pinça (polpa-polpa, polpa-lateral e ponta). Na Tabela 3.42 fornecemos subsídios para o reconhecimento da normalidade.

TABELA 3.40. Medições instrumentais de força muscular em cada tipo de contração

TIPO DE TESTE	CARACTERÍSTICAS	CONCLUSÃO
Teste isométrico	Tensiômetro de cabo, aplicando 3 a 5 contrações máximas e realizando a comparação entre elas	A força aplicada é diretamente transmitida ao cabo provocando sua deflexão, indicando a força resultante da ação
Teste isotônico	1 RM = um levantamento em capacidade máxima	Utilizam-se pesos até que seja atingido o peso máximo
Teste isocinético	Dispositivo computadorizado que mede a resistência oferecida pelo movimento medido	Movimento em velocidade constante, levando o aparelho a calcular a força média e as amplitudes correspondentes
Medida instrumental	Instrumentos variados para cabeça, tronco, mãos, pernas e dedos	Utilizar os "dinamômetros" por meio da preensão manual das mãos, flexão e extensão de tronco, pinça dos dedos
Teste de resistência variável	Variação de peso e resistência	Ocorre alternância de peso e resistência nos ângulos articulares, verificando a média da força

Adaptada de Powers et al., 2007.

A força muscular dos membros superiores, principalmente de garra e pinça, apresenta medidas diferentes entre o lado dominante e o não dominante. Essa diferença oscila entre 5 e 10%, maior no lado dominante. Segundo Magee (2002), esses valores também sofrem modificações conforme a evolução cronológica da pessoa. Quanto maior o número de anos de vida, maior seu decréscimo. A força combinada, aqui representada, é a soma dos valores em quilogramas força, em ambas as mãos. Essa modalidade de força é necessária em muitas atividades laborais e, como tal, devemos medi-la e treiná-la. O uso de força isolada também deve ser identificado de forma instrumental para que haja seleção e aplicação dos exercícios adequados. Sabe-se que, no dia a dia, muitas tarefas são realizadas com uma das mãos. Muitos autores identificaram a força de preensão na mão dominante mais forte, aproximadamente, 10% que a mão não dominante.

A seguir, apresentamos algumas tabelas de força muscular com medidas identificadas por dinamômetro Jamar em diversos países, com uso das siglas D para dominante e ND para não dominante (Tabelas 3.41 a 3.45).

Os exercícios preventivos devem estimular a manutenção da força, atingindo os valores de normalidade ou a sua ampliação sem exageros. Quando for identificada anormalidade com medidas menores que o padrão, deve ser esclarecida sua causa e encaminhado a estudo médico.

Em alguns casos, estaremos diante de um padrão individual normal. Se realmente a pessoa apresenta alterações na função do segmento ou dificuldade na realização de tarefas no trabalho, sendo que seu perfil antes era normal e no momento é "ruim", estaremos diante de um estado a ser avaliado do ponto de vista médico. A pessoa deve ser excluída da prática da ginástica laboral, podendo retornar quando liberado pelo seu médico do trabalho.

A Tabela 3.46 apresenta a força muscular média em quilogramas na realização da pinça-polpa.

TABELA 3.41. Valores de força muscular em vários países

PAÍS (REFERÊNCIA)	HOMENS (D)	HOMENS (ND)	MULHERES (D)	MULHERES (ND)
Valores médios (kg) para indivíduos de 20 anos				
Austrália (Agnes e Maas, 1982)	41,00	36,00	29,00	24,15
Inglaterra (Gilbertson e Barber-Lomax, 1994)	48,15	43,08	28,33	25,78
Finlândia (Harkonen et al., 1993)	47,50	–	–	–
Alemanha (Harth e Vetter, 1994)	56,30	54,00	32,40	31,00
Nova Zelândia (Butler, 1997)	58,80	54,90	35,60	32,70
Estados Unidos (Mathiowetz et al., 1985)	55,00	47,50	32,00	27,70
Valores médios (kg) para indivíduos de 45 anos				
Austrália (Agnes e Maas, 1982)	44,00	38,00	28,55	21,85
Inglaterra (Gilbertson e Barber-Lomax, 1994)	49,93	48,94	35,30	32,06
Finlândia (Harkonen et al., 1993)	50,80	–	30,20	–
Alemanha (Harth e Vetter, 1994)	51,60	51,00	33,00	30,90
Nova Zelândia (Butler, 1997)	51,60	49,00	35,10	33,20
Estados Unidos (Mathiowetz et al., 1985)	50,00	45,80	28,30	25,50

Adaptada de Innes, 1999.

TABELA 3.42. Média de força muscular na população brasileira

	MÉDIA (ESQUERDA)	DESVIO-PADRÃO	MÉDIA (DIREITA)	DESVIO-PADRÃO
Mulheres	23,97	0,26	25,26	0,28
Homens	40,89	0,31	42,82	0,35
Total	**31,57**	**0,28**	**33,14**	**0,31**

Adaptada de Schlussel, 2006.

TABELA 3.43. Força muscular por idade e dominância

IDADE	HOMENS (LADO DOMINANTE)	HOMENS (LADO NÃO DOMINANTE)	MULHERES (LADO DOMINANTE)	MULHERES (LADO NÃO DOMINANTE)
20-24	42,8	40,7	30,0	27,2
25-29	46,3	42,7	32,5	29,6
30-34	45,4	41,6	30,4	27,6
35-39	45,7	41,7	32,9	29,3
40-44	43,1	40,0	32,1	28,3
45-49	44,2	39,6	32,4	29,1
50-54	43,5	39,5	30,5	27,5
55-59	42,9	38,2	31,7	28,9

Adaptada de Caporrino et al., 1998.

TABELA 3.44. Força muscular no adulto com comparação entre o lado dominante e o não dominante

	HOMENS			MULHERES		
IDADE	NÚMERO	MÉDIA ESQUERDA	MÉDIA DIREITA	NÚMERO	MÉDIA ESQUERDA	MÉDIA DIREITA
0-24	134	47,4	53,3	133	27,9	30,6
25-29	149	50,0	53,9	142	30,8	33,8
30-34	120	49,2	52,8	141	31,8	33,8
35-39	117	51,6	53,3	142	30,2	33,2
40-44	111	49,8	54,1	133	29,3	32,8
45-49	110	48,7	50,4	133	30,8	33,9
50-54	100	45,2	50,6	116	28,8	30,9
55-59	100	41,0	44,1	123	27,2	29,9
60-64	120	38,7	41,7	132	23,0	25,9
65-69	82	38,2	41,7	118	22,9	25,6
70-74	120	36,2	38,2	166	22,5	24,2
75+	217	29,8	28,0	361	16,4	18,0

Adaptada de Bhannon *et al.*, 2006.

TABELA 3.45. Força de garra combinada da preensão direita e esquerda por faixa etária

FAIXA ETÁRIA	GÊNERO	ACIMA DA MÉDIA	MÉDIA	ABAIXO DA MÉDIA	RUIM
15-19	Masculino	103-112	95-102	84-94	≤ 83
	Feminino	64-70	59-63	54-58	≤ 53
20-29	Masculino	113-123	106-112	97-105	≤ 96
	Feminino	65-70	61-64	55-60	≤ 54
30-39	Ambos	113-122	105-112	97-104	≤ 96
40-49	Ambos	65-72	59-64	55-58	≤ 86
50-59	Masculino	102-109	96-101	87-95	≤ 50
	Feminino	59-64	55-58	51-54	≤ 54
60-69	Masculino	93-101	86-92	79-85	≤ 78
	Feminino	54-59	51-53	48-50	≤ 47

Adaptada de De Hunter J *et al.* Rehabilitation of the Hand. Surgery and Therapy, 1990.

O uso do instrumento esfigmomanômetro, criado para medir a pressão arterial, pode solucionar temporariamente a ausência de um dinamômetro, mesmo sabendo da pouca acurácia. É preferível o uso da medida instrumental com erro de medida do que o uso da intuição de maior ou menor força no ato do "aperto de mãos".

TABELA 3.46. Força muscular média em quilogramas na realização da pinça polpa-polpa

DEDO I COM DEDO	MAIOR MASCULINO	MENOR MASCULINO	MAIOR FEMININO	MENOR FEMININO
II	5,3	4,8	3,6	3,3
III	5,6	5,7	3,8	3,4
IV	3,8	3,6	2,5	2,4
V	2,3	2,2	1,7	1,6

Adaptada de De Hunter J *et al.* Rehabilitation of the Hand. Surgery and Therapy, 1990.

Instrumentos para avaliação da força muscular

São muitos os instrumentos para a avaliação da força muscular, mas quando não há dinamômetros para essa medição, podemos utilizar as adaptações em duas modalidades de uso do esfigmomanômetro com o objetivo de medir a força muscular. Nas Figuras 3.41 e 3.42 estão ilustrados instrumentos adaptados que podem oferecer registro com margem de erro significativa, mas bem menores que o "aperto de mão". Nas Figuras 3.43 a 3.56 estão ilustrados diversos tipos de dinamômetros.

Meibach Teixeira *et al.* (2009) realizaram pesquisa sobre a força muscular de preensão palmar, pinça lateral, pinça trípode e pinça polpa-a-polpa em cadetes da Força Aérea de ambos os gêneros. E identificou que ambos os gêneros mostraram mais força do lado dominante do que no não dominante na preensão palmar, pinça lateral e pinça polpa-a-polpa, mas não houve diferença na pinça trípode. Quando comparados à população em geral, houve pouca diferença dos valores obtidos entre os cadetes em relação ao gênero e à dominância.

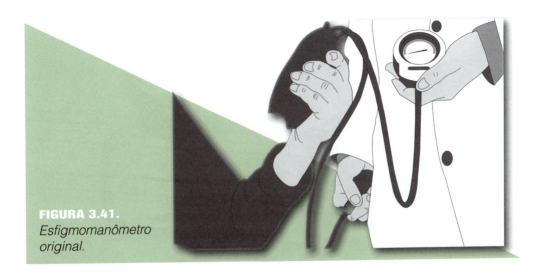

FIGURA 3.41. *Esfigmomanômetro original.*

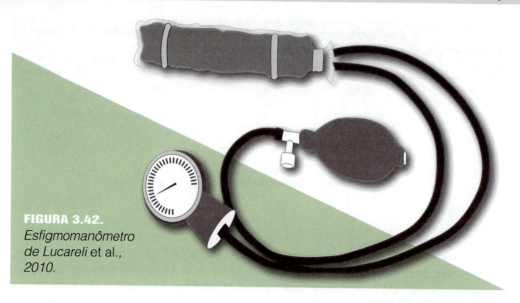

FIGURA 3.42. Esfigmomanômetro de Lucareli et al., 2010.

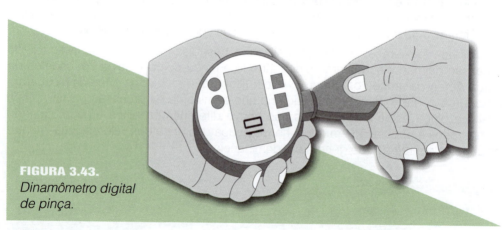

FIGURA 3.43. Dinamômetro digital de pinça.

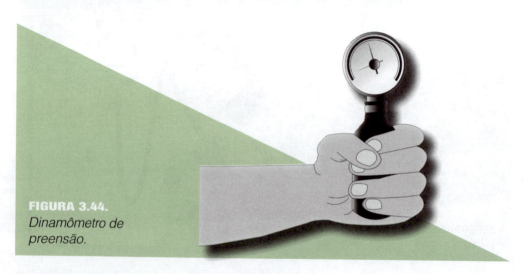

FIGURA 3.44. Dinamômetro de preensão.

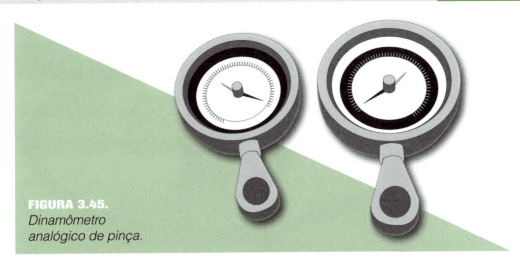

FIGURA 3.45.
Dinamômetro analógico de pinça.

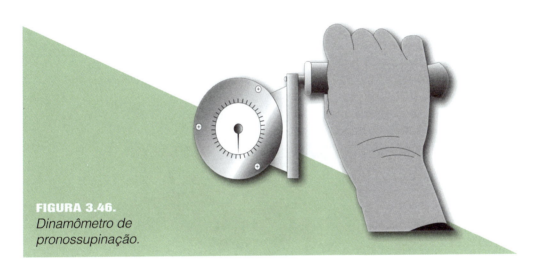

FIGURA 3.46.
Dinamômetro de pronossupinação.

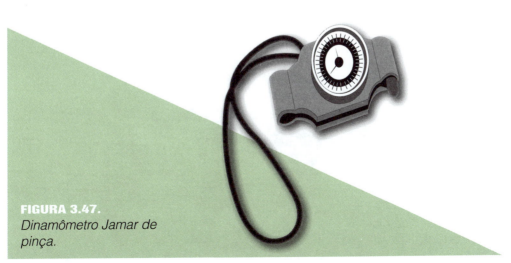

FIGURA 3.47.
Dinamômetro Jamar de pinça.

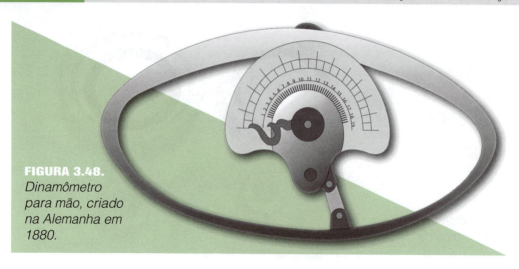

FIGURA 3.48.
Dinamômetro para mão, criado na Alemanha em 1880.

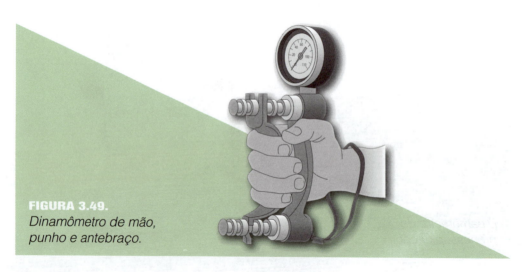

FIGURA 3.49.
Dinamômetro de mão, punho e antebraço.

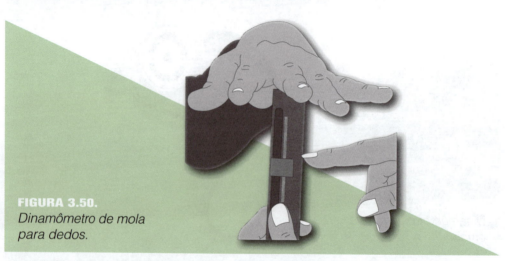

FIGURA 3.50.
Dinamômetro de mola para dedos.

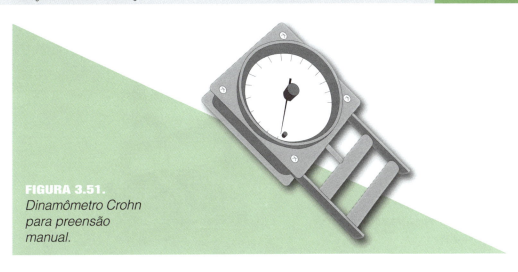

FIGURA 3.51.
Dinamômetro Crohn para preensão manual.

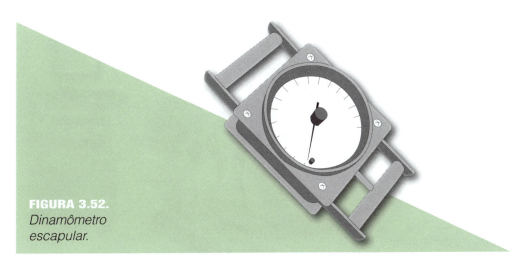

FIGURA 3.52.
Dinamômetro escapular.

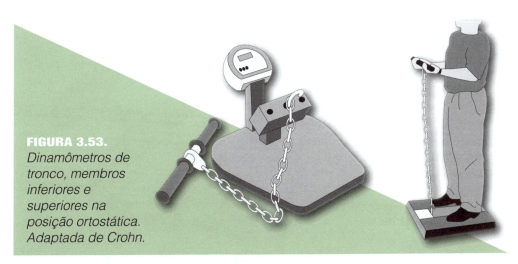

FIGURA 3.53.
Dinamômetros de tronco, membros inferiores e superiores na posição ortostática. Adaptada de Crohn.

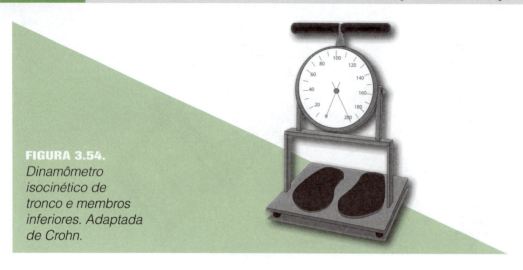

FIGURA 3.54. *Dinamômetro isocinético de tronco e membros inferiores. Adaptada de Crohn.*

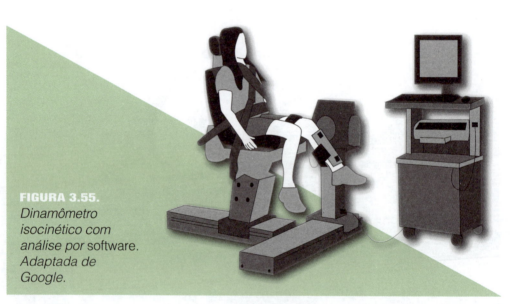

FIGURA 3.55. *Dinamômetro isocinético com análise por software. Adaptada de Google.*

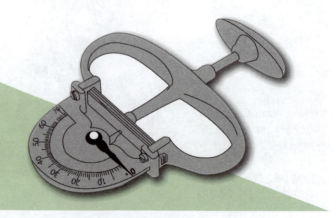

FIGURA 3.56. *Dinamômetro fabricado por Chéron e Verdin, em Paris (1913), apud Chacon Daza. Adaptada de Google.*

Os valores médios foram:

- Jamar – preensão palmar masculina de 42,8 kgf (dominante) e 40,7 kgf (não dominante);
- Pinch Gauge – preensão palmar feminina de 43,6 kgf (dominante) e 41,2 kgf (não dominante).

Caporrino *et al.* (1998) estudaram a força muscular de 1.600 membros superiores sem patologias declaradas, ou aparentemente saudáveis, para definir o *perfil da população normal* e concluíram:

- A força de preensão palmar no lado dominante foi significativamente maior que a do lado não dominante, em todas as faixas etárias e em ambos os sexos;
- A força de preensão palmar no gênero masculino foi significativamente maior que a do feminino em todas as faixas etárias estudadas, tanto para o lado dominante como para o não dominante;
- A média geral da força de preensão palmar nas faixas etárias estudadas, para o gênero masculino, foi de 44,2 kgf com desvio-padrão de 8,9 e de 40,5 kgf com desvio-padrão de 8,5, para os lados dominantes e não dominante, respectivamente.
- A média geral da força de preensão palmar, nas faixas etárias estudadas, para o genero feminino, foi de 31,6 kgf, com desvio-padrão de 7,5, e de 28,4 kgf, com desvio-padrão de 7,0, para os lados dominantes e não dominante, respectivamente;
- Na determinação da força de preensão palmar é possível utilizar o membro contralateral, pois a força do lado dominante é 10% maior que a do lado não dominante para os homens e 12% para as mulheres;
- Verificamos que, para o sexo masculino, o lado dominante é em média 10% maior que o não dominante, e para o gênero feminino, 12%;
- Encontramos média de força de preensão palmar de 44,2 e 40,5 kgf para o sexo masculino, lados dominante e não dominante, respectivamente; para o gênero feminino, 31,6 e 28,4 kgf para os lados dominante e não dominante, respectivamente;
- Na população normal, os homens têm cerca de 30% a mais de força nas mãos do que as mulheres, proporção semelhante àquela encontrada entre os pilotos.

A força muscular é uma habilidade biológica que permite a realização de tarefas diversas, entre elas o transporte manual de cargas. Para essa ação de transportar objetos leves ou pesados é necessário o conhecimento do peso, distância a ser deslocada, altura do corpo em que será apoiado, tempo de realização e frequência diária dessa tarefa. Esses critérios são importantes para o planejamento dos tipos de exercícios que serão preconizados ao trabalhador, e em quais cadeias musculares. O conhecimento dos valores de força muscular fundamenta a tomada de decisão na adoção de técnicas e métodos a serem inseridos no programa de ginástica laboral na dependência dos participantes, por exemplo, se o grupo-alvo dos exercícios é do gênero feminino ou masculino e que nível de força os participantes são possuidores.

Recomendação: medir a força muscular dos trabalhadores na avaliação inicial e subsequentes, do mesmo posto de trabalho ou linha de produção, para que se possa identificar o valor mínimo presente e selecionar os exercícios que se adaptam melhor à resposta motora. Sabendo que o valor é "X", devemos nos lembrar desse valor para que o planejamento dos exercícios possa ser iniciado em valor abaixo da força mínima identificada. Esse objetivo facilita a confiança da pessoa e permite melhor aceitação; os valores de resistência poderão ser aumentados de forma cuidadosa e progressivamente, afastando a probabilidade de acidentes ou desmotivação de sua prática pela solicitação em excesso. O ganho deve ser paulatino e persistente.

Notas:

1. Sugerimos que haja estímulo de alongamento nos grupos musculares agonistas predominantes na execução das tarefas de transporte manual de cargas e fortalecimento dos grupos antagonistas a estes.
2. Os trabalhadores em funções administrativas e com menor carga de solicitação física deverão realizar exercícios resistidos de forma progressiva no programa de ginástica laboral. Podem ser utilizados anilhas, halteres, Elastos®, *medicine ball* e outros similares.
3. Os trabalhadores com tarefas de transporte manual de cargas devem ter, preferencialmente, exercícios de alongamentos em todas as cadeias musculares.

Elasticidade

"A vida é breve, a arte é longa, a ocasião fugidia, a experiência enganosa, o julgamento difícil."
Hipócrates, 1700

É uma das propriedades que os tecidos possuem, promove o aumento de suas dimensões e, na maioria das vezes, está associada aos deslocamentos em várias direções e ao retorno às suas medidas e características físicas originais. Essa propriedade está presente nos diversos tecidos, sendo mais visíveis nos tecidos moles do corpo humano, principalmente no tecido muscular. Sua diminuição causa bloqueio de graus variados nos movimentos, e seu aumento favorece a instabilidade articular contribuindo para eventos de subluxações, distensões, entorses, rupturas parciais e até fraturas. Essa propriedade possui faixa de normalidade individual e específica para cada região do corpo. Para reconhecimento da elasticidade dentro dos padrões da normalidade podemos lançar mão de três critérios: angulações articulares com congruência articular e encaixe harmônico, linhas de força ou de clivagem alinhadas, e com sulcos intermediários e eixos alinhados. Esses critérios podem ser agrupados e classificados em normoelásticos, hiperelásticos e hipoelásticos.

Classificação da elasticidade quanto à propriedade dos tecidos moles:

- *Normoeslástico* – esse estado é reconhecido quando os tecidos moles apresentam aumento das dimensões, associado aos desvios em variadas direções e sentidos, com retorno às características originais. Essa ação permite a realização dos movimentos em uma ou mais articulações com a participação das cadeias musculares em nível total ou parcial. A classificação da condição de normoelástico pode ser reconhecida quando o movimento é realizado de forma harmônica, com articulações e eixos congruentes em seus posicionamentos angulares dentro das amplitudes propostas como de normalidade. Recomendação: sob esse aspecto, o trabalhador pode participar da ginástica laboral com qualquer tipo de alongamento e exercício ativo, resistido ou autopassivo.

- *Hiperelástico* – essa condição apresenta aumento exagerado, resultando em alterações biomecânicas das articulações com incongruências transitórias e dinâmicas das epífises ósseas, relacionadas às solicitações angulares dos movimentos. Essas incongruências favorecem eventos de distensões, subluxações, luxações, entorses, e roturas ligamentares, tendinosas e musculares; podendo ocorrer fraturas consideradas inexplicáveis pelo mecanismo do simples posicionamento, quando na realidade tem sua origem nas dimensões exageradas dos tecidos moles associadas aos desvios em variadas direções e sentidos, sem retorno às características originais, gerando, assim, encaixes desordenados com resultantes biomecânicas de impactos patológicos. Essa ação envolve movimentos em uma ou mais articulações com a participação das cadeias musculares em nível total ou parcial, promovendo alterações sequenciais e modificando posturas. Essas alterações favorecem a instalação do *padrão extensor*, onde os ângulos articulares possuem movimentos muito maiores daqueles considerados dentro dos padrões da normalidade. Recomendação: quando o trabalhador possui quadro de hiperelasticidade, a ginástica laboral deve selecionar exercícios de isometria e isotonia concomitantes, para minimizar seu efeito.

Na Figura 3.57, temos um exemplo de portador da síndrome de Ehlers-Danos. É um patologia de origem genética que confere aos tecidos moles hiperelasticidade e hipermobilidade, resultante do aumentando significativo do grau de liberdade articular, levando à instabilidade e alterações funcionais. Muitos portadores dessa síndrome se adaptam à vida circence ou passam a apresentar-se em *shows*, demonstrando a sua hipermobilidade.

Segundo Rowe *et al.* (1999), a pontuação de Beighton (1969) é a forma mais objetiva de reconhecer a síndrome de Ehlers-Danos, com suas características específicas de hiperelasticidade e hipermobilidade. Para cada movimento em excesso de amplitude articular, deve ser atribuído um ponto, finalizando com a soma mínima de quatro pontos para o reconhecimento clínico da síndrome descrita ou quadros semelhantes (Tabela 3.47).

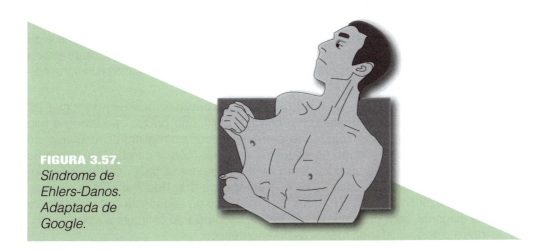

FIGURA 3.57.
Síndrome de Ehlers-Danos. Adaptada de Google.

TABELA 3.47. Pontuação de Beighton (1969) *apud* Rowe et al. (1999)

TIPO DE MOVIMENTO	LADO ESQUERDO 1 PONTO	LADO DIREITO 1 PONTO	TOTAL
Dobra o 5º dedo de volta mais de 90º			
Dobra o polegar para a frente até tocar o antebraço			
Hiperextensão de cotovelos			
Hiperextensão de joelhos			
Toca o chão com a palma da mão sem dobrar os joelhos			

Adaptada de Rowe PC, Barron DF, Calkins H, Maumenee IH, Tong PY, Geraghty MT. Intolerância ortostática e CFS associados com síndrome de Ehlers-Danlos. Journal of Pediatrics 1999 out; 135(4):494-9.

- *Hipoelástico* – redução significativa da propriedade elástica dos tecidos, dando origem ao *padrão flexor* com redução das angulações articulares resultando em modificação transitória, evolutiva ou definitiva, com causas conhecidas ou não. Recomendação: quando há relato de trauma leve, com tratamento de liberação dos planos dos tecidos moles em curto prazo e retorno às atividades laborais, esses trabalhadores podem participar da ginástica laboral de forma progressiva. Atentar ao relato de dor; quando o trabalhador apresentar essa queixa deve ser encaminhado ao serviço médico da empresa para esclarecimento do quadro.
- *Inelástico ou aneslástico* – redução severa da elasticidade dos tecidos, de tal forma que pode ser traduzida como *próxima ao zero* a modificação das medidas dos tecidos moles. Essa condição impõe às articulações a presença de *rigidez e bloqueios severos* que podem ser, equivocadamente, interpretados como *anquiloses*. Com o passar dos anos, se as articulações permanecerem nessa condição, há o favorecimento da instalação de fibroses severas que podem ser confundidas com espasticidade ou quadro de anquilose. Recomendação: esse trabalhador deve ter assistência médica e fisioterapêutica; se houver redução do quadro, deverá ser encaminhado a nova avaliação médica e fisioterapêutica.

Classificação temporal das alterações de elasticidade nos tecidos moles:

- *Agudas* – na maioria das vezes, são respostas a traumas diretos ou indiretos e que instalam, de forma proporcional, bloqueios e contraturas com exteriorização das alterações de elasticidade dos tecidos moles. Quando o trauma é de pequena gravidade, a resposta de hipoelasticidade ou ineslasticidade estará presente até a recuperação tecidual. Recomendação: exercícios livres, respeitando o limite da dor com baixa intensidade;
- *Crônicas* – muitos são os casos em que as pessoas possuem redução da elasticidade de grau moderado a mínimo, por longo prazo, traduzindo a não recuperação total dos tecidos. Nesses casos, ocorre o registro do momento em que houve a dor, criando no esquema corporal (córtex cerebral) a "memória da dor". O esquema corporal promove a defesa dessa área por meio dos bloqueios e contraturas, mesmo na inexistência da dor. Recomendação: realização de exercícios de baixa intensidade com uso da sequência dos movimentos na diagonal, com base no padrão Kabat. Esse padrão estimula o alongamento dos tecidos solicitando menor gasto energético;

- *Transitórias* – são identificadas em curtos períodos após traumas diretos e, na maioria dos casos, evoluem com rapidez, permitindo a realização dos movimentos com aumento dos ângulos articulares de forma progressiva, sem apresentar dor. Recomendação: aplicar exercícios ativos livres na diagonal e respeitando o limite da dor;
- *Evolutivas* – na maioria das vezes, essa condição está presente em patologias do colágeno ou doenças neurológicas centrais. Essa alteração da elasticidade tem como característica o quadro progressivo de redução da elasticidade, comportando-se como rigidez muscular e impondo bloqueios severos. Quando a evolução é longa, há instalação da anquilose articular com movimentos muscular e articular zero. Recomendação: suspensão do trabalhador na participação da ginástica laboral com encaminhamento para tratamento médico específico e fisioterapia;
- *Definitivas/irreversíveis* – são originadas por alterações estruturais dos tecidos. No caso da espondilite anquilosante, ocorre alteração dos ligamentos e sua transformação em tecido ósseo; na esclerodermia e dermatomiosite, há redução severa da elasticidade dos tecidos moles; nas roturas de tecidos moles, há depósito de fibroses com aderência entre os tecidos, gerando "aprisionamento" dos movimentos.

Esses exemplos têm como objetivo lembrar que *muitos trabalhadores apresentam quadros de doenças crônicas que evoluem conforme a história natural das mesmas*, e devem ser agrupados, quando possível, para realização da ginástica laboral; quando não for possível, os exercícios podem ser individualizados. *Alguns desses trabalhadores não devem realizar a ginástica laboral e, sim, tratamento de assistência médica e fisioterapêutico.*

Comportamento da elasticidade

A elasticidade é uma das propriedades dos tecidos, sendo mais visível no muscular. Essa habilidade possui a capacidade de aumentar suas dimensões, direções e retornar às suas características e medidas originais. As medidas de elasticidade foram desenvolvidas com base nas dimensões antropométricas humanas, de maneira tal, que os movimentos dos segmentos corporais podem ser medidos, assim como as diversas cadeias musculares, na ação e no repouso com foco na elasticidade. Cada grupo muscular atua com parte do porcentual da elasticidade, promovendo a ação combinada entre essas cadeias musculares, a manutenção do equilíbrio das estruturas e, ao mesmo tempo, a promoção dos movimentos dentro do padrão da normalidade.

A elasticidade deve ser considerada dentro do padrão da normalidade quando há movimento articular dentro das angulações que permitam harmonia dos movimentos, e nos quais não haja dor. O *aumento da elasticidade* leva à *hipermobilidade*, que gera desconforto e dor. A *diminuição* leva à *hipomobilidade*, com instalação de bloqueios e redução da função do segmento, podendo também estar acompanhado de desconforto e dor.

Instrumentos para avaliação da elasticidade

Os instrumentos utilizados para esse tipo de avaliação são de baixo custo e alta durabilidade. Podemos utilizar a fita métrica emborrachada, trena flexível para uso em humanos ou régua articulada. A Figura 3.58 ilustra uma régua articulada.

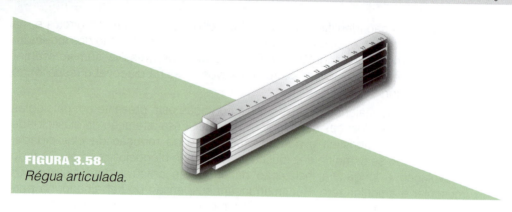

FIGURA 3.58.
Régua articulada.

Índice de Schöber

Esse índice foi descrito por Achiles Cruz Filho (1980), no capítulo da espondilite anquilosante, mas, com o passar dos anos, sua utilização foi ampliada e agora auxilia na identificação de alterações da elasticidade relacionadas a causas diversas, desde aquelas que permanecem por poucas horas ou dias (transitórias) até de grande duração (meses ou anos), desde que envolva o segmento lombossacro da coluna vertebral. Essa avaliação foi apresentada, inicialmente, por Durrigl Th, Z. Rheumaforschg (1965) *apud* Cruz Filho (1980) e tem como objetivo principal a identificação da elasticidade da região lombossacral. A Figura 3.59 apresenta o Teste ou Índice de Shöber.

Na ilustração a primeira medida é realizada na postura de pé (PO). A segunda medida deve ser realizada na posição de flexão máxima do tronco, medindo as distâncias previamente demarcadas entre dois pontos: processo espinhoso de L5 e distância de 10 cm em sentido cranial deste. *Esse índice, ou teste, tem como objetivo a identificação do grau de elasticidade da região lombossacral.*

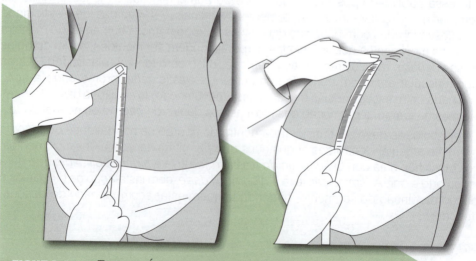

FIGURA 3.59. *Teste ou Índice de Schöber. Adaptada de Dieppe et al. Atlas of Clinical Rheumatology, 1986.*

TABELA 3.48. Distância de Schöber modificada

CLASSIFICAÇÃO DA ELASTICIDADE	DE L5 ATÉ O SEGUNDO PONTO	ELASTICIDADE (%)	BLOQUEIO (%)
Normal	10/15	100	0
Reduzida	10/14	80	20
Reduzida	10/13	60	40
Reduzida	10/12	40	60
Reduzida	10/11	20	80
Ausente	10/10	0	100

Técnica da avaliação:

1. Pessoa colocada em posição ortostática no plano de Frankfurt com calcanhares juntos;
2. Traçar linha, com lápis dermográfico, gerada pelos pontos das duas cristas ilíacas posterossuperiores, ou marcar o processo espinhoso de L5 (primeiro ponto);
3. Marcar o segundo ponto sobre a linha média posterior com distância de 10 cm do primeiro ponto, em sentido cranial;
4. Solicitar que a pessoa realize de 3 a 5 flexões de tronco e, na última, permaneça em flexão máxima. Anotar o valor entre os dois pontos demarcados;
5. Classificar como dentro dos padrões de normalidade, as pessoas que apresentem acréscimo de 5 cm dessa distância (entre os dois pontos na flexão);
6. Quando a flexão do tronco apresentar aumento de apenas 1 cm, registrar a redução da elasticidade. Esse estado pode ser transitório, como nos quadros de lombalgias traumáticas sem lesões teciduais significativas, ou evolutivo, no caso de pessoas portadoras de espondilite anquilosante.

A avaliação da distância denominada *Índice de Schöber* foi modificada e ampliada para aplicação em diversos quadros, nos quais sejam necessários a identificação da elasticidade na região lombossacral e o registro de sua evolução, quer melhora ou piora do quadro. A Tabela 3.48 apresenta a distância de Shöber modificada.

Índice de Stibor

Esse índice também foi descrito por Achiles Cruz Filho (1980) com o objetivo de avaliar a elasticidade do tronco, iniciando a marcação do nível do processo espinhosos de C7 até o processo espinhoso da vértebra L5. A avaliação foi publicada por Durrigl, Th., Z. Rheumaforschg (1965), *apud* Cruz Filho (1980); e nessa descrição o aumento da distância deve estar entre 10 e 11 cm para classificação da resposta de elasticidade normal do tronco. A Figura 3.60 ilustra a medida do Índice de Stibor em PO e flexão de tronco.

Técnica da avaliação:

1. Pessoa em posição ortostática no plano de Frankfurt e com calcanhares juntos;
2. Traçar linha com lápis dermográfico unindo as duas cristas ilíacas posterossuperiores ou sobre o processo espinhoso de L5;

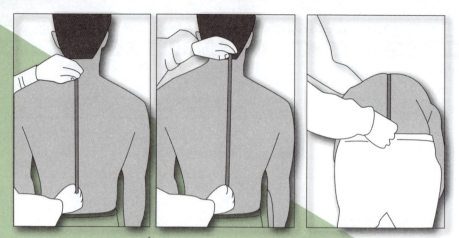

FIGURA 3.60. *Medida do Índice de Stibor em PO e flexão de tronco. Adaptada de http://fisiochiodi.blogspot.com.br/2010/11/guia-de-avaliacap-postural.html e http://www.fm.usp.br/fofito/fisio/pessoal/isabel/biomecanicaonline/complexos/pdf/Postura.pdf.*

3. Demarcar o segundo ponto sobre o processo espinhoso da 7ª vértebra cervical e anotar a distância obtida;
4. Solicitar que a pessoa realize de 3 a 5 flexões de tronco e, na última, permaneça em flexão máxima. Anotar a segunda distância entre os dois pontos previamente demarcados;
5. Classificar como dentro dos padrões de normalidade, as pessoas que apresentam essa distância aumentada entre 10 a 11 cm na flexão;
6. Essa distância é maior e envolve muitas articulações; pode estar ligada a doenças de causas diversas e quadros de alterações da elasticidade de forma transitória, evolutiva e definitiva com a redução da mobilidade do tronco.

A avaliação da distância denominada *Stibor* foi modificada e ampliada para a aplicação em diversos quadros clínicos que necessitem da identificação dos graus de elasticidade do tronco, facilitando o registro da evolução (melhora ou piora) do quadro, conforme descrito na Tabela 3.49.

TABELA 3.49. Distância de Stibor modificada

CLASSIFICAÇÃO	L5 A C7	ELASTICIDADE (%)	BLOQUEIO (%)
Normal	> 10/11	100	0
Reduzida	8/10	80	20
Reduzida	6/8	60	40
Reduzida	4/6	40	60
Reduzida	2/4	20	80
Ausente	0/2	0	100

Elasticidade do tronco

Na realização da medida de elasticidade do tronco com a utilização do Índice de Stibor, não houve discriminação entre as várias estaturas humanas e a correpondente altura segmentar. A essa variável também não foi atribuída as flutuações pertinentes à idade cronológica.

Segundo Dreyfuss *et al.* (2005), as medidas antropométricas humanas possuem variações significativas na fase do crescimento e adulta. Podemos acrescentar a essa ideia a redução da altura na fase de envelhecimento. Tomando como base as variáveis apontadas (estatura, altura segmentar do tronco e idade cronológica), passamos a observar as medidas aplicadas no Índice de Stibor, em amostra de conveniência com o objetivo da aplicação de uma fórmula matemática única, que possa ser aplicada em crianças, adultos e idosos com variadas reduções das medidas antropométricas. Várias fórmulas foram elaboradas e testadas, por vários anos, até que a proposta atual fosse consolidada; mas poderá receber sugestões e modificações futuras.

Elasticidade na flexão do tronco

A presente fórmula foi elaborada com o objetivo de uniformizar a avaliação da elasticidade do tronco na flexão do mesmo, por meio do acréscimo de *20% iniciais* identificando o poder *elástico mínimo*, e mais *20% finais*, registrando a *habilidade máxima*. Dessa forma, os porcentuais possibilitaram a criação de uma *faixa individual de elasticidade entre 20 e 40%* do valor da distância entre a posição ortostática entre os processos de L5 e C7 e a distância dos dois pontos na flexão máxima do tronco. A seguir, a fórmula a aplicada:

$$X + 20\% \text{ de } X = Y$$
$$Y + 20\% \text{ de } X = Z$$

Onde "X" é igual a distância entre os dois pontos, um sobre o processo espinhoso de L5 e o segundo, sobre o processo espinhoso da vértebra C7, com avaliação feita em posição ortostática no plano de Frankfurt. A posição ortostática é definida quando a pessoa se encontra na postura de pé ou ereta, com os pés afastados e acompanhando a largura do quadril, com o peso corporal dividido em ambos os pés e mantendo a cabeça no plano de Frankfurt, com os ombros alinhados e descontraídos e membros superiores relaxados e apoiados lateralmente. O plano de Frankfurt tem sua caracterização centrada em uma linha imaginária que passa pelo ponto mais baixo do bordo inferior da cavidade orbital direita e pelo ponto mais alto do bordo superior do meato auditivo externo, do mesmo lado.

A distância entre esses mesmos pontos é repetida na flexão máxima de tronco.

Recomendamos um leve aquecimento das cadeias musculares realizando a repetição da flexão do tronco e, só após, registrar o valor da segunda distância "Y".

Na posição ortostática, a medida inicial é obtida pela aplicação da seguinte fórmula:

$$X + 20\% \text{ de } X = Y$$

Sendo o "Y" o valor mínimo de aumento atribuído à elasticidade do tronco, considerada dentro do padrão normal, quando atinge o valor 20% da média.

Estudo do perfil da elasticidade de tronco na flexão

Estudo aplicado em amostra de conveniência composta por 765 participantes universitários na faixa etária entre 20 e 27 anos, autodeclarados normais, com autorização e orientações prévias.

Foi estudada a flexão máxima de tronco, utilizando a fórmula com o padrão individual de elasticidade. Onde os dois pontos, previamente marcados, são medidos na postura ortostática e, depois, na flexão máxima do tronco, quando os pontos demarcados se afastam e os resultados são comparados, gerando "Z". Esse é o valor máximo de elasticidade que permite o equilíbrio das cadeias musculares do tronco, sem a presença da instabilidade articular com desvios posturais.

Aplicação: a fórmula, citada antes, permite análise lógica com valores numéricos, promovendo a interpretação dos dados para o reconhecimento do *padrão individual da elasticidade* dentro dos padrões da normalidade, para a realização de tarefas de transporte manual de cargas, *seleção* da conduta fisioterapêutica, em geral, e *exercícios na prática da ginástica laboral.*

Interpretação:

- *Valor menor que "Y"(20%)* – reconhece distância reduzida como "pessoa encurtada", bloqueio ou com hipertonia, podendo ser transitória ou definitiva. Recomendação: selecionar, prioritariamente, exercícios que trabalhem na diagonal no padrão Kabat, sem pesos ou resistências, até a obtenção da distância preconizada como dentro do padrão da normalidade, valor de "Y".

- *Valor maior que "Y" (acima de 20%)* – registra distância com grau de liberdade maior, podendo ter comportamento articular normal ou com leve instabilidade. Os movimentos se apresentam com angulações maiores que o normal. Recomendação: selecionar, prioritariamente, exercícios que trabalhem o aumento da distância transversa dos ventres musculares, com uso de pesos ou resistências até que a hipertrofia muscular promova encurtamento longitudinal, atingindo a distância preconizada como dentro do padrão da normalidade, valor de "Y".

- *Valor menor que "Z" (40%)* – reconhece distância dentro dos padrões de normalidade. Recomendação: a seleção de exercícios pode ser diversificada, facilitando a sua aplicação na ginástica laboral e priorizando os trabalhadores que apresentarem valores maiores na prática. Utilizar exercícios resistidos para aumento da medida transversa dos ventres musculares e diminuição da altura segmentar (longitudinal).

- *Valor maior que "Z" (40%)* – registra distância com grau de liberdade maior que o necessário para promover estabilidade dos tecidos moles e articulações. Essa condição traz instabilidade com probabilidade de eventos de desconfortos frequentes, dores articulares sem causa determinada, distensões, entorses habituais, subluxações, luxações e até fraturas. A condição de desconforto, geralmente, evolui para quadros de dores articulares sem causa determinada. Os portadores desses quadros relatam eventos de alta frequência de distensões musculares, entorses habituais, subluxações, luxações e até fraturas. E quando são tratados com exercícios de resistência progressiva na diagonal, obtêm a cessação do desconforto. Recomendação: selecionar, prioritariamente, exercícios que trabalhem o aumento da distância transversa dos ventres musculares com pesos ou resistências, até que a hipertrofia promova a obtenção da distância preconizada como dentro do padrão da normalidade, valor de "Z";

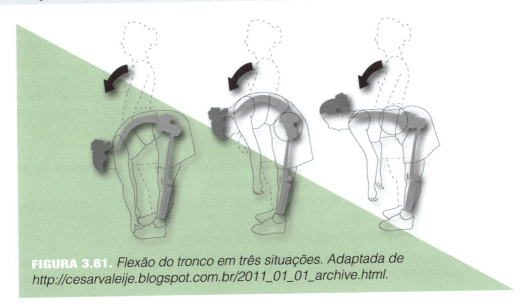

FIGURA 3.61. *Flexão do tronco em três situações. Adaptada de http://cesarvaleije.blogspot.com.br/2011_01_01_archive.html.*

A Figura 3.61 apresenta três situações diferentes de flexão de tronco.

Exemplo 1:
R.S.T, com distância entre L5-C7, em PO, de 58 cm, e na flexão máxima do tronco apresentou a mesma distância, com 89 cm. A faixa individual desse trabalhador fica entre 69,6 e 78,2 cm.

Cálculo:
X = 58,0 cm ___ 20% de X = 11,6; logo: 58,0 + 11,6 = 69,6 cm = Y
Y = 69,6 cm + 20% de X = 11,6; logo: 69,6 + 11,6 = 78,2 cm = Z

Conclusão: o trabalhador obteve a segunda medida com 89 cm; logo, essa pessoa possui elasticidade acima do valor máximo de equilíbrio das cadeias musculares e deve realizar exercícios resistidos para encurtamento da distância longitudinal e aumento da transversal.

Exemplo 2:
A.S.T, com distância entre L5-C7, em PO, de 45 cm, e na flexão máxima do tronco apresentou a mesma distância, com 48 cm. A faixa individual desse trabalhador deve ser entre 69,6 e 78,2 cm.

Cálculo:
X = 45,0 cm ___ 20% de X = 9,0; logo: 45,0 + 9,0 = 54,0 cm = Y
Y = 45,0 cm + 20% de X = 9,0; logo: 54,0 + 9,0 = 63,0 cm = Z

Conclusão: o trabalhador obteve a segunda medida com 63 cm; logo, essa pessoa possui elasticidade abaixo do valor mínimo de equilíbrio das cadeias musculares. Não haveria necessidade de fazer o cálculo da segunda medida, uma vez que o valor encontrado foi menor que Y, e deve realizar exercícios na diagonal com o objetivo de promover alongamento da cadeia muscular até que possa chegar ao valor mínimo de 54 cm.

- *Distância dedo-chão na flexão de tronco:* nessa medida, a pessoa avaliada deve realizar a aproximação da polpa digital do terceiro quirodáctilo até o chão, realizando a flexão do tronco (flexão anterior). Esse movimento tem como objetivo *avaliar a elasticidade das cadeias musculares posteriores do tronco.* A medida deve ser utilizada em situações diversas, para gerar registro da elasticidade em *quadros de desconforto muscular, dores transitórias e em algumas com características patológicas.*

Nessa técnica foram previstas *três medidas*:

- A primeira medida deve ser realizada na posição ortostática, com as mãos posicionadas sobre a linha média da coxa;
- A segunda medida deve ser realizada na mesma postura da primeira, em flexão máxima ativa;
- A terceira, em flexão máxima em ação passiva e, após, a ativa.

A medida, para ser considerada dentro dos padrões da normalidade, deve ser calculada com a seguinte fórmula:

$$X - 20\% \text{ de } X = Y$$
$$Y - 10\% \text{ de } X = Z$$

Onde:

Y = valor da flexão ativa, quando menor que 20% de X, para ser reconhecido como dentro da normalidade.

Z = valor da flexão passiva após a flexão ativa de tronco, que deve ter distância menor em 10% de Y.

Nessa fórmula, a aproximação ao chão tem como objetivo promover o alongamento das cadeias musculares posteriores, e na postura ortostática a distância é maior que na flexão do tronco. A distância da polpa digital do terceiro quirodáctilo até o chão deve ser medida com a régua articulada ilustrada na Figura 3.61. Essas perimetrias têm como orientação a identificação do estado funcional da pessoa avaliada, especificamente, o poder elástico das *cadeias musculares posteriores*. Esse grupo muscular é o principal responsável pela ação antigravitacional e o responsável pela maior parte da ação do *equilíbrio do tronco* e da *marcha em posição ortostática*.

- *Valor menor que "Y"(-20%)* – reconhece a distância reduzida entre a polpa digital do terceiro dedo ao chão, na ação ativa da flexão, e deve ser comparada com a distância desse mesmo ponto, na postura de pé. Quando essa medida é igual a X, ou menor que os 20%, estamos diante de redução da elasticidade das cadeias musculares posteriores com bloqueio e/ou hipertonia, podendo ser transitória ou definitiva. Recomendação: selecionar, prioritariamente, exercícios que trabalhem na diagonal no padrão Kabat, sem pesos ou resistências, até a obtenção da distância preconizada como dentro do padrão da normalidade, calculada pelo valor de -20% ("Y").

Conclusão: quando ocorre encurtamento dessa cadeia muscular, há a instalação da hipercifose e bloqueios em padrão flexor, na maioria das articulações (quadril, coxofemoral, joelhos, tornozelos e pés). Ao contrário de outras medidas, a distância final deve ser menor que a inicial, garantindo, assim, a elasticidade para atingir o chão, sem flexão dos joelhos.

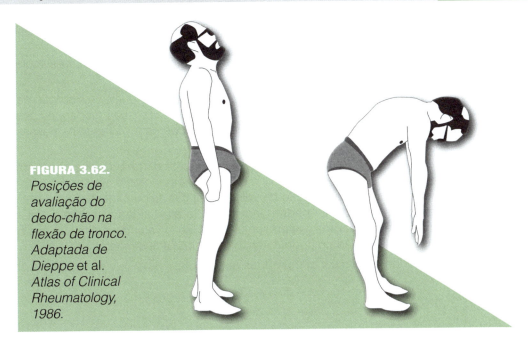

FIGURA 3.62. Posições de avaliação do dedo-chão na flexão de tronco. Adaptada de Dieppe et al. Atlas of Clinical Rheumatology, 1986.

Na Figura 3.62 podemos observar que a elasticidade do tronco, na flexão, encontra-se severamente reduzida. A pessoa não alcança o chão, posicionando seus dedos ao nível dos joelhos. Nessa postura visualiza-se, também, a retificação da lordose lombar e aumento da cifose dorsal com semiflexão de joelhos. Esse quadro corresponde à *espondilite anquilosante* na postura do esquiador e, se o trabalhador tiver essa patologia ou outra de mesmo padrão, deverá ser excluído da ginástica laboral e incluído em assistência médica e fisioterapêutica.

Técnica da medida dedo-chão na flexão de tronco

Nessa técnica, deve ser utilizada a *régua articulada* para reduzir erro humano no uso do instrumento de medição.

- A avaliação tem início com o posicionamento em alinhamento ortostático, com os pés afastados em 10 cm. A pessoa avaliada deve realizar vários movimentos de flexão máxima do tronco para "lubrificação" dos tecidos moles e redução do falso-positivo com a interpretação do "encurtamento". Realiza-se a medida da distância entre a polpa digital do terceiro quirodáctilo até o chão, com a mão posicionada sobre a face quadricipital homolateral da mão avaliada. Nessa etapa é utilizada a seguinte fórmula:

$$X - 20\% \text{ de } X = Y$$
$$Y - 10\% \text{ de } X = Z$$

Sendo "X" a distância entre a polpa digital do terceiro quirodáctilo sobre a face anterior quadricipital até o chão.

$X - 20\%$ de $X = Y$, na segunda medida com movimento ativo.

$Y - 10\%$ de $X = Z$, na terceira medida com realização do movimento passivo após execução do movimento ativo.

- A segunda medida será realizada com a aproximação ativa máxima da polpa digital do mesmo dedo em direção ao chão;
- A terceira e última medida é realizada nessa mesma posição, com o estímulo passivo do movimento na posição.

As Figuras 3.62 e 3.63 apresentam quadros patológicos, nos quais há restrição da mobilidade, sendo essa evolução lenta. Na maioria das vezes, suas mudanças são pequenas, mas progressivas, e devem ser acompanhadas com os registros dessas medidas de elasticidade.

Esse porcentual teve origem em medidas sistemáticas, durante muitos anos, em pessoas de estatura e altura segmentar dos membros superiores variadas e o comportamento médio em 10% de redução do valor inicial. Os valores identificados pela fórmula passam a reconhecer o "padrão individual de elasticidade", ou seja, valor mínimo e máximo a ser observado. Na presente avaliação, o valor deve diminuir tendo em vista que, na aproximação do dedo ao chão, a distância fica menor.

Os valores obtidos devem ser comparados na fórmula:

$$X - 20\% \text{ de } X = Y$$
$$Y - 10\% \text{ de } X = Z$$

Onde "X" é igual à distância entre a polpa digital do terceiro dedo até o chão, com o paciente em posição ortostática. A distância na flexão do tronco leva à aproximação do dedo ao chão reconhecendo a segunda distância denominada "Y" que, nesse caso, deve ser menor que a de "X", demonstrando a normalidade dos tecidos moles ao realizar à aproximação do chão. Essa fórmula permite uma análise lógica com valores numéricos que promovem a interpretação dos dados para a seleção da conduta fisioterapêutica, em geral, e exercícios na prática da ginástica laboral.

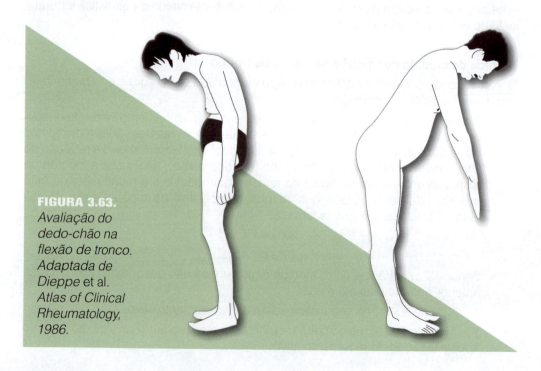

FIGURA 3.63. *Avaliação do dedo-chão na flexão de tronco. Adaptada de Dieppe et al. Atlas of Clinical Rheumatology, 1986.*

Interpretação:

- *Valor igual ao da distância de "X"* – pessoa com redução severa da elasticidade, distância reduzida, "encurtada", em bloqueio ou com hipertonia, que pode ser transitória ou definitiva. Recomendação: necessita de manobras de liberação dos planos teciduais precedendo as técnicas de alongamento, e seguidas por exercícios na diagonal. Selecionar, prioritariamente, exercícios que trabalhem na diagonal no padrão Kabat, sem pesos ou resistências, até a obtenção da distância preconizada como dentro do padrão da normalidade, valor de "Y";
- *Valor menor ao previsto para "Y"* – padrão de redução da elasticidade, porém com mobilidade que permite a realização de funções que envolvem a flexão de tronco. Recomendação: selecionar, prioritariamente, exercícios que trabalhem na diagonal no padrão Kabat, sem pesos ou resistências, até a obtenção da distância preconizada como dentro do padrão da normalidade, valor de "Y";
- *Valor igual ao previsto para "Y"* – registra elasticidade presente, mas em grau mínimo. Recomendação: selecionar, prioritariamente, exercícios que trabalhem o aumento da distância por alongamento;
- *Valor menor ao previsto para "Z"* – reconhece distância dentro dos padrões de normalidade. Recomendação: a seleção de exercícios pode ser ampla, facilitando a aplicação dos exercícios que forem de maior praticidade;
- *Valor igual ao previsto para "Z"* – registra distância com grau de liberdade maior que o necessário para promover estabilidade dos tecidos moles e articulações. Essa condição traz instabilidade com probabilidade de eventos de dores articulares sem causa determinada, distensões, entorses habituais, subluxações, luxações e até fraturas. Recomendação: selecionar, preferencialmente, exercícios que trabalhem a redução da distância transversa dos ventres musculares, com pesos ou resistências, até que a hipertrofia promova a obtenção da distância preconizada como dentro do padrão da normalidade, valor de "Z".

1. Distância dedo-chão na inclinação de tronco

As ações do corpo humano são complexas, e a inclinação do tronco é uma delas. Para a identificação da inclinação do tronco, ou flexão lateral, dentro dos padrões da normalidade é necessário realizar a medição de um lado, com o objetivo de identificar a elasticidade na cadeia muscular lateral do lado oposto.

2. Técnica da medida dedo-chão na inclinação

A pessoa deve ser avaliada na postura ortostática (PO) no plano de Frankfurt e, após, a medida da distância entre a polpa digital do terceiro dedo e o chão; deve realizar a inclinação algumas vezes, oferecendo breve aquecimento e melhora do deslizamento entre os planos teciduais. Essa ação reduz o índice de erro pela não ativação das fibras musculares.

A segunda medida deverá ser realizada após essas repetições e em ação ativa livre.

E a terceira, em ação passiva e na mesma postura. Lembrando que, a pessoa avaliada deve estar sem sapatos.

Na realidade, nesse teste há identificação de três fases: a primeira em posição neutra em PO, a segunda, em inclinação ou flexão lateral ativa livre e a terceira, em ação de "alongamento" na ação passiva do mesmo movimento.

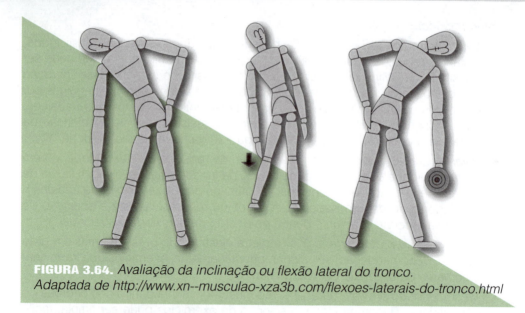

FIGURA 3.64. *Avaliação da inclinação ou flexão lateral do tronco. Adaptada de http://www.xn--musculao-xza3b.com/flexoes-laterais-do-tronco.html*

As duas flexões laterais têm como objetivo a identificação da elasticidade das cadeias musculares laterais do lado oposto. Dessa forma, o teste deve ser realizado bilateralmente, gerando cinco medidas. A Figura 3.64 apresenta a avaliação da inclinação ou flexão lateral do tronco.

Na *primeira* perimetria da distância do teste *dedo-chão*, na postura em PO, realizar a identificação da polpa digital do terceiro quirodáctilo até o chão e, com o membro superior repousado sobre a face lateral do MMII, é registrada a distância "X".

A *segunda* deve identificar a mesma distância na postura de inclinação de tronco/flexão lateral do tronco em movimento ativo livre e, na *terceira* medida, a ação será de movimento passivo após a inclinação ativa. Com essas três informações, podemos aplicar a seguinte fórmula:

$$X - 10\% \text{ de } X = Y$$
$$Y - 5\% \text{ de } X = Z$$

Onde:

X = distância dedo-chão em PO.

Y = distância dedo-chão na inclinação do tronco em movimento ativo livre.

Z = distância dedo-chão na inclinação do tronco em movimento passivo.

O "X" é igual a distância entre a polpa digital do terceiro dedo até o chão, com o paciente em posição ortostática e deslizando a mão na face laterolateral da coxa.

A distância na flexão lateral do tronco leva à aproximação do dedo ao chão, reconhecendo a segunda distância denominada "Y" que, nesse caso, deve ser menor que a de "X", demonstrando a normalidade dos tecidos moles ao realizar a aproximação do chão. Essa fórmula permite uma análise lógica, com valores numéricos que promovem a interpretação dos dados para a seleção da conduta fisioterapêutica, em geral, e exercícios na prática da ginástica laboral.

Interpretação:

- *Valor maior que "Y"* – reconhece distância reduzida, encurtada, em bloqueio ou com hipertonia, que pode ser transitória ou definitiva. Recomendação: selecionar, prioritariamente, exercícios que trabalhem na diagonal no padrão Kabat, sem pesos ou resistências, até a obtenção da distância preconizada como dentro do padrão da normalidade, valor de "Y";
- *Valor menor que "Y"* – registra elasticidade presente, mas em grau mínimo. Recomendação: selecionar, prioritariamente, exercícios que trabalhem o aumento da distância por alongamento;
- *Valor menor que "Z"* – reconhece distância dentro dos padrões de normalidade. Recomendação: a seleção de exercícios pode ser ampla, facilitando a aplicação dos exercícios que forem de maior praticidade;
- *Valor maior que "Z"* – registra distância com grau de liberdade maior que o necessário para promover estabilidade dos tecidos moles e articulações. Essa condição traz instabilidade com probabilidade de eventos de dores articulares sem causa determinada, distensões e entorses habituais, subluxações, luxações e até fraturas. Recomendação: selecionar, preferencialmente, exercícios que trabalhem a redução da distância transversa dos ventres musculares, com pesos ou resistências, até que a hipertrofia promova a obtenção da distância preconizada como dentro do padrão da normalidade, valor de "Z".

3. Distância acrômio-acrômio anterior na aproximação e afastamento da linha média corporal

O processo de medição dessa avaliação compara *três momentos* em relação entre as distâncias de acrômio-acrômio:

- *Posição neutra (PNAA):* paciente em posição ortostática, com braços ao longo do corpo. Realizar a palpação do acrômio e demarcação com lápis dermográfico para identificação das medidas com menor incidência de erro. Medir do acrômio direito até a linha média na face anterior (ADLMA) e, depois, do acrômio esquerdo até a linha média (AELMA) na face anterior. Esses valores são somados como uma única medida anterior;
- *Postura de aproximação (ApAAA):* medir do acrômio direito com aproximação máxima da linha média na face anterior (ApADLMA) e, depois, do acrômio esquerdo com aproximação máxima da linha média (ApAELMA) na face anterior. Esses valores são somados como uma única medida de aproximação anterior;
- *Posição de afastamento dos acrômios da linha média corporal (AFAA):* medir o acrômio direito com afastamento máximo da linha média na face anterior (AFADLMA) e, depois, o acrômio esquerdo com afastamento máximo da linha média (AFAELMA) na face anterior. Esses valores são somados como uma única medida.

A Figura 3.65 apresenta os pontos anatômicos para a avaliação proposta.

O comportamento da maioria das pessoas avaliadas, fundamentou os valores porcentuais propostos na fórmula a seguir:

ADMA + AEMA − ApADMA + ApAEMA

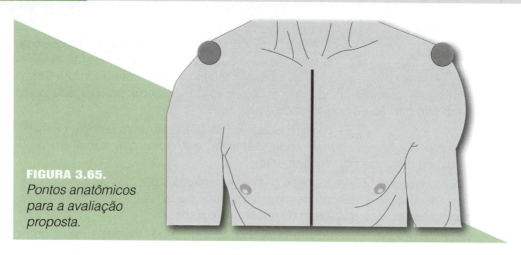

FIGURA 3.65.
Pontos anatômicos para a avaliação proposta.

Para ser considerado dentro da normalidade, deverá ter uma redução entre 5 e 10% do valor da distância neutra.

ADMA + AEMA − AfADMA + AfAEMA

A análise da diferença entre a distância neutra e o afastamento máximo dos acrômios, para ser considerado dentro da normalidade, deverá ter aumento entre 5 e 10% do valor da distância neutra.

ApADMA + ApAEMA − AfADMA + AfAEMA

O valor porcentual médio na diferença entre a distância da aproximação e o afastamento máximo dos acrômios ficou entre 8 e 12% dos valores. Esses porcentuais foram validados pela presença dos ângulos normais das articulações acromioclaviculares e glenoumerais.

> **Nota:** Os valores identificados na aproximação e afastamento do ombro, em relação à linha média corporal anterior e posterior, oferecem o reconhecimento da medida de elasticidade da cintura escapular em alongamento ativo máximo e encurtamento ativo máximo.

Essa mesma sequência de medidas pode ser realizada com os movimentos passivos, para verificação da capacidade muscular da cintura escapular.

4. Distância acrômio-acrômio posterior na aproximação e afastamento da linha média do corpo

Esse protocolo tem como objetivo identificar a resposta de equilíbrio da cintura escapular. A Figura 3.66 apresenta os pontos anatômicos para a avaliação proposta.

O processo de medição dessa avaliação compara três momentos em relação às distâncias do acrômio-acrômio e a linha média corporal na face posterior do tronco:

- *Posição neutra (PNA):* paciente em posição ortostática com braços ao longo do corpo. Realizar a palpação do acrômio e demarcação com lápis dermográfico para identificação das medidas com menor índice de erro. Medir do acrômio

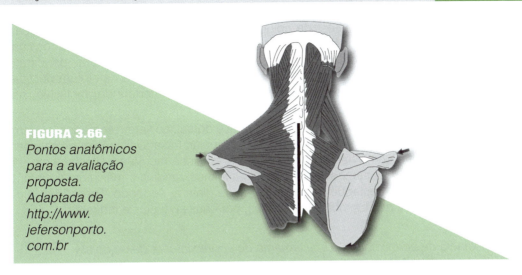

FIGURA 3.66.
Pontos anatômicos para a avaliação proposta.
Adaptada de http://www.jefersonporto.com.br

direito pela face dorsal até a linha média, sobre os processos espinhosos das vértebras (face posterior) (ADMP) e, depois, do acrômio esquerdo até a linha média (AEMP) na face posterior. Esses valores são somados como uma única medida;

- *Postura de aproximação (ApAAP):* medir do acrômio direito com aproximação máxima da linha média na face posterior (ApADMP) e, depois, do acrômio esquerdo com aproximação máxima da linha média (ApAEMP) na face posterior. Esses valores são somados como uma única medida;
- *Posição de afastamento dos acrômios da linha média corporal (AFAA):* medir o acrômio direito com afastamento máximo da linha média na face posterior (AFADMP) e, depois, medir o acrômio esquerdo com afastamento máximo da linha média (AFAEMP) na face posterior. Esses valores são somados como uma única medida.

ADMP + AEMP − ApADMP + ApAEMP

Para ser considerado dentro da normalidade, deverá ter uma redução entre 5 e 10% do valor da distância neutra.

ADMP + AEMP − AfADMP + AFAEMP

A análise da diferença entre a distância neutra e o afastamento máximo dos acrômios deverá ter aumento entre 5 e 10% do valor da distância neutra, para ser considerado dentro da normalidade.

ApADLMP + ApAELMP − AFADLMP + AFAELMP

O valor porcentual médio na diferença entre a distância da aproximação e do afastamento máximo dos acrômios ficou entre 8 e 10% dos valores. Esses porcentuais foram validados pela presença dos ângulos normais das articulações acromioclaviculares e glenoumerais.

5. Medida da cintura escapular

A elasticidade da cintura escapular é de vital importância para a identificação do grau de liberdade, para início dos movimentos dos membros superiores e em todas as ações biomecânicas destes, da coluna cervical e dos movimentos da cabeça. Quando a cintura escapular apresenta redução da elasticidade induz alterações na harmonia das ações musculares, gerando bloqueios em graus variados, principalmente nas articulações dos ombros. Essa mesma ação ocorrerá na cintura pélvica em relação às coxofemorais e aos membros inferiores interferindo, inclusive, na marcha.

As medidas entre os acrômios na face ventral e dorsal, ao serem somados, podem demonstrar o grau de elasticidade da cintura escapular. Essa avaliação pode calcular a diferença entre a soma das aproximações para a linha média e o afastamento da mesma, identificando situações de bloqueios mínimos, médios e máximos. A cintura escapular apresenta destaque na dissociação da cintura, podendo "liberar" ou "bloquear" movimentos dos membros superiores, por causas diretas e indiretas.

6. Distância da aproximação e afastamento do ângulo inferior da omoplata (adução e abdução)

A escápula é considerada a "raiz" do membro superior. Sua mobilidade estimula as cadeias musculares de todo o membro superior. Do ponto de vista biomecânico, a redução da mobilidade das escápulas promove bloqueios significativos dos movimentos dos ombros e do membro escapular ou membro superior. Muitas técnicas de tratamento em doenças neurológicas têm seu ponto de início na escápula para tratar qualquer ponto do membro superior. Exemplo dessa ação está no Método Bobath, que libera os movimentos da escápula para, depois, tratar a mão hemiparética ou hemiplégica.

A Figura 3.67 apresenta os pontos anatômicos para marcação e avaliação da mobilidade das escápulas, com o objetivo de identificar a elasticidade da cintura escapular e a área muscular de acomodação dos ápices pulmonares.

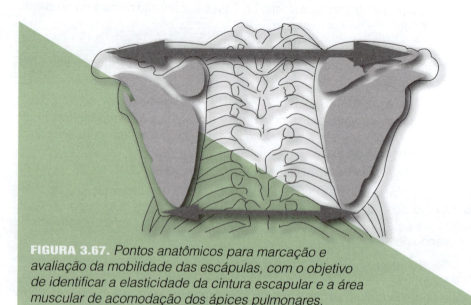

FIGURA 3.67. *Pontos anatômicos para marcação e avaliação da mobilidade das escápulas, com o objetivo de identificar a elasticidade da cintura escapular e a área muscular de acomodação dos ápices pulmonares.*

A medida entre os dois ângulos inferiores das escápulas, em posição neutra, gera a primeira medida, sendo a segunda, na aproximação dos ângulos e a terceira, no afastamento dos mesmos.

$$X + 10\% \text{ de } X = Y$$
$$X - 10\% \text{ de } X = Z$$

Onde:

X = distância na posição neutra.

Y = distância no afastamento.

Z = distância na aproximação.

7. Sinal da "corda de arco"

Durrigl (1965) *apud* Achiles Cruz Filho (1980) descreve o comportamento dos músculos extensores da coluna vertebral por ocasião da realização da inclinação lateral do tronco (flexão lateral), no qual há relaxamento dos mesmos, que há desaparecimento de seu contorno. Em pacientes com redução da elasticidade por hipomobilidade da coluna vertebral ocorre o contrário: há acentuação do contorno muscular podendo ser comparada à "corda de arco".

Essa avaliação tem como base, exclusivamente, a observação do evento, podendo ser registrado por fotografias seriadas ou em vídeo. A corda referenciada pelo autor tem sua localização na região lateral do tronco, sobre o ângulo de Michaelis. As fotografias devem ser realizadas com o auxílio do simetrógrafo, quadrículo ou retículo, fornecendo, assim, parâmetros das modificações desse ângulo.

A Figura 3.68 apresenta a face posterior do tronco em PO e inclinação lateral, e a Figura 3.69 ilustra um simetrógrafo.

A adoção do simetrógrafo, retículo ou quadrículo, facilita a comparação e o controle dos ângulos projetados de Michaelis.

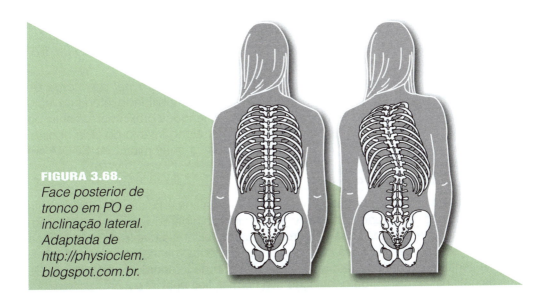

FIGURA 3.68.
Face posterior de tronco em PO e inclinação lateral. Adaptada de http://physioclem.blogspot.com.br.

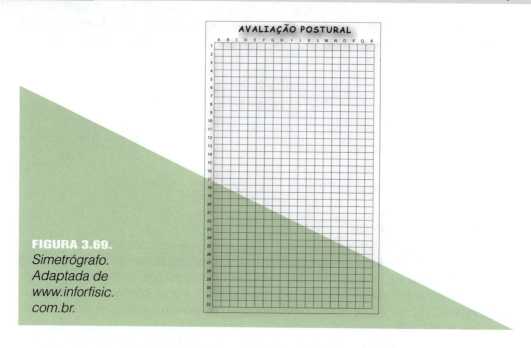

FIGURA 3.69.
*Simetrógrafo.
Adaptada de
www.inforfisic.
com.br.*

8. Arco, corda e flecha de Forestier

Essas três medidas foram elaboradas por analogia entre a posição da cabeça, seus movimentos e a distância entre a parede e a cabeça, na postura ortostática. Nessa mesma posição, observa-se o músculo esternocleidocciptomastóideo (ECOM) na ação neutra e na inclinação da cabeça. O objetivo está focado na mobilidade da cabeça com uso dos diversos movimentos da coluna cervical. Para tal, utilizamos vários pontos anatômicos dos ossos para reduzir a margem de erro nas medidas.

- A medida do *arco de Forestier* para os movimentos da cabeça, com medidas da coluna cervical, tem como base a distância entre a linha média do mento à linha média da fúrcula na posição de equilíbrio em posição ortostática, na flexão máxima e na extensão máxima, em ação de movimentos ativos, podendo ser acrescentado o estímulo passivo em ambas (flexão e extensão). A Figura 3.70 apresenta os pontos de avaliação de Forestier;

- A medida da *corda de Forestier*, também denominada *sinal da "corda de arco" de Forestier*, tem como objetivo identificar a mobilidade lateral ou inclinação da coluna cervical, tendo como base os tendões proximais e distais do ECOM. O lado mais inclinado estimula o maior alongamento do lado oposto, e vice-versa. A Figura 3.71 apresenta os pontos anatômicos do ECOM em posição neutra.

9. A distância da flecha de Forestier

Sinal da seta ou *da flecha* tem o objetivo de avaliar a anteropulsão da cabeça, utilizando a medição da distância entre a região occipital e a parede, com o indivíduo em pé e os calcanhares encostados na parede. Quando estamos diante de uma pessoa com esteatopigia (massa glútea com grande acúmulo de volume) devemos utilizar a postura sentada em banco, para que haja a redução da interferência anatômica. Os valores obtidos na maioria da população dita normal, fica entre 0 e 2 cm.

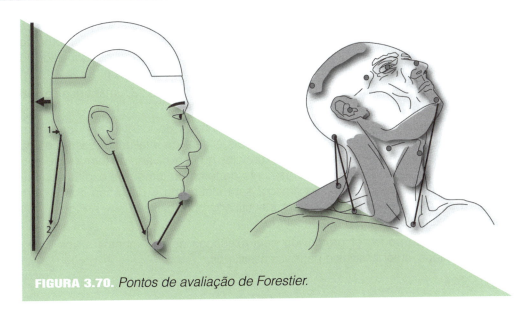

FIGURA 3.70. Pontos de avaliação de Forestier.

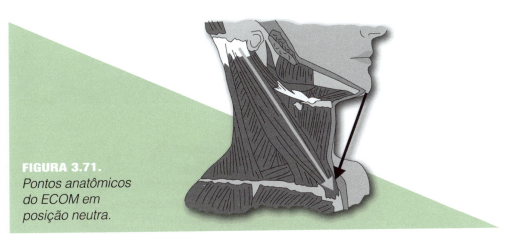

FIGURA 3.71. Pontos anatômicos do ECOM em posição neutra.

10. Medidas de perimetria dinâmica do tórax

Essa técnica não substitui as avaliações por exames médicos complementares, mas servem de norteamento para acompanhamento da evolução dos trabalhadores. As medidas são realizadas para verificação do tipo de expansão torácica que o trabalhador é portador, e os dados obtidos servem de acompanhamento durante a prática da ginástica laboral. A medida na inspiração máxima é comparada com a expiração máxima; em trabalhadores sedentários e com atividade administrativa o valor da diferença entre essas medidas fica entre 2 a 3 cm; em praticantes de atividade física o valor sobe para 5 cm; e em nadadores não profissionais pode ficar entre 5 e 8 cm.

Recomendação: nos trabalhadores com baixa mobilidade e fumantes ativos devem ser estimulados exercícios com incentivadores expiratórios.

A *cirtometria* é uma técnica que transfere o contorno da caixa torácica para o papel, por meio do contorno da régua flexível sobre a área desejada, no caso, o contorno do tórax; depois é realizada a transferência desse contorno para o papel quadriculado. O objetivo dessa técnica é a identificação da evolução do quadro clínico.

A Figura 3.72 ilustra uma régua flexível simples e a Figura 3.73, uma régua flexível com escala.

A transferência do contorno deve ser acompanhada da identificação do trabalhador, idade, gênero, características principais e data da avaliação. Essa medida deve ser repetida após a realização de exercícios que envolvam, de forma efetiva, a resistência da inspiração com prolongamento da força ou tempo de expiração com ou sem uso de equipamentos. No gráfico, será elaborada a diferença obtida com resposta positiva ou negativa que será identificada com baixo custo. A Figura 3.74 apresenta exemplo de papel quadriculado.

A elasticidade pode ser promovida pela execução de movimentos ativos livres, ativos resistidos, autopassivos e passivos assistidos.

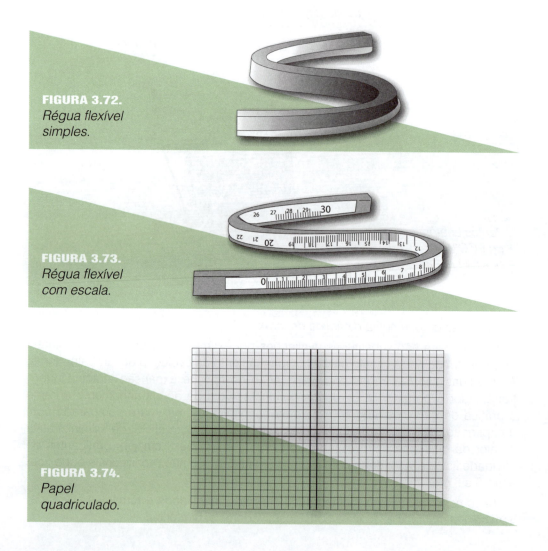

FIGURA 3.72.
Régua flexível simples.

FIGURA 3.73.
Régua flexível com escala.

FIGURA 3.74.
Papel quadriculado.

Nota: Cada pessoa tem sua resposta de forma diferenciada, devendo ser estudada de maneira prévia para obtenção dos melhores resultados.

Flexibilidade

> "Feliz aquele que transfere o que sabe e aprende o que ensina."
> Cora Coralina (1889-1985) pseudônimo de
> Ana Lins dos Guimarães Peixoto Bretas

A Figura 3.75, do vergalhão, foi inserida para exemplificar a ação da flexibilidade nos diversos materiais, incluindo aqui os tecidos humanos. O vergalhão é moldado em diversas formas e direções, mas seu tamanho e dimensões permanecem as originais.

A flexibilidade é uma técnica de medição que deve ser utilizada para identificação de distâncias entre tendões, não sendo apropriada para medidas de cadeias musculares ou músculos isolados.

Algumas medidas específicas em tratamentos de fisioterapia podem ser utilizadas as técnicas puras de medidas da flexibilidade, como identificação entre as distâncias entre tendões de um músculo.

Não pode haver utilização equivocada das propriedades físicas da flexibilidade como se fosse elasticidade, já descritas anteriormente.

Equilíbrio

A avaliação do equilíbrio é um processo complexo, dinâmico e com muitas variáveis intervenientes. Habilidade que é desenvolvida em cada postura iniciando por deitada em decúbito dorsal ou supino, na qual tem seu menor gasto energético. Para que haja equilíbrio, há a necessidade da presença dos eventos de desequilíbrio na procura do ponto de ajuste ou compensação das forças atuantes.

A evolução fisiológica do equilíbrio tem sua aquisição neuroevolutiva primeiro pelo equilíbrio dinâmico, depois aprimorar o equilíbrio estático que possui maior grau de dificuldade que o dinâmico. Salta aos olhos as características dos movimentos, posturas e transferências de posturas. Possuindo vários graus de complexidade, desde o mais rudimentar até o mais sofisticado, realizados por poucas pessoas, após treinamentos específicos em longas horas diárias.

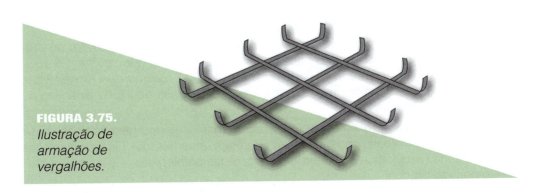

FIGURA 3.75.
Ilustração de armação de vergalhões.

Podemos utilizar testes, métodos e equipamentos para esse fim, mas em cada ambiente deve haver a seleção daquele que for mais prático para a realização do teste e seu registro.

Essa avaliação deve ser conhecida por todos, mas sua aplicação depende da função/ocupação/tarefa que é desenvolvida de forma rotineira pelo trabalhador. Os trabalhadores com maior necessidade de desenvolvimento da habilidade de equilíbrio dinâmico e estático são os que desempenham tarefas em alturas. Devem passar por treinamento de equilíbrio desde a fase de baixa complexidade até a de alta e, também, quando tiver afastamento por mais de 30 dias, deverá retornar ao treinamento com exercícios específicos como de Frankel *apud* Sullivan (2003), para reequilíbrio corporal em diversas posturas. Nesse grupo de trabalhadores, a ginástica laboral pode inserir os exercícios de Frenkel.

Classificação do equilíbrio por grau de complexidade

A classificação aqui apresentada teve sua elaboração por analogia nas aquisições neuroevolutivas, ou seja, aquisições com graus de dificuldade iniciando pelo mais simples até maior grau de exigência dos diversos sistemas do corpo humano.

1. Equilíbrio global dinâmico;
2. Equilíbrio segmentar dinâmico;
3. Equilíbrio estático segmentar;
4. Equilíbrio global estático.

Recomendação: os exercícios para estímulo do equilíbrio, inseridos no programa de ginástica laboral, devem seguir a classificação do equilíbrio quanto à composição de graus de complexidade.

Mesmo que o trabalhador possa executar todas as fases de equilíbrio, os exercícios devem repetir, mesmo que por pouco tempo, as fases, posturas e transferências para que haja estímulo ao processo automático das respostas de equilíbrio do trabalhador. Essa resposta trará maior efetividade na execução do equilíbrio e redução dos gastos energéticos.

Os exercícios devem ser planejados obedecendo a seguinte ordem: grau de complexidade 1 (equilíbrio global dinâmico) e grau 1 da relação de posturas (deitado em decúbito dorsal ou ventral), uma vez esgotada a possibilidade desta e com a adoção de agilidade e automação da mesma, poderá ser realizado o nível seguinte.

Níveis seguintes: complexidade 1 com postura 2, seguindo para 3, depois 4, e assim por diante, até chegar ao final das posturas. Depois, complexidade 2 com posturas de 1 até a última e repetir, após cada nível de complexidade, até a última postura.

Essa adoção de exercícios favorece a aquisição progressiva do domínio do processo de equilíbrio, preparando o trabalhador para as tarefas que solicitem o equilíbrio. Os exercícios de equilíbrio podem se associar ao método de Frankel, Vötja modificada e finalizar (maior grau de complexidade que alia equilíbrio dinâmico ao estático) com a pliometria.

As posturas, aqui apresentadas, foram agrupadas de forma genérica com base em observações pessoais, podendo haver diferença entre pessoas e suas aquisições de maturidade neurológica, não sendo consideradas patológicas e, sim, desenvolvimento pessoal próprio.

Classificação do equilíbrio por posturas neuroevolutivas

- Decúbito dorsal ou supino passivo;
- Decúbito ventral ou prono passivo;
- Prono com elevação da cabeça e manutenção na linha média, alongando todas as cadeias musculares posteriores;
- Prono com elevação da cabeça e manutenção na linha média, com apoio das mãos próximas ao corpo e evolui afastando-as, realizando a extensão dos membros superiores;
- Supino com elevação da cabeça e manutenção na linha média, mãos na boca, pegando objetos a sua frente e explorando os pés e os trazendo-os à boca;
- Prono com equilíbrio de cabeça, apoio das mãos com dissociação da cintura escapular e apoio dos pés, iniciando o anfíbio;
- Transferência de ventral para supino e vice-versa, sem permanência em decúbito lateral;
- Decúbito lateral – permanência progressiva;
- Prono com equilíbrio de cabeça, independência dos MMSS, dissociação das cinturas e estímulo do quadril com rastejar;
- Supino com equilíbrio de cabeça, independência dos MMSS, dissociação das cinturas, do quadril e início da postura sentada com cifose dorsal, evoluindo para equilíbrio total de tronco em *side sitting* (sentado de lado com os joelhos fletidos);
- Prono com equilíbrio de cabeça, independência dos MMSS, dissociação das cinturas, quadril com dissociação e equilíbrio, e início do apoio de joelhos;
- Supino com equilíbrio de cabeça, independência dos MMSS, dissociação das cinturas, do quadril e início da postura sentada com cifose dorsal, evoluindo para equilíbrio total de tronco em *long sitting* (sentado com os MMII em extensão);
- Postura e deambulação de "gatinhas";
- Prono com equilíbrio de cabeça, independência dos MMSS, dissociação das cinturas, quadril com equilíbrio, apoio completo de joelhos e início de estímulo para ficar de pé;
- Apoio sobre os joelhos com equilíbrio e início da postura de pé;
- De pé, com apoio das mãos e com triângulo de base (pés) bem afastado;
- De pé, sem apoio das mãos com triângulo de base (pés) mais próximo;
- Início de subida de escadas na postura de "gatinhas";
- Início da marcha com pequenas corridas, com oscilados e caídas na posição sentada;
- Marcha com paradas e poucas oscilações, sem quedas;
- Marcha livre com domínio da direção desejada;
- Início da subida de escadas na postura de pé, utilizando apoio de pé com o outro pé ao lado;
- Subida de escadas na postura de pé, utilizando apoio de um pé em cada degrau;
- Início do caminhar para os lados;

- Caminhar para os lados, alternando com o para frente de forma livre;
- Caminhar para trás e pular obstáculos;
- Adotar posturas bizarras e conquistas de locais difíceis;
- Iniciar transporte de objetos mais pesados;
- Desenvolvimento da coordenação motora grossa;
- Desenvolvimento da coordenação motora fina de pés e mãos.

Nota: Essas classificações podem ser inseridas na ginástica laboral, com a seguinte sequência: 1+1; 1+2 e, assim por diante, ou seja, 1 igual ao equilíbrio dinâmico global somado ao 1 da postura em decúbito dorsal. Dessa forma, haverá uma sequência com a progressão de níveis de complexidade.

Técnicas, testes e métodos utilizados para avaliar o equilíbrio

Nessa avaliação, devemos afastar alguns pré-requisitos biológicos com o objetivo de reduzir situações de *falso-positivo e falso-negativo*.

1. Condições musculares do trabalhador quanto a grau de alongamento, contratilidade e força muscular:
   - Alongamento das cadeias musculares dentro da condição mínima de redução da mobilidade articular em, no máximo, 10% da amplitude articular considerada dentro do padrão de normalidade;
   - Presença de contratilidade grau 5 de Kendal (2007; 2010);
   - Força muscular no transporte de objetos pessoais, de forma habitual, sem apresentar dispneia.
2. Tônus muscular – dentro da variação de hipotonia até 5 graus positivos e 5 negativos, sendo excluídos os de hipotonia severa e espasticidade, que devem ser selecionados para ginástica laboral individual com programa específico.

Esses critérios podem simular alterações de equilíbrio sem alterações neurológicas.

Testes de equilíbrio dinâmico e estático

São muitos os testes de equilíbrio, os mais simples e de baixo custo são realizados com as técnicas semiológicas, e os mais sofisticados, com a utilização de câmaras rotatórias e outros equipamentos de alto custo.

Aqui, incluímos testes de fácil execução e baixo custo inseridos de forma hierárquica, ou seja, do mais simples ao mais complexo. Se o trabalhador não conseguir realizar o mais simples, não há necessidade de aplicar os testes de maior complexidade, pois a resposta será igualmente fora dos padrões da normalidade.

Romberg

Teste aplicado para identificar possíveis alterações de equilíbrio estático. Realizado na postura de pé com os olhos fechados, solicita-se ao trabalhador que fique parado na postura de pé, com os calcanhares juntos e as pontas dos pés separados por 30°, ficando os pés na mesma linha de apoio, um ao lado do outro. Posteriormente, pede-se ao trabalhador para fechar os olhos pelo tempo de 30 segundos. A resposta considerada dentro da normalidade é a permanência, nessa posição, sem dificuldade e sem oscilações. Quando há alterações da propriocepção e redução de massa muscular, ao fechar os olhos, a pessoa modifica sua percepção de posição do corpo e inicia a procura de seu ponto de equilíbrio, aparecendo então as oscilações e, em alguns casos, pode haver quedas da própria altura.

Recomendação: esse exame é o mais simples, e se houver resposta de oscilações e modificações severas do alinhamento, esse trabalhador deve ser incluído em ginástica laboral específica para treinamento do equilíbrio; se não houver resposta, deve ser encaminhado ao médico do trabalho da empresa.

Romberg sensibilizado

A sensibilização do teste de Romberg pode ser provocada por utilização de manobras prévias da coluna cervical estimulando o sistema vestibular. A sensibilização pode ser estabelecida pela colocação das mãos em oposição e flexão de cotovelos a 90°, recebendo o nome de *manobra de Jendrassik*. Outra sensibilização ocorre na realização da marcha sobre uma linha reta, utilizando o posicionamento de um pé de cada vez, um apoiando ao outro em sequência. Essa sensibilização é denominada *Romberg-Barré* e tem o objetivo de modificar a projeção do corpo no espaço, identificando o poder de adaptação do sistema nervoso, especialmente o sistema vestibular.

Recomendação: trabalhadores que apresentarem dificuldade na execução desses exercícios e realizem tarefas administrativas, deverão ser estimulados a melhorar seu equilíbrio. Trabalhadores com tarefas em alturas devem ser transferidos para outras atividades, até o esclarecimento das causas e procedimentos de tratamento médico. Podendo retornar ao programa de ginástica laboral após liberação médica.

Apoio unipodal de Uemura

Neste teste, o trabalhador deverá ficar na postura de pé, com apoio em apenas um deles, e com os olhos fechados. Esse teste possui um nível de maior solicitação e deve ser esclarecido que pessoas acima de 55 anos de idade, raramente, realizam esse teste, e isso é considerado normal nessa faixa etária.

Teste de Babinsk-Weil

O teste Babinsk-Weil, também denominado marcha às cegas, é aplicado na execução da marcha com olhos vendados. Essa marcha deve ser executada por 1,5 m.

Transferências de posturas neuroevolutivas

As transferências de posturas neuroevolutivas é um desdobramento do método Bobath, com a aplicação em níveis de complexidade por analogia das aquisições neurológicas do ser humano.

A realização de uma postura traz grau de dificuldade menor que as transferências. Razão pela qual são utilizadas as transferências com base no método Bobath, com o objetivo de avaliar o grau de dificuldade apresentado pelo trabalhador e, depois dos estímulos pela prática dos exercícios de equilíbrio, realizar a comparação dos dados e readequação dos exercícios no que for necessário. A utilização das transferências de posturas deve associar o tempo de permanência em cada uma delas de forma progressiva, ou seja, aumentando o tempo de execução na fase intermediária, entre uma postura e outra. Essa técnica favorece o controle espacial das cadeias musculares.

Escala de Equilíbrio de Berg

Segundo Berg *et al.* (1992), esse teste é constituído por uma escala de 14 tarefas comuns que envolvem equilíbrio estático e dinâmico tais como alcançar, girar, transferir-se, permanecer em pé e levantar-se, com 4 graus (0-4) em cada item, somando 54 pontos totais. Na escala de Berg há critérios de avaliação estática, dinâmica e da linha do tempo na permanência relacionada à execução da tarefa proposta.

Transcrição dos itens da Escala de Equilíbrio de Berg ou *Balance Scale*

1. Sentado para de pé
   Instruções: Por favor, fique de pé. Tente não usar suas mãos como suporte.
   ( ) 4 capaz de permanecer de pé sem o auxílio das mãos e estabilizar de maneira independente
   ( ) 3 capaz de permanecer de pé, independentemente do uso das mãos
   ( ) 2 capaz de permanecer de pé, usando as mãos, após várias tentativas
   ( ) 1 necessidade de ajuda mínima para ficar de pé ou estabilizar
   ( ) 0 necessidade moderada ou máxima de assistência para permanecer de pé

2. De pé sem apoio
   Instruções: Por favor, fique de pé por 2 minutos, sem se segurar em nada.
   ( ) 4 capaz de permanecer de pé, com segurança, por 2 minutos
   ( ) 3 capaz de permanecer de pé, durante 2 minutos, com supervisão
   ( ) 2 capaz de permanecer de pé, durante 30 segundos, sem suporte
   ( ) 1 necessidade de várias tentativas para permanecer de pé, por 30 segundos, sem suporte
   ( ) 0 incapaz de permanecer de pé, por 30 segundos, sem assistência

Se é capaz de permanecer de pé por 2 minutos, sem apoio, marque a pontuação máxima na situação sentado sem suporte. Siga diretamente para o item 4.

3. Sentado sem suporte para as costas, mas com os pés apoiados sobre o chão ou sobre um banco
   Instruções: Por favor, sente-se com os braços cruzados durante 2 minutos.
   ( ) 4 capaz de se sentar, com segurança, por 2 minutos
   ( ) 3 capaz de se sentar, por 2 minutos, sob supervisão
   ( ) 2 capaz de se sentar durante 30 segundos
   ( ) 1 capaz de se sentar durante 10 segundos
   ( ) 0 incapaz de se sentar, sem suporte, durante 10 segundos

4. De pé para sentado
   Instruções: Por favor, sente-se.
   ( ) 4 senta com segurança com o mínimo uso das mãos
   ( ) 3 controla descida utilizando as mãos
   ( ) 2 apoia a parte posterior das pernas na cadeira para controlar a descida
   ( ) 1 senta independentemente, mas apresenta descida descontrolada
   ( ) 0 necessita de ajuda para sentar

5. Transferências
   Instruções: Pedir para passar de uma cadeira com descanso de braços para outra sem descanso de braços (ou uma cama).

Fisiologia dos Exercícios e Semiologia

( ) 4   capaz de passar, com segurança, com o mínimo uso das mãos
( ) 3   capaz de passar, com segurança, com uso evidente das mãos
( ) 2   capaz de passar com pistas verbais e/ou supervisão
( ) 1   necessidade de assistência de uma pessoa
( ) 0   necessidade de assistência de duas pessoas ou supervisão, para segurança

6. De pé sem suporte, com olhos fechados
Instruções: Por favor, feche os olhos e permaneça parado por 10 segundos.
( ) 4   capaz de permanecer de pé, com segurança, por 10 segundos
( ) 3   capaz de permanecer de pé, com segurança, por 10 segundos com supervisão
( ) 2   capaz de permanecer de pé durante 3 segundos
( ) 1   incapaz de manter os olhos fechados por 3 segundos, mas permanece de pé
( ) 0   necessidade de ajuda para evitar queda

7. De pé sem suporte, com os pés juntos
Instruções: Por favor, mantenha os pés juntos e permaneça de pé, sem se segurar.
( ) 4   capaz de permanecer de pé com os pés juntos, independentemente, com segurança, por 1 minuto
( ) 3   capaz de permanecer de pé com os pés juntos, independentemente, com segurança, por 1 minuto, com supervisão
( ) 2   capaz de permanecer de pé com os pés juntos, independentemente, e se manter por 30 segundos
( ) 1   necessidade de ajuda para manter a posição, mas capaz de ficar de pé por 15 segundos com os pés juntos
( ) 0   necessidade de ajuda para manter a posição, mas incapaz de se manter por 15 segundos

8. Alcance à frente com os braços estendidos, permanecendo de pé
Instruções: Mantenha os braços estendidos a 90°. Estenda os dedos e tente alcançar a maior distância possível. (O examinador coloca uma régua no final dos dedos, quando os braços estão a 90°. Os dedos não devem tocar a régua enquanto executam a tarefa. A medida registrada é a distância que os dedos conseguem alcançar, enquanto está na máxima inclinação possível para a frente. Se possível, solicitar que execute a tarefa com os dois braços, para evitar rotação do tronco.)
( ) 4   capaz de alcançar, com confiabilidade, acima de 25 cm (10 polegadas)
( ) 3   capaz de alcançar acima de 12,5 cm (5 polegadas)
( ) 2   capaz de alcançar acima de 5 cm (2 polegadas)
( ) 1   capaz de alcançar, mas com necessidade de supervisão
( ) 0   perda de equilíbrio durante as tentativas, necessidade de suporte externo

9. Apanhar um objeto do chão a partir da posição de pé
Instruções: Pegar um sapato/chinelo localizado à frente de seus pés.
( ) 4   capaz de apanhar o chinelo, facilmente, e com segurança
( ) 3   capaz de apanhar o chinelo, mas necessita supervisão
( ) 2   incapaz de apanhar o chinelo, mas alcança 2-5 cm (1-2 polegadas) do mesmo e mantém o equilíbrio, de maneira independente
( ) 1   incapaz de apanhar, necessita supervisão enquanto tenta
( ) 0   incapaz de tentar, necessita assistência para evitar perda de equilíbrio ou queda

10. De pé, virar e olhar para trás, sobre os ombros direito e esquerdo
Instruções: Virar e olhar para trás, sobre o ombro esquerdo. Repetir para o direito. O examinador pode pegar um objeto para foco, e colocá-lo atrás do indivíduo para encorajá-lo a realizar o giro.

( ) 4   olha para trás, por ambos os lados, com mudança de peso adequada
( ) 3   olha para trás, por ambos ou apenas um dos lados; o outro lado mostra menor mudança de peso
( ) 2   apenas vira para os dois lados, mas mantém o equilíbrio
( ) 1   necessita de supervisão ao virar
( ) 0   necessita assistência para evitar perda de equilíbrio ou queda

11. Virar em 360°
    Instruções: Virar completamente, fazendo um círculo completo. Pausa. Fazer o mesmo em outra direção.
    ( ) 4   capaz de virar 360° com segurança, em 4 segundos ou menos
    ( ) 3   capaz de virar 360° com segurança para apenas um lado, em 4 segundos ou menos
    ( ) 2   capaz de virar 360° com segurança, mas lentamente
    ( ) 1   necessita de supervisão ou orientação verbal
    ( ) 0   necessita de assistência enquanto vira

12. Colocar pés alternados sobre degrau ou banco, permanecendo de pé e sem apoio
    Instruções: Colocar cada pé, alternadamente, sobre o degrau/banco. Continuar até cada pé ter tocado o degrau/banco quatro vezes.
    ( ) 4   capaz de ficar em pé, independentemente e com segurança, e completar 8 passos em 20 segundos
    ( ) 3   capaz de ficar em pé, independentemente, e completar 8 passos em mais de 20 segundos
    ( ) 2   capaz de completar 4 passos sem ajuda, mas com supervisão
    ( ) 1   capaz de completar mais de 2 passos necessitando de mínima assistência
    ( ) 0   necessita de assistência para prevenir queda, incapaz de tentar

13. Permanecer de pé sem apoio, com outro pé a frente
    Instruções: (*demonstrar para o indivíduo* – Colocar um pé diretamente à frente do outro. Se você perceber que não pode colocar o pé diretamente à frente, tente dar um passo largo o suficiente para que o calcanhar de seu pé permaneça à frente do dedo de seu outro pé. (Para obter 3 pontos, o comprimento do passo poderá exceder o comprimento do outro pé, e a largura da base de apoio pode se aproximar da posição normal de passo do indivíduo.)
    ( ) 4   capaz de posicionar o pé, independentemente, e manter por 30 segundos
    ( ) 3   capaz de posicionar o pé à frente do outro, independentemente, e manter por 30 segundos
    ( ) 2   capaz de dar um pequeno passo, independentemente, e manter por 30 segundos
    ( ) 1   necessidade de ajuda para dar o passo, mas pode manter por 15 segundos
    ( ) 0   perda de equilíbrio enquanto dá o passo ou fica de pé

14. Permanecer de pé, apoiado em uma perna
    Instruções: Permaneça apoiado em uma perna o quanto você puder, sem se apoiar.
    ( ) 4   capaz de levantar a perna, independentemente, e manter por mais de 10 segundos
    ( ) 3   capaz de levantar a perna, independentemente, e manter entre 5 e 10 segundos
    ( ) 2   capaz de levantar a perna, independentemente, e manter por 3 segundos ou mais
    ( ) 1   tenta levantar a perna e é incapaz de manter por 3 segundos, mas permanece de pé, independentemente
    ( ) 0   incapaz de tentar, ou precisa de assistência para evitar queda

Pontuação total (máximo = 56): ___

Interpretação prática: segundo Shumway-Cook e Woollacott (2003), o total de pontos entre 56 e 54 traduz uma condição de probabilidade quase zero de quedas da própria altura. E a cada redução de ponto, é associado um aumento de 3 a 4% no risco de quedas. Nos valores entre 54 e 46, a redução de um ponto é associada ao aumento de 6 a 8% de chances de quedas, e abaixo de 36 pontos, o risco de quedas é de quase 100%.

Recomendação: trabalhadores com mais de 50 anos, e que possuam risco de queda da própria altura, não podem realizar exercícios no programa de ginástica laboral com uso de plataformas, bolas, rampas e outros acessórios que possam facilitar quedas da própria altura ou em níveis acima do chão.

Teste de Tinetti

Este teste foi desenvolvido por Tinetti (1986) e, do mesmo modo que a Escala de Equilíbrio de Berg, consiste em uma escala de 16 tarefas avaliadas por meio da observação do examinador, em quatro graus.

O Teste de Tinetti tem como objetivo a avaliação do equilíbrio e os desvios da normalidade da marcha. O teste possui 16 itens, nos quais 9 são para o equilíbrio do corpo e 7 para a análise da marcha, nos aspectos: velocidade, distância do passo, simetria e equilíbrio de pé, o girar e, também, mudanças com os olhos fechados. A contagem para cada exercício varia de 0 a 1 ou de 0 a 2, com uma contagem mais baixa que indica habilidade física mais pobre. A pontuação total é a soma da pontuação do equilíbrio do corpo e a da marcha. A pontuação máxima é de 12 pontos para marcha, 16 para equilíbrio do corpo e 28 para total.

Transcrição dos itens do Teste de Tinetti

I. *Teste de equilíbrio*
   Instruções iniciais: o indivíduo fica sentado numa cadeira rígida e sem braços.
   As seguintes manobras são testadas:

   1. Equilíbrio sentado
      Inclina-se ou desliza na cadeira = 0
      Estável, seguro = 1

   2. Erguer o corpo
      Incapaz sem ajuda = 0
      Capaz, usa os braços para ajudar = 1
      Capaz sem usar os braços = 2

   3. Tentativas de erguer-se
      Incapaz sem ajuda = 0
      Capaz, precisa de mais que uma tentativa = 1
      Capaz de se erguer na primeira tentativa = 2

   4. Equilíbrio imediato na postura vertical (primeiros 5 segundos)
      Instável (cambaleia, move os pés, inclina o tronco) = 0
      Estável, mas usa o andador ou outro tipo de apoio = 1
      Estável sem usar o andador ou outro tipo de apoio = 2

5. Equilíbrio na postura vertical
   Instável = 0
   Estável, mas a postura é larga (calcanhares mediais separados em mais de 10 cm) e usa bengala ou outro tipo de apoio = 1
   Postura estreita e estável sem apoio = 2

Sensibilização do teste
1. Empurrar (indivíduo em posição máxima, com os pés o mais junto possível; o examinador empurra ligeiramente o esterno do indivíduo, com a palma da mão, 3 vezes)
   Começa a cair = 0
   Cambaleia, segura-se, consegue manter o equilíbrio = 1
   Estável = 2

2. Olhos fechados (na posição máxima no 6)
   Instável = 0
   Estável = 0

3. Girar 360°
   Passos contínuos = 0
   Passos interrompidos = 1
   Passos instáveis (segura-se, cambaleia) = 2

4. Sentado
   Inseguro (julga incorretamente a distância, cai na cadeira) = 0
   Usa os braços ou não, num movimento suave = 1
   Seguro, movimento suave = 2

Pontuação do equilíbrio: ___/16

II. *Testes da marcha*
   Instruções iniciais: o indivíduo fica de pé junto com o examinador, anda por um corredor ou atravessa a sala, primeiro em ritmo usual, depois volta em ritmo rápido, mas seguro (acessórios usuais para o andar).
   Início do andar (imediatamente após o sinal para começar)
   Hesitação ou tentativas múltiplas de começar = 0
   Ausência de hesitação = 1

1. Altura e comprimento do passo
A. Balanço do pé direito
   Não ultrapassa o pé esquerdo com um passo = 0
   Ultrapassa o pé esquerdo = 1
   O pé direito não sai completamente do chão durante o passo = 0
   O pé direito sai completamente do chão = 1

B. Balanço do pé esquerdo
   Não ultrapassa o pé direito com um passo = 0
   Ultrapassa o pé direito = 1
   O pé esquerdo não sai completamente do chão durante o passo = 0
   O pé esquerdo sai completamente do chão = 1

2. Simetria do passo
   O comprimento dos passos direito e esquerdo não é igual (estimativa) = 0
   O comprimento dos passos direito e esquerdo parece igual = 1

3. Continuidade do passo
   Paradas ou interrupções entre os passos = 0
   Os passos parecem contínuos = 1

4. Trajetória
   Desvio acentuado = 0
   Desvio brando/moderado ou uso de acessório para andar = 1
   Linha reta, sem acessório para andar = 2

5. Tronco
   Inclinação acentuada ou uso de acessório para andar = 0
   Sem inclinação, mas flexiona os joelhos, tem dor nas costas ou abre os braços enquanto anda = 1
   Sem inclinação, sem flexão dos joelhos, sem uso dos braços, sem acessório = 2

6. Largura do passo
   Calcanhares separados = 0
   Os calcanhares quase se tocam durante a marcha = 1

Pontuação do andar: ___/12
Pontuação do equilíbrio e da marcha: ___/28.

A presente escala foi modificada por Tinetti (1986), que acrescentou 5 tarefas de equilíbrio e propôs uma forma de avaliação com 3 níveis de respostas qualitativas para as manobras de equilíbrio e, também, uma forma de avaliação com 3 níveis de respostas qualitativas para as manobras de equilíbrio e 2 níveis para as manobras de marcha. A pontuação total pode ser interpretada, qualitativamente, como normal, adaptativa e anormal.

Tinetti aponta limitações no teste e inseriu a Avaliação da Mobilidade Orientada pelo Desempenho – *Performance Oriented Mobility Assessment* (POMA).

POMA

1. Equilíbrio sentado
   Normal (3): Estável, firme
   Adaptativa (2): Segura-se na cadeira para se manter ereto
   Anormal (1): Inclina-se, escorrega-se na cadeira

2. Levantando-se da cadeira
   Normal (3): Capaz de se levantar da cadeira num só movimento, sem usar os braços
   Adaptativa (2): Usa os braços (na cadeira ou no dispositivo de auxílio à deambulação) para se empurrar ou puxar, e/ou move-se para a borda do assento antes de tentar levantar
   Anormal (1): Várias tentativas são necessárias, ou não consegue se levantar sem ajuda de alguém

3. Equilíbrio de pé, imediato (primeiros 3 a 5 segundos)
   Normal (3): Estável, sem se segurar em dispositivo de auxílio à deambulação ou qualquer objeto como forma de apoio

Adaptativa (2): Estável, mas usa o dispositivo de auxílio à deambulação ou outro objeto para se apoiar, mas sem se agarrar
Anormal (1): Algum sinal de instabilidade mais positivo

4. Equilíbrio de pé
Normal (3): Estável, capaz de ficar de pé com os pés juntos, sem se apoiar em objetos
Adaptativa (2): Estável, mas não consegue manter os pés juntos
Anormal (1): Qualquer sinal de instabilidade, independente de apoio ou se segurar em algum objeto

5. Equilíbrio com os olhos fechados (com os pés o mais próximo possível)
Normal (3): Estável, sem se segurar em nenhum objeto e com os pés juntos
Adaptativa (2): Estável, com os pés separados
Anormal (1): Qualquer sinal de instabilidade ou necessita se segurar em algum objeto

6. Equilíbrio ao girar (360°)
Normal (3): Sem se agarrar em nada ou cambalear; os passos são contínuos (o giro é feito num movimento contínuo e suave)
Adaptativa (2): Passos são descontínuos (o indivíduo apoia um pé totalmente no solo antes de levantar o outro)
Anormal (1): Qualquer sinal de instabilidade ou se segura em qualquer objeto

7. *Nudge test* (indivíduo de pé com os pés o mais próximo possível; o examinador aplica 3 (três) vezes, uma pressão leve e uniforme ao esterno do indivíduo (a manobra demonstra a capacidade de resistir ao deslocamento)
Normal (3): Estável, capaz de resistir à pressão
Adaptativa (2): Necessita mover os pés, mas é capaz de manter o equilíbrio
Anormal (1): Começa a cair ou o examinador tem que ajudar a equilibrar-se

8. Virar o pescoço (pede-se ao indivíduo para virar a cabeça de um lado para o outro e olhar para cima; de pé, com os pés o mais próximo possível)
Normal (3): Capaz de virar a cabeça, pelo menos, metade da ADM de um lado para o outro, e capaz de inclinar a cabeça para trás para olhar o teto; sem cambalear ou segurar-se, ou sem sintomas de tontura leve, instabilidade ou dor
Adaptativa (2): Capacidade diminuída de virar a cabeça de um lado para o outro ou estender o pescoço, mas sem segurar-se, cambalear ou apresentar sintomas de tontura leve, instabilidade ou dor
Anormal (1): Qualquer sinal ou sintoma de instabilidade quando vira a cabeça ou estende o pescoço

9. Equilíbrio em apoio unipodal
Normal (3): Capaz de manter o apoio unipodal por 5 segundos, sem apoio
Adaptativa (2): Capaz de manter o apoio unipodal por 2 segundos, sem apoio
Anormal (1): Incapaz de manter o apoio unipodal

10. Extensão da coluna (pede-se ao indivíduo para se inclinar para trás, na maior amplitude possível, sem se segurar em objetos, se possível)
Normal (3): Boa amplitude, sem se apoiar ou cambalear
Adaptativa (2): Tenta estender, mas faz com a ADM diminuída, quando comparado com indivíduos de mesma idade, ou necessita de apoio para realizar a extensão
Anormal (1): Não tenta ou não se observa nenhuma extensão, ou cambaleia ao tentar

11. Alcançar para cima (é solicitado ao indivíduo retirar um objeto de prateleira alta o suficiente que exija alongamento ou ficar na ponta dos pés)
    Normal (3): Capaz de retirar o objeto sem se apoiar e sem se desequilibrar
    Adaptativa (2): Capaz de retirar o objeto, mas necessita de apoio para se estabilizar
    Anormal (1): Incapaz ou instável

12. Inclinar para frente (é solicitado ao indivíduo pegar um pequeno objeto do chão; por exemplo, uma caneta)
    Normal (3): Capaz de inclinar e pegar o objeto; é capaz de retornar à posição ereta em uma única tentativa, sem precisar usar os braços
    Adaptativa (2): Capaz de inclinar e pegar o objeto; é capaz de retornar à posição ereta em uma única tentativa, mas necessita do apoio dos braços ou de algum objeto
    Anormal (1): Incapaz de se inclinar ou de se erguer depois de ter se inclinado, ou faz múltiplas tentativas para se erguer

13. Sentar
    Normal (3): Capaz de sentar-se num único movimento suave
    Adaptativa (2): Necessita usar os braços para se sentar, ou o movimento não é suave
    Anormal (1): Deixa-se cair na cadeira, ou não calcula bem a distância (senta-se fora do centro)

    Pontuação (máximo 39 pontos): ___

Avaliação da marcha orientada pelo desempenho
14. Iniciação da marcha (é solicitado ao indivíduo começar a andar num determinado trajeto)
    Normal (2): Começa a andar imediatamente sem hesitação visível; o movimento de iniciação da marcha é suave e uniforme
    Anormal (1): Hesita, em várias tentativas; a iniciação da marcha não é um movimento suave

15. Altura do passo (observar após os primeiros passos: observe um pé depois do outro; observe de lado)
    Normal (2): O pé do membro em balanço desprende-se do chão completamente, porém, em uma altura de 2,5 a 5 cm
    Anormal (1): O pé do membro em balanço não se desprende completamente do chão, pode ouvir-se o arrastar (< 2,5 cm), ou o pé é muito elevado do solo (> 5 cm)

16. Comprimento do passo (observe a distância entre o hálux do pé de apoio e o calcanhar do pé elevado; observe de lado; não julgue pelos primeiros ou últimos passos; observe um lado de cada vez)
    Normal (2): Comprimento do pé do indivíduo medido pelo hálux do membro de apoio e o calcanhar do membro de balanço; comprimento do passo geralmente é maior, mas comprimento do pé oferece base para observação
    Anormal (1): Comprimento do passo menor que o descrito para as condições normais[A]

17. Simetria do passo (observe a parte central do trajeto, e não os passos iniciais ou finais; observe de lado; observe a distância entre o calcanhar de cada membro do balanço e o hálux de cada membro durante o apoio)
    Normal (2): Comprimento do passo igual, ou quase igual, dos dois lados, para a maioria dos ciclos da marcha
    Anormal (1): Comprimento do passo varia de um lado para outro; ou avança com o mesmo pé a cada passo

18. Continuidade do passo
    Normal (2): Começa a elevar o calcanhar de um dos pés (hálux fora do chão) quando o calcanhar do outro pé toca o chão (choque de calcanhar); nenhuma interrupção durante a passada; comprimento dos passos igual, na maioria dos ciclos da marcha
    Anormal (1): Coloca o pé inteiro (calcanhar e hálux) no chão antes de começar a desprender o outro; ou para completamente entre os passos; ou comprimento dos passos varia entre os ciclos[B]

19. Desvio da linha média (observe por trás; observe um pé, durante várias passadas; observe em relação a um ponto de referência do chão, por exemplo, junção da cerâmica, se possível; difícil avaliar se o indivíduo usa andador)
    Normal (2): Pé segue o próximo a uma linha reta, à medida que o indivíduo avança
    Anormal (1): Pé desvia de um lado para o outro, ou numa direção

20. Estabilidade de tronco (observe por trás; movimento lateral de tronco pode ser padrão de marcha normal, precisa ser diferenciado da instabilidade)
    Normal (2): Tronco não oscila; joelhos e coluna não são fletidos; os braços não são abduzidos no esforço de manter a estabilidade
    Anormal (1): Presença de qualquer uma das características descritas anteriormente[C]

21. Sustentação durante a marcha (observe por trás)
    Normal (2): Os pés devem quase tocar-se quando um passa pelo outro
    Anormal (1): Pés separados durante os passos (base alargada)

22. Virar durante a marcha
    Normal (2): Não oscila, vira-se continuamente enquanto anda; os passos são contínuos enquanto vira
    Anormal (1): Cambaleia; para antes de iniciar a volta; ou os passos são descontínuos

Somatório (máximo 18 pontos): ___
Pontuação total (1ª e 2ª escalas, máximo 57 pontos): ___

Observações para facilitar o uso da escala:

A: O indivíduo fica de pé, e o examinador no final do trajeto determinado (sem obstáculos). O indivíduo usa o seu dispositivo de auxílio à deambulação usual.

O examinador solicita ao indivíduo andar pelo trajeto no seu passo usual. O examinador observa um componente (tarefa) da marcha por vez. Para alguns componentes, o examinador caminha atrás do indivíduo; para outros, o examinador anda próximo ao indivíduo. Pode requerer várias tentativas para completar o teste.

Peça também ao indivíduo para andar com "passos mais rápidos que o usual" e observe se os dispositivos da marcha são utilizados corretamente;

B: Um sinal de marcha anormal pode refletir o problema inicial, neurológico ou musculoesquelético diretamente relacionado ao achado, ou refletir uma manobra compensatória de outro problema mais antigo;

C: Anormalidades podem ser corrigidas por um dispositivo de auxílio à deambulação, como uma bengala; observe com e sem o dispositivo, se possível.

Recomendação: trabalhadores que desempenham trabalhos em alturas devem ser selecionados e inseridos em grupo que priorize os exercícios específicos para estímulo e readequação do equilíbrio dinâmico e estático. Os trabalhadores acima de 40 anos devem, também, ser selecionados para adequação de exercícios de Frenkel e Vötja, para promoção do equilíbrio normal e prevenção de quedas da própria altura.

Instrumentais: tábuas de equilíbrio, bolas e equipamentos específicos

A manutenção do equilíbrio, nas diversas posições ou posturas adotadas pelo corpo humano, é o resultado da integridade do sistema nervoso central e periférico com o adequado funcionamento dos tecidos osteomusculares com frequência de uso, formando o esquema corporal de adequação às respostas de solicitação.

Em algumas avaliações de equilíbrio, poderemos usar equipamentos diversos com o objetivo de trazer para a prática diária a avaliação realizada. Razão pela qual utilizamos bolas, pranchas e outros.

O aspecto mecânico do equilíbrio pode ser realizado por análise de movimentos do corpo nas suas diversas posturas, e entendido quando o somatório de todas as forças (F) e todos os momentos de força (M) que agem sobre a pessoa é igual a zero ($\Sigma F = 0$ e $M = 0$), relacionados às forças internas (sistemas e órgãos) e forças externas é igual a zero, podendo ser modificado a cada segundo ou milésimo deste.

Essas avaliações podem ser realizadas por equipamentos como plataformas de posturografia estática e dinâmica com analise por *software*, Balance Master®, plataforma oscilatória (tábuas de equilíbrio) com videogrametria para análise das oscilações realizadas e outros equipamentos digitais e analógicos, mecânicos e estáticos de material plástico ou madeira. E podem seguir a progressão apresentada na classificação das posturas e do nível de complexidade do equilíbrio.

Os critérios atribuídos a essa avaliação envolvem:

1. Capacidade de permanecer sobre o equipamento – contar tempo sem segundos;
2. Domínio da postura sobre o equipamento, com alinhamento;
3. Oscilações de, no máximo, 3 por minuto;
4. Reação de retificação sobre o equipamento;
5. Realização de movimentos diferentes do conjunto de "apropriação" do equipamento.

Para cada um dos equipamentos poderá ser elaborado um protocolo, para avaliação do mesmo e dos exercícios inseridos no programa de ginástica laboral para todos os trabalhadores, em dias específicos. Para os trabalhadores com idade acima de 40 anos, a frequência de exercícios de equilíbrio deve ser maior, e para os trabalhadores com trabalhos em alturas, a realização de exercícios de equilíbrio, diariamente, mesmo que em tempo reduzido. A Figura 3.76 apresenta equipamentos para estímulo dos padrões de equilíbrio.

A tábua de equilíbrio de madeira pode ser construída de vários tamanhos conforme o objetivo planejado, bem como a necessidade de adequação da avaliação na postura deitada, sentada ou de pé, para pessoas de diversas estaturas.

Devem ser utilizados exercícios no plano, iniciando com a postura deitada em supino ou decúbito dorsal para, posteriormente, fazer a progressão para níveis de complexidades mais sofisticadas.

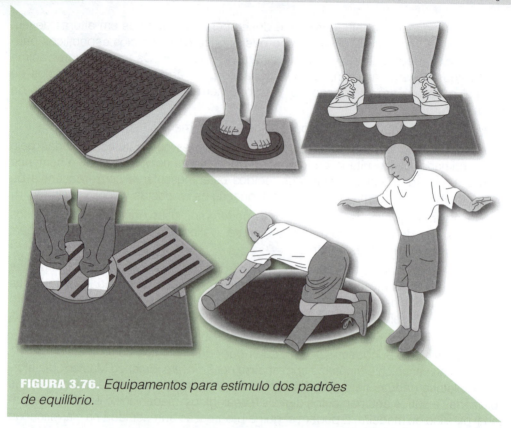

FIGURA 3.76. *Equipamentos para estímulo dos padrões de equilíbrio.*

> **Nota:** Equipamentos e instrumentos não devem ser utilizados em exercícios quando os trabalhadores apresentem alterações como: *redução de massa muscular, bloqueios articulares e quadros de dor moderada a severa*. Podem ser utilizados somente após a normalização do trofismo e ausência de dor. O início desses equipamentos deve ser acompanhado de perto durante a sua execução.

Podemos observar o grau de solicitação na Figura 3.77, na qual a pessoa se posiciona sobre a bola em um dos joelhos e, com apoio das mãos, faz extensão completa de um dos membros inferiores.

Os exercícios de equilíbrio podem demonstrar o nível de excelência da participação do aparelho locomotor como um todo, como podemos ver em pessoas praticantes de *slackline* – esporte que consiste em andar, pular e girar, pelo maior tempo possível, sem cair, sobre uma fita de náilon presa pelas extremidades (âncoras) em bases fixas, como árvores ou postes. Muitos confundem o *slackline* com andar na corda bamba, porém, esta linha é mantida rigidamente tensa.

Lembramos que os trabalhadores possuem habilidades muitas vezes não desenvolvidas e não automatizadas, necessitando de programa com seleção específica de exercícios adequados a realização de suas tarefas. Essa execução pode ser apropriada aos trabalhadores que exercem trabalhos em alturas.

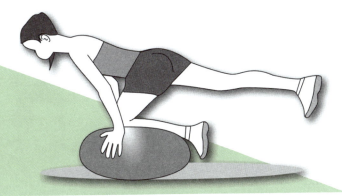

FIGURA 3.77.
Uso da bola como instrumento de avaliação do equilíbrio corporal. Adaptada de http://trabalhodeamequilibrio.weebly.com/testes-de-equiliacutebrio.html.

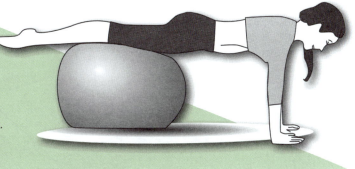

FIGURA 3.78.
Uso da bola com objetivo de estimular o equilíbrio do tronco, membros superiores e cabeça. Adaptada de http://trabalhodeamequilibrio.weebly.com/testes-de-equiliacutebrio.html.

Outro exemplo de exercício com a utilização da bola, com o objetivo de estimular o equilíbrio do tronco, membros superiores e cabeça, pode ser observado na Figura 3.78.

Um simples jogo de amarelinha pode servir de base para a avaliação do equilíbrio estático e dinâmico global com foco no deslocamento, na postura de pé, realizando marcha e ação telemétrica para acertar o ponto desejado (Figura 3.79).

Avaliação do equilíbrio com auxílio de software

Existem diversos tipos de equipamentos de vários países, esteiras por exemplo, para análise da marcha e do equilíbrio dinâmico na avaliação da postura de pé estática. Um exemplo de plataforma de avaliação do equilíbrio é a estabilometria.

Estabilometria é o equipamento que realiza medidas de equilíbrio, tendo como fonte de captação de informações o apoio do corpo sobre uma plataforma informatizada (Figura 3.80).

Existem vários modelos dessa plataforma que tem como objetivo a análise dos pontos de apoio plantar de ambos os pés, identificando as oscilações realizadas e, com esses resultados, define um padrão considerado aceitável por faixa etária e tipo de treinamento.

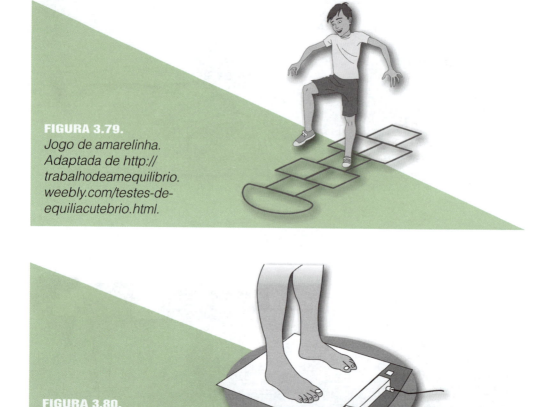

FIGURA 3.79.
Jogo de amarelinha.
Adaptada de http://
trabalhodeamequilibrio.
weebly.com/testes-de-
equiliacutebrio.html.

FIGURA 3.80.
Estabilometria.
Adaptada de Google.

A análise pode ser realizada com apoio dos dois pés ou bipodálica, monopodálica ou unipodal direita e esquerda, e com inclinação anterior, posterior e em bordos internos e externos.

Nota: Lembramos que, mesmo quando desejamos ficar de pé, "parados", as oscilações existem para ajustar e promover a adaptação do corpo às posturas e movimentos, com respostas ao estímulo da ação da gravidade e da vibração da própria terra.

Para realização das avaliações de equilíbrio, devemos utilizar, inicialmente, recursos mais simples e, se houver condições quanto ao ambiente, equipamentos e tempo hábil, podemos acrescentar mais modalidades de avaliação. Aqui, apenas inserimos os principais exemplos de avaliações, lembrando que os trabalhadores que possuem bloqueios articulares, quadros álgicos, restrições da elasticidade de grau moderado a severo e alterações do tônus em espasticidade não devem ser avaliados da mesma forma que as pessoas que não apresentem esses desvios. A resposta apresentada por eles induziria a um falso-positivo.

Coordenação motora

> O saber a gente aprende com os mestres e os livros.
> A sabedoria se aprende é com a vida e com os humildes.
> Cora Coralina (1889-1985) pseudônimo de
> Ana Lins dos Guimarães Peixoto Bretas.

A avaliação da coordenação motora é composta por dois grandes grupos, ou seja, a primeira coordenação motora grossa – responsável pelos movimentos com pouca precisão e com muita tração ou sustentação, podendo ser realizada pelo corpo de maneira global ou em segmentos corporais. A segunda, coordenação motora fina, precisa e realizada, predominantemente, pelas extremidades corporais (mãos e pés) e apresenta uso do tato como maior poder de descriminação, com toque sutil e associação à percepção háptica, sendo mais desenvolvida nas mãos.

Essa avaliação deve ser realizada após a presença das outras habilidades biológicas com pouca restrição, para que não haja interpretação falso-positiva ou falso-negativa relacionada à coordenação motora.

A seguir, a classificação da aquisição da coordenação motora com base na neuroevolução humana e com replicação para avaliação dos trabalhadores.

Classificação hierárquica da aquisição da coordenação motora

Coordenação motora grossa global

Essa coordenação está focada na ação de promoção das posturas e transferências entre as mesmas. Tem início na postura deitada em decúbito dorsal ou supino, quando há controle sobre o corpo, iniciando deslocamento para qualquer tipo de postura, conforme a sequência de posturas inseridas na avaliação do item *Classificação do Equilíbrio por Posturas Neuroevolutivas* (descrito antes) com 30 sequências, iniciando com o nível de dificuldade mais rudimentar até o mais complexo.

Nessa avaliação, a observação recai nos movimentos globais do corpo no espaço envolvendo a noção espacial e o esquema corporal.

Recomendação: se o trabalhador for desenvolver atividades com deslocamentos constantes do corpo como subir em telhados, trabalho em altura ou em espaços confinados, deve haver mais preocupação em desenvolver exercícios com a utilização da sequência de posturas já descritas no item *Classificação do Equilíbrio por Posturas Neuroevolutivas*, para promover a ampliação da coordenação motora grossa global e, assim, evitar erros humanos na execução dos deslocamentos.

Coordenação motora grossa segmentar

Essa categoria de coordenação é adquirida após a grossa global com a utilização dos segmentos corporais, principalmente os membros superiores seguidos dos inferiores.

A sequência dessa aquisição também está relacionada ao item *Classificação do Equilíbrio por Posturas Neuroevolutivas* (descrito antes), quanto à participação dos membros ou segmentos corporais.

Para realizar sua avaliação, deve ser observada a sequência de posturas e participação dos membros superiores e inferiores no item *Classificação do Equilíbrio por Posturas Neuroevolutivas* (descrito antes).

Recomendação: quando houver relação entre a atividade predominante do trabalhador e o uso da coordenação motora grossa segmentar, devem ser selecionados exercícios com a mesma sequência da classificação de posturas com o objetivo de ampliar a ação da coordenação motora do trabalhador e reduzir os erros humanos na sua atuação profissional.

Coordenação motora fina global

Nesse nível de habilidade é inserida a harmonia nos movimentos com precisão dos deslocamentos. Essa ação é melhor observada nas danças com as sequências próprias de cada modalidade. O trabalhador dançarino é o principal representante dessa coordenação motora, podendo ser acrescentado o nadador, mergulhador, paraquedista e outros, de atividades similares.

Recomendação: trabalhadores com atividades que envolvam, prioritariamente, a coordenação motora fina global, necessitam de exercícios selecionados e inseridos na ginástica laboral para manutenção dessa habilidade, em ambiente preparado para sua prática.

Coordenação motora fina segmentar e das extremidades

Esse tipo de coordenação motora é mais bem desenvolvido nos membros superiores. Quando a pessoa possui deficiências no membro superior realiza a transferência desse desenvolvimento para os membros inferiores e, em algumas situações, causa admiração na maioria das pessoas.

A coordenação motora fina segmentar se refere às ações dos membros em execuções motoras de sequência precisa e harmônica. Diferente da coordenação motora fina das extremidades relacionada às ações de precisão das mãos e, em caso excepcionais, dos pés.

Essa atividade de coordenação motora fina deverá, também, ser observada com ou sem a associação com a percepção háptica. A percepção háptica pode ser conceituada como a habilidade responsável pelo cálculo das proporções aliada à noção espacial, com precisão na realização de movimentos finos com respostas telemétricas.

Em algumas tarefas, essa solicitação pode estar presente e, quando estiver, o trabalhador deve ser estimulado a realizar parte dos exercícios que compõem a ginástica laboral, com exercícios de coordenação motora fina associada a percepção háptica.

Segundo Melo Ocarino (2009), a percepção háptica baseada em ação muscular (tato dinâmico) permite a um indivíduo perceber dimensões e orientação de objetos através do contato mecânico com uma pequena porção do objeto.

A avaliação da coordenação motora dos membros superiores possui hierarquia neurológica:

A. *Nível de menor complexidade* – movimentos livres sem uso de equipamentos, observando a realização dos arcos de movimentos e sua coordenação no espaço, realizados próximo da linha média do corpo na altura dos cotovelos;

B. *Nível médio de complexidade* – movimentos livres e progredindo para os de pouca resistência em movimentos seriados em sentido antigravitacional, com posições em linha média corporal, laterais direita e esquerda, e linhas abaixo e acima do nível dos cotovelos;

TABELA 3.50. Porcentuais (%) de representação do peso segmentar com cálculo do peso corporal

SEGMENTO	BRAUNE E FISCHER (1889)	DEMPSTER (1955)	CLAUSER ET AL. (1969)
Cabeça	7,1%	8,1%	7,3%
Tronco	46,6%	49,7%	50,7%
Braço	3,3%	2,8%	2,6%
Antebraço	2,1%	1,6%	1,6%
Mão	0,8%	0,6%	0,7%
Antebraço + mão	2,9%	2,2%	2,3%
Coxa	10,7%	10,0%	10,3%
Perna	4,8%	4,6%	4,3%
Pé	1,7%	1,5%	1,5%
Perna + pé	6,5%	6,1%	5,8%

c. *Nível de alta complexidade* – realiza todos os movimentos dos *níveis A e B* associados à ação telemétrica, percepção háptica, resistências variadas com movimentos em posturas em linha média, laterais, acima e abaixo da linha dos cotovelos, acima da cabeça e atrás da mesma.

Para avaliação do *nível A*, podem ser realizados movimentos livres com a progressão do tempo de permanência no espaço.

Para o *nível B*, os exercícios podem iniciar com ação livre e progredir para pequenas resistências, podendo utilizar o cálculo do porcentual de peso de três autores: Braune e Fisher (1889); Dempster (1955) e Clauser *et al.* (1969), com o objetivo de adicionar a mesma resistência em que o segmento corporal está sendo estimulado. Para isso, inserimos na Tabela 3.50 os porcentuais correspondentes para uso do cálculo da resistência inicial, que deverá ser aumentada progressivamente.

No *nível C*, de alta complexidade, os exercícios podem ser associados ao equipamento com maior peso (1.600 g), realizando os movimentos em vários sentidos, direções e quantificando o tempo de sustentação.

Na avaliação dos membros superiores, podemos utilizar o equipamento denominado Orbital®, criado pelo Engenheiro Dercy Valentin Guaitoli, com a patente solicitada BR 202013014370. É um equipamento composto por três unidades com características de estímulos em *três níveis*:

- O *primeiro*, com peso de 350 g e eixo paralelo ao corpo com apoio simétricos, permitindo a realização de movimentos próximos da linha média com facilidade de execução para pessoas com grau 5 de contratilidade na Escala de Kendell;
- O *segundo* componente, com 350 g e eixos assimétricos, oferecendo estímulo de complexidade média e movimentos assimétricos;
- O *terceiro*, com peso de 1.600 g e eixo paralelo ao corpo, oferecendo resistência aos movimentos realizados.

Avaliação da coordenação motora fina das mãos

As mãos possuem diversas habilidades iniciando com os movimentos precisos, ação telemétrica, tato discriminativo de texturas, relevos, tamanhos, formas, percepção háptica, barestésica, sincronismo de ações, associações com força muscular, elasticidade, flexibilidade e com sequência, formando um modo operatório que pode ser repetido assim que desejado.

Por meio desses critérios podemos utilizar protocolos de avaliação para identificação de padrões e replicação em exercícios, que possuem o objetivo de manter a fisiologia e estimular a ampliação das habilidades biológicas dentro do programa de ginástica laboral.

Vários objetos podem ser utilizados como estimuladores da coordenação motora fina das mãos, sendo elaborado protocolo que atribui valores máximos para os trabalhadores que realizarem todos os movimentos, e valores baixos para quem não realizar. Desse modo, poderá haver acompanhamento periódico da coordenação motora.

Realizamos estudos com muitos desses objetos, tais como: cubo de neodímio, brinquedos de montagem geométrica, jacaré dentista (brinquedo) batizado de allihápitica terapêutico, cubos para montagem de figuras tridimensionais diversas, formas de encaixe de diversos tamanhos, cores e figuras, cubo de Rubik, criado pelo húngaro Ernő Rubik, em 1974, o qual possui variações de formas (quadrados, retângulos, triângulos, assimétricos, ovais, redondos, com combinações 2×2×2, 3×3×3, 4×4×4, 5×5×5, 3×3×7, 3×3×9 e outros) com superfícies com texturas diferentes e até com símbolos matemáticos, proporcionando estímulos espaciais diferenciados e com níveis crescentes de dificuldade (Figura 3.81).

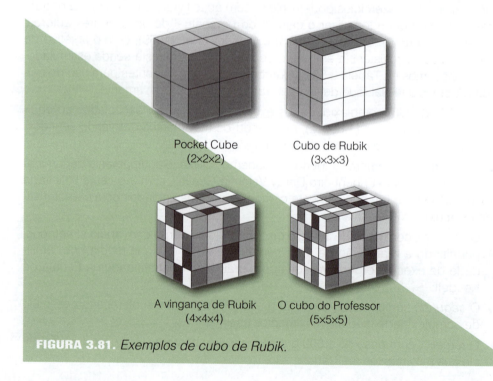

FIGURA 3.81. *Exemplos de cubo de Rubik.*

Esses instrumentos proporcionam a análise da pega, sustentação e tempo de execução da montagem de cada um deles, oferecendo condições de atribuir pontos de acertos.

A seguir, descrevemos dois instrumentos de fácil uso, baixo custo e que podem ser utilizados com base em avaliações da coordenação motora fina das mãos:

- Os cubos de neodímio são compostos por esferas de liga composta por neodímio, boro e ferro, com polaridade que estimula a realização de força muscular durante a coordenação motora fina para vencer a polaridade (Figura 3.82). O nível de complexidade é variável, podendo iniciar com a construção de uma corda ou colar, seguido de figuras de construção livre. Cada avaliador pode elaborar um protocolo com atribuições de pontos para realizar o julgamento da coordenação motora;
- Orthogiro®, equipamento criado pelo engenheiro Dercy Valentin Guaitoli com o número de patente solicitada MU8502096-6, construído em madeira e composto por 8 "pontas" para a realização da pega bidigital com as duas mãos, com a proposta de melhorar a caligrafia e, posteriormente, associamos a protocolo de avaliação da coordenação motora, atribuindo valores para facilitar a análise (Figura 3.83).

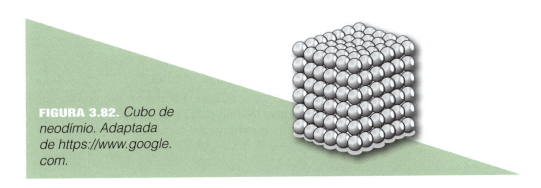

FIGURA 3.82. *Cubo de neodímio. Adaptada de https://www.google.com.*

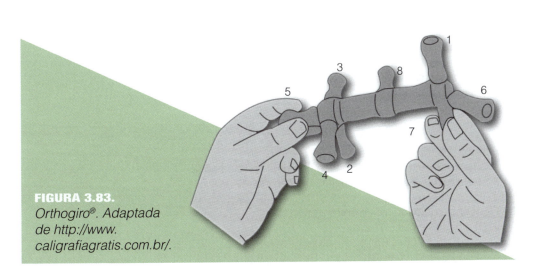

FIGURA 3.83. *Orthogiro®. Adaptada de http://www.caligrafiagratis.com.br/.*

Os estudos com Orthogiro® foram iniciados com os exercícios propostos pelo engenheiro Dercy e que acompanha o equipamento, numa espécie de bula. Posteriormente, foram associados aos exercícios realizados na linha média corporal e, por último, combinações com o objetivo de quantificar a habilidade da coordenação motora fina das mãos.

Para o futuro próximo estamos desenvolvendo o acoplamento de pesos com o objetivo de oferecer resistência aos movimentos que serão executados. Esse peso tomou como base a Escala de Braune e Fisher (1889), composta dos porcentuais correspondentes aos segmentos corporais, onde é atribuído 0,8% do peso corporal como valor correspondente ao peso de uma mão. Assim, uma pessoa de 70 kg deve ter 560 g de peso, em média.

Estudo 1

Realizamos a experimentação com uso do aparelho Orthogiro® em amostra de conveniência, com 234 participantes, todos destros, normotônicos, com amplitude articular normal, de ambos os gêneros e com faixa etária entre 21 e 30 anos, autodeclarados saudáveis, com autorização e esclarecimentos sobre o estudo não invasivo. Foram orientados a realizar os exercícios que constavam na bula do equipamento com 15 composições, sendo atribuído 1 ponto à realização correta de cada um.

A classificação da avaliação completa ficou organizada do seguinte modo:

- *Pontos 1 a 5* – severa dificuldade na coordenação motora;
- *Pontos 6 a 10* – moderada dificuldade na coordenação motora;
- *Pontos 11 a 15* – leve dificuldade na coordenação motora.

O tempo de execução acrescenta três pontos, ou seja, 1 ponto para tempo superior a 2 minutos, 2 pontos para execução abaixo de 2 minutos e 3 pontos para execução em 1 minuto ou menos, sendo considerada coordenação ótima com 18 pontos.

Protocolo de exercícios com o Orthogiro®

Os pontos atribuídos em cada item serão somados ao final, compondo escala de valores para interpretação do tipo de coordenação motora fina.

A. Posição de pega
   1. Polpa bidigital (4)
   2. Polpa trípode (3)
   3. Apoio com cinco polpas, unilateral (2)
   4. Apoio com cinco polpas, bilateral (1)

B. Sentido dos movimentos
   1. Realiza movimentos em sentido horário e anti-horário (2)
   2. Realiza movimentos em apenas um sentido (1)

C. Frequência de cada movimento
   1. 0 a 5 repetições (1)
   2. 6 a 10 repetições (2)
   3. 11 a 20 repetições (3)

D. Postura de execução dos movimentos
   1. Execução na linha média corporal, lateral à direita e à esquerda (3)
   2. Realiza exercícios em duas posições (2)
   3. Executa os movimentos em apenas uma posição (1)

E. Alinhamento progressivo
   1. Exercícios na altura da linha dos cotovelos e na linha média corporal (1)
   2. Linha média corporal e abaixo da linha média dos cotovelos (2)
   3. Na linha média e em nível da linha mamilar (3)
   4. Linha média e à altura dos olhos (4)
   5. Linha média acima da cabeça (5)

F. Tempo de sustentação
   1. Mantém, com facilidade, a sustentação do Orthogiro® durante toda a avaliação (3)
   2. Necessita de apoio para a execução dos movimentos (2)
   3. Realiza com pausas e alguma dificuldade (1)

G. Exercícios com 15 composições de pega
   1. Segurar na posição 1 e 2, colocando o apoio 1 no centro (linha média do corpo) – realiza o movimento rotatório no sentido horário e anti-horário com movimentos completos e lentos (1)
   2. Realizar apoio com 2 no centro e movimenta no sentido horário e anti-horário (1)
   3. Segurar 1 e 3 fazendo o corpo do equipamento girar no espaço em ambos os sentidos (1)
   4. Segurar 1 e 4 da mesma forma que o exercício 3 (1)
   5. Apoio em 5 no centro e estímulo no 1 (1)
   6. Alternar o comando do exercício 5 com as mãos (1)
   7. Apoio 6 no centro e 3 realizando o movimento circular (1)
   8. Idem ao exercício 7, apenas mudando o comando das mãos (1)
   9. Apoio 6 no centro e 2 realizando o impulso para o movimento (1)
   10. Idem ao 9, com mudança de mão para o movimento (1)
   11. Apoio em 6 no centro e 4 realizando o movimento (1)
   12. Idem ao exercício 11, com troca de comando da mão (1)
   13. Apoio equidistante de 2 e 7 realizando movimentos simétricos (1)
   14. Apoio equidistante entre 2 e 3 realizando movimentos com ambas as mãos (1)
   15. Apoio 5 e 6 equidistantes e com ambas as mãos realizando os movimentos (1)

Cálculo de nível de complexidade:
   Alta complexidade = A4 + B2 + C3 + D3 + E5 + F3 = G15 = 35 pontos
   Média complexidade = A3 + B2 + C3 + D3 + E4 + F2 + G10 = 27 pontos
   Baixa complexidade = A2 + B1 + C1 + D2 + E3 + F1 + G5 = 15 pontos

Avaliação da coordenação motora fina dos pés: geralmente, é esquecida. Para alguns trabalhadores essa habilidade é necessária, como costureiras que fazem o comando por pedais, os oleiros na construção de objetos de argila e é a sobrevivência para os pintores com a boca e os pés, que constroem quadros, cartões de natal e outras felicitações, e todas as atividades são realizadas dessa forma. Aqui, o foco são trabalhadores não deficientes que realizam atividades com os pés e necessitam alongamentos e exercícios específicos para pés, tornozelos, pernas e joelhos. De modo lógico, o corpo todo participa com mais ou menos associação nas ações específicas. Para os trabalhadores deficientes foram descritas condutas para exercícios, mais bem detalhadas, no Capítulo 15 (Ginástica Laboral Adaptada).

Recomendação: os exercícios devem ser precedidos de alongamentos que podem ser orientados ao trabalhador para realização sempre que possível. Os alongamentos devem ser realizados na diagonal no padrão Kabat, com o objetivo de associar a participação de todas as fibras das cadeias musculares. Os exercícios devem ter como objetivo o "pegar" objetos pequenos, leves e com superfície arredondada, sustentando-os e transportando-os de um lado para outro. Com a evolução, o trabalhador deverá aumentar o tempo da sequência e o peso dos objetos, proporcionando maior habilidade e prevenção da redução causada pelo processo de envelhecimento.

> **Nota técnica:** Essa nota foi inserida com o objetivo de esclarecer e demonstrar o significado de alguns termos que são utilizados com sentido diverso de sua origem, levando à confusão em sua interpretação.
>
> A elasticidade é confundida com a flexibilidade, e vice-versa, e há, também, a interpretação da indução, controle e estímulo da plasticidade tecidual. As propriedades biológicas e físicas dos tecidos seguem características próprias que muito pouco podem ser modificadas; e quando o são, os estímulos devem ser mantidos por longos anos.

Esclarecimentos:

- *Elasticidade* – é a propriedade dos tecidos humanos em aumentar suas dimensões, direção e retornar ao estado original, com as medidas, forma e direção iniciais. Podemos estimular seu aumento respeitando as características individuais.
- *Flexibilidade* – é a propriedade que permite a mudança de direção e forma, mas sem haver aumento de suas dimensões. Podemos fazer treinamentos, mas sem modificar as estruturas orgânicas.
- *Plasticidade* – ação de transformação de uma célula que dá origem aos tecidos diversos. Esse fenômeno tem seu início na fecundação reduzindo, significativamente, por ocasião do fechamento da metáfise com a finalização da composição dos tecidos, órgãos e sistemas do indivíduo. Tem sua ação nos processos de recuperação/restauração de tecidos, como ocorre no processo de cicatrização da pele, formação do calo ósseo e outros.

Essas ações podem ser classificadas como *plasticidade positiva*, que sofre influência de diversos fatores.

Na *plasticidade negativa* estamos diante de um processo de tentativa de reparação tecidual, mas na realidade ocorre desvio dos padrões de normalidade e há transformação de um tecido em outro (miosite ossificante), ou acúmulo de tecidos fora de suas características normais (queloide).

Como exemplo, podemos citar a modificação da sinóvia na artrite reumatoide, quando ocorre a sua transformação em "*pannus*" transformando o tecido sinovial em tecido ósseo. Do mesmo modo, encontramos a transformação dos ligamentos da coluna vertebral em tecido ósseo formando os sindesmófitos, na espondilite anquilosante.

CAPÍTULO 4

Classificação dos Padrões Musculares

> "... quando você errar o caminho, recomece.
> Pois assim você descobrirá que
> Ser feliz não é ter uma vida perfeita.
> Mas, usar as lágrimas para irrigar a tolerância.
> Usar as perdas para refinar a paciência.
> Usar as falhas para lapidar o prazer.
> Usar os obstáculos para as janelas da inteligência.
> Fernando Pessoa (1888-1935)

Os músculos são estruturas que promovem as ações em todo o corpo, incluindo órgãos e sistemas. Os mais visíveis são os músculos estriados, que compõem o sistema locomotor que promove as posturas, ações diárias de higiene pessoal e tarefas variadas, todas as horas em todos os dias de nossa vida. Destacamos como objetivo principal da ginástica laboral o reequilíbrio das cadeias musculares estriadas que, de forma indireta, atuam em todo o corpo, trazendo benefícios para o mesmo.

A classificação de padrões musculares, aqui descrita, reúne os movimentos e posturas relacionados aos tipos de ações em relação à linha média corporal e a sua resposta à ação da gravidade. Esses padrões musculares envolvem todos os tecidos moles: músculos (lisos, mistos e esqueléticos), fáscias, sinóvias, ligamentos, tendões, tecidos celulares subcutâneos, pele, vasos, nervos, terminações nervosas, corpúsculos sensoriais, sistema nervoso central e periférico e, em segundo plano, ossos e cartilagens.

Essa classificação resulta da análise de solicitações das tarefas no processo produtivo, com o propósito de descrever o direcionamento dos grupos musculares e suas ações predominantes, trazendo esse mesmo conceito para a seleção dos exercícios. Quando os movimentos se aproximam da linha média, aumentam o tônus, e quando se afastam, estimulam a elasticidade. Em outras ocasiões produzem a hipertrofia muscular e a resistência à fadiga. Para a realização do trabalho cinesioterapêutico preventivo ou ginástica laboral é necessária a análise prévia dos dois padrões musculares: o *flexor* e o *extensor*.

Foram excluídos dessa análise os *movimentos interarticulares* por serem relacionados ao tratamento fisioterapêutico.

Para compor cada um desses padrões incluímos apenas os *movimentos extrarticulares*, ou seja, *flexão, extensão, rotação lateral, rotação medial, inversão, eversão, inclinação lateral, adução, abdução* e todos os termos utilizados para reconhecer os *movimentos que se afastam ou se aproximam da linha média corporal*.

Os dois padrões musculares são:

PADRÃO FLEXOR

O *padrão flexor* reúne os movimentos que se aproximam da linha média do corpo: flexão, rotação medial (interna), adução, inversão e desvio ulnar. Esses movimentos contam com a ajuda ou facilitação de ação da gravidade, por ser este o padrão primário do desenvolvimento humano. O padrão flexor tem seu início na gestação, promovendo a condição de ocupação do útero e sendo aliado às emoções de conforto e segurança, acompanhando todo o crescimento do feto, a fase de desenvolvimento da criança e do adulto e retorna com maior intensidade no processo do envelhecimento, facilitando a instalação da postura cifótica de muitos idosos.

O padrão flexor possui *maior facilidade* na sua execução e *menor gasto energético*. Os movimentos do padrão flexor "brotam" de modo quase espontâneo e devem ser estimulados com cuidado e com baixa frequência, por precaução, pois a ação diária desse padrão oferece uma adaptação natural a baixa resistência, por receber estímulo da ação da gravidade e do peso corporal.

Na presença de patologias de causas variadas, principalmente neurológica, ocorre a predominância desse padrão, o *flexor*, favorecendo a instalação, em graus variados, de espasticidade, rigidez e contratura muscular.

Para o enfrentamento dos padrões flexores, se torna necessária a prática das técnicas de alongamentos, desde que seja realizada de maneira progressiva, para que haja a adaptação dos tecidos envolvidos e formação de novo esquema corporal. Os alongamentos na diagonal apresentam melhores resultados quando precedem os exercícios com objetivo de relaxamento. Esses exercícios devem ter seu início pelo *padrão extensor*, tendo como finalidade a redução dos encurtamentos dos grupos musculares, fáscias, ligamentos e outras estruturas dos tecidos moles. A seguir, a Figura 4.1 ilustra o padrão flexor.

PADRÃO EXTENSOR

Esse padrão é composto pelos seguintes movimentos: extensão, rotação lateral (externa), abdução, eversão e desvio radial. Os movimentos desse padrão necessitam *vencer a ação da gravidade e do peso segmentar*, gerando de forma natural maior resistência sobre as cadeias musculares e, com isso, maior gasto energético. Esse gasto maior serve de ferramenta para o estímulo da hipertrofia nas cadeias musculares, promovendo o reequilíbrio entre elas. Os movimentos que se afastam da linha média do corpo podem ser classificados como pertencentes ao padrão extensor.

Na programação dos exercícios preventivos no trabalho ou ginástica laboral, a prioridade a ser estabelecida tem seu vínculo na relação dos padrões utilizados no posto de trabalho com maior porcentual de tempo dentro da jornada de trabalho. Após isso, deverão ser identificados os grupos musculares mais sobrecarregados para que haja o estímulo ao exercícios de compensação e reequilibrio das cadeias musculares. Lembrando que, o padrão extensor tem maior dificuldade e maior gasto energético e deve ser observado com detalhamento, para o planejamento dos exercícios inseridos na ginástica laboral possam trazer o equilíbrio de forças. A Figura 4.2 apresenta um exemplo de padrão extensor ativo.

O padrão extensor tem como características os alongamentos das cadeias musculares cada vez mais distantes da linha média corporal com utilização de movimentos ativos, em sua maioria, na diagonal, realizando a "quebra" dos padrões de aproximação dos flexores.

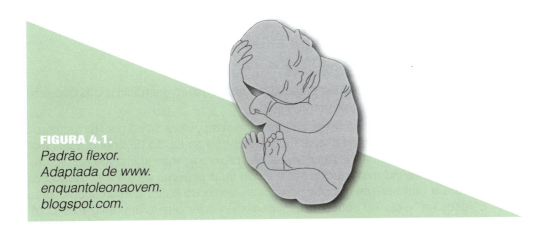

FIGURA 4.1. *Padrão flexor. Adaptada de www.enquantoleonaovem.blogspot.com.*

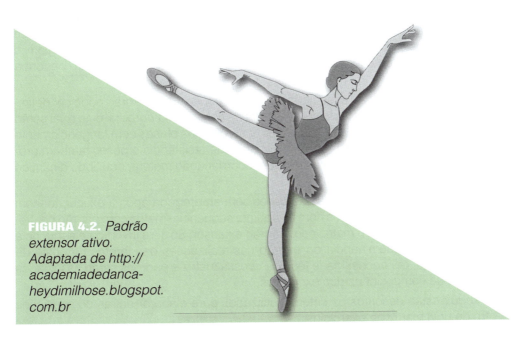

FIGURA 4.2. *Padrão extensor ativo. Adaptada de http://academiadedanca-heydimilhose.blogspot.com.br*

Sequência hierárquica do sentido de alongamento muscular:

1. Movimentos passivos no sentido transverso do ventre muscular com o objetivo de alongar os fusos das miofibrilas;
2. Ação passiva com leve toque para liberação dos planos teciduais favorecendo a "liberdade", ou seja, criando espaço entre os tecidos em cada um dos sentidos anatômicos deles, em suas respectivas camadas;
3. Ação passiva de deslizamento dos tecidos moles dentro do padrão da Pompage (Bienfait, 1999) no sentido ascendente;
4. Alongamento ativo na diagonal no padrão Kabat;
5. Alongamento autopassivo na diagonal no padrão Kabat;
6. Alongamento ativo no sentido da linha média corporal ou segmentar.

Os exercícios com alongamento devem ter ambiente físico próprio. Os itens 1, 2 e 3 devem ser executados por profissional da ginastica laboral.

MATRIZ DO MOVIMENTO OU DO EXERCÍCIO E COMPOSIÇÃO DE EXERCÍCIOS

Matriz do exercício ou movimento traduz a criação de um exercício inicial que será ampliado até ser substituído por outra matriz.

O exemplo mais simples pode ser descrito em uma postura de pé com os membros superiores ao longo do corpo no qual há a realização da flexão do tronco. Esse movimento é realizado algumas vezes com os pés próximos, mas afastados por 10 cm. A decomposição dessa matriz pode ser o apoio mais próximo ou mais afastado dos pés, ou ainda o posicionamento dos pés um na frente do outro, aumentando o grau de dificuldade na flexão do tronco. Então, podemos dizer que foram realizadas composições após a matriz de exercícios.

A *matriz do exercício* é o modo operatório básico, no qual há a fixação de uma postura e a esta são agregados os exercícios que serão ampliados, como se fossem outros exercícios. Aparentemente iguais, mas com modificações que aumentam o grau de dificuldade da execução do exercício inicial sem passar para outro de forma diferente.

O início de *cada matriz* é associado ao *padrão neutro*. Esse padrão pode ser definido como aquele que tem sua *postura iniciada na linha média corporal* e ao qual serão associadas as ampliações das angulações, inserção dos planos com tangenciamento destes, tempo de permanência progressiva, uso de resistência e pesos também progressiva, sem deixar de lado a elasticidade, coordenação motora, equilíbrio dinâmico e estático, e o esquema corporal.

A evolução de cada matriz de exercícios será empregada após a execução, com facilidade, de todos os objetivos com a sequinte sequência: matriz com padrão neutro, matriz com padrão flexor e matriz com padrão extensor. Só será invertida a sequência na condição de predominância do padrão nas realizações das tarefas no posto de trabalho, ou seja, por necessidade técnica. A essa matriz e padrões serão associados os critérios de composições dos exercícios.

A seguir estão descritos os critérios utilizados para elaborar outras composições dentro de uma martiz de exercícios.

Angulações articulares

As articulações desenvolvem seus movimentos em ação natural dentro de um padrão angular, podendo ser modificado pela ação do tônus muscular. Quando hipotônico, favorece a instalação de ângulos maiores que os normais, e quando hipertônico, há restrições de pouca monta. Em casos patológicos como a espasticidade há restrições angulares severas, e em atonias, há aumento exagerado das angulações. Esses desvios da normalidade serão abordados no capítulo de ginástica laboral adaptada (Capítulo 15).

O início dos movimentos dentro da matriz tem o uso de poucos ângulos e seu aumento será progressivo, mesmo que haja normalidade em todos os tecidos envolvidos no movimento desejado.

Movimentos na diagonal e distância de afastamento da linha média corporal

Os movimentos aqui sugeridos devem ser realizados no sentido diagonal no padrão Kabat, passando pela linha média e iniciando no lado oposto com pouca amplitude, aumentando gradualmente. Esses movimentos podem ser realizados de forma autopassiva, livre ou resistida, e também de forma progressiva.

Tempo de execução dos exercícios em ação dinâmica

Os exercícios executados com ação dinâmica possuem o objetivo de iniciar o estímulo de *resistência à fadiga muscular* e formar o *gesto profissional* pela repetição do mesmo exercício em alta frequência.

Os exercícios selecionados para esse fim devem ser planejados para que possam promover a ação "automática" do movimento desejado e reduzir o gasto energético do mesmo. Esse grupo de exercícios se inicia pela ação dinâmica, evolui para a estática e finaliza na resposta háptica.

Trabalhadores que realizam longas caminhadas

Trabalhadores como agrimensor, *office boy*, carteiro, técnico de segurança de empresa de planta grande e profissionais que, na maior parte do tempo, realizam longas caminhadas devem ser preparados para essas tarefas. O tempo destinado aos exercícios de ação dinâmica devem ser inseridos progressivamente, podendo ser finalizados com a resposta háptica de padrões pliométricos.

Tempo de execução dos exercícios em ação estática

Nos exercícios com prioridade de ação estática, o objetivo inicial é de resistência à fadiga muscular, depois o trabalho de reforço do equilíbrio corporal, que também é finalizado com a resposta háptica no esquema corporal.

Trabalhadores vigilantes, vigias e similares

O preparo desses trabalhadores deve ter o tempo planejado e, progressivamente, aumentado para a realização dos exercícios estáticos, visando o reequilíbrio das cadeias musculares dos trabalhadores que desempenham essas funções. Na maioria das vezes, são trabalhadores que realizam tarefas em postura de forma estática por tempo longo, e devem ser orientados também a realizar alongamentos musculares intercalares à postura adotada.

Aumento progressivo da resistência/pesos

A realização dos exercícios ativos com grau 5, da Escala de Kendell (2007), demonstra que as fibras musculares do grupo avaliado são capazes de vencer a gravidade e o peso segmentar à resistência máxima a ele imposta.

Trabalhadores dentro do padrão de normalidade

Os exercícios selecionados para compor a ginástica laboral atua na maioria dos trabalhadores que possuem grau 5, da Escala de Kendell (2007), podendo, assim, realizar exercícios resistidos de forma progressiva.

Trabalhadores em transporte manual de cargas

Para os trabalhadores com tarefas de transporte manual de cargas, essa "carga" deve ser identificada para que possa ser realizado exercício de reequilíbrio, resistência progressiva e reequilíbrio dos grupos musculares.

Trabalhadores com deficiência física

Esse grupo de trabalhadores terá descrições específicas no capítulo de ginástica laboral adaptada (Capítulo 15).

DESENVOLVIMENTO DAS "MATRIZES DOS MOVIMENTOS" E A IMPLANTAÇÃO DE GRAUS DE COMPLEXIDADE

As matrizes dos exercícioas devem ser planejadas com base na necessidade de desenvolvimento de resistência à fadiga, ampliação da elasticidade, da força, da coordenação motora e outros critérios que compõe as características dos movimentos. O objetivo principal é iniciar pelo movimento/postura principal, e seguir agregando critérios de dificuldade ou ampliação da complexidade dos movimentos sem sair do movimento inicial, razão pela qual são inseridos os graus de complexidade. Devemos entender como graus de complexidade a realização de movimentos com angulações maiores, tempo progressivamente maior, resistência também progressiva, e assim por diante.

Nota: O conjunto de exercícios cuidadosamente elaborados com desenhos ilustrativos criados por André Lapierre trazem a fundamentação mantida como atual e deve ser consultada para ampliação das informações sobre exercícios planejados. Esses exercícios encontram-se em três volumes e são atuais até hoje.

Segundo Lapierre (2002) "...meu corpo não é apenas um conjunto de órgãos, nem o dócil executor das decisões da minha vontade. Ele é o lugar onde vivo, sinto, onde existo. Lugar de desejo, prazer e sofrimento, domínio da minha identidade, do meu ser."

CAPÍTULO 5

Efeitos Fisiológicos da Ginástica Laboral

"O trabalho afasta de nós três grandes males: o tédio, o vício e a necessidade."
François Marie Aroue conhecido como
Voltaire (1694-1778)

O ser humano é *movimento dependente*, e sem o movimento podemos dizer que ele "deteriora". Os efeitos da ginástica laboral são atrelados ao "trabalho" muscular em todos os órgãos e sistemas, gerando movimentos musculares. Todo movimento do corpo humano traduz repercussões locais e sistêmicas, estimulando o equilíbrio ou a quebra da *homeostase*. O tecido muscular, neste caso, é o principal envolvido, trazendo as primeiras respostas. A ação contrátil é o ponto desencadeador que estimula o deslizamento das proteínas, "pulos" de íons e a alimentação contínua do sistema musculoesquelético. A participação da alimentação celular mobiliza e utiliza sais minerais e oligoelementos, gerando o calor necessário para manutenção da "máquina humana".

Os benefícios têm origem em diversos fatores, um deles é a diminuição direta e indiretamente dos riscos de doença coronariana, obesidade, diabetes melito, dislipidemias e hipertensão. Quando essas cinco patologias se encontram presentes em uma mesma pessoa estamos diante da síndrome metabólica, situação de gravidade. Quando cada uma dessas patologias está presente, de forma isolada, as alterações são de menor gravidade do que associadas. A Tabela 5.1 apresenta os critérios de limites máximos para cada uma das alterações.

O objetivo da ginástica laboral é a *prevenção*, que atua em todos os sistemas e órgãos, incluindo o vascular, onde age de forma associada na redução dos níveis de gorduras, açúcares e da síndrome metabólica. Quando ocorre a melhora do retorno venoso pelos exercícios, há redução do edema por estase,

TABELA 5.1. Critérios de reconhecimento da síndrome metabólica

PARÂMETRO	NÚMERO DE ALTERAÇÕES ≥ 3
Glicose	≥ 100 mg/dL ou em tratamento para hiperglicemia
HDL-colesterol	Homens: < 40 mg/dL ou em tratamento para HDL baixo
	Mulheres: < 50 mg/dL ou em tratamento para HDL baixo
Triglicerídeos	≥ 150 mg/dL ou em tratamento para triglicerídeos elevados
Obesidade – cintura	≥ 102 cm para homens ou ≥ 88 cm para mulheres
Hipertensão	≥ 130 x 85 mmHg ou em tratamento medicamentoso para HAS

Fonte: OMS, 2010.

principalmente nos trabalhadores que permanecem por longo tempo sentados ou na postura de pé. O aumento do retorno venoso estimula também as camadas internas dos vasos, auxiliando a drenagem dos músculos esqueléticos, levando à diminuição do diâmetro desses compartimentos com posterior relaxamento, dessa maneira auxilia na redução da hipertensão arterial. Em seguida, pela ativação da bomba muscular em ação mecânica das contrações rítmicas da musculatura esquelética ocorre o "empurrar" do sangue em direção ao coração. Esses mecanismos levam ao aumento do débito cardíaco e, consequentemente, aumento da liberação de oxigênio para os tecidos, com melhoria dos mesmos. O estímulo neuroendócrino também participa, de forma efetiva, acionando a queima necessária dos radicais livres e gorduras. Portanto, a atividade física gera respostas de equilíbrio (homeostasia) em todo o corpo.

RESISTÊNCIA À FADIGA

A resistência à fadiga é uma habilidade que envolve sistemas e órgãos, e tem como principal referência os sinais e sintomas musculares. Em condições clínicas normais e com o "olhar" sobre a execução dos movimentos diários, principalmente quando há aumento ou diminuição da frequência desses movimentos, há o estímulo às adaptações biológicas que resultam na obtenção de maior ou menor tempo de ação sem apresentar sinais de debilidade ou fadiga metabólica, mesmo após contrair-se repetidamente ou gerar tensão. Essas contrações podem englobar respostas musculares com a manutenção da contração com "tensão" por um período prolongado de tempo à medida que a resistência aumenta. Assim, esse músculo estará apto a desempenhar um número maior de contrações ou sustentações, sem apresentar fadiga. Essa habilidade depende de vários fatores internos e externos. Dentre os externos, temos a alimentação e a prática regular dos exercícios.

Segundo Couto (1995), a fadiga pode ser didaticamente classificada em três níveis: física, mental e psíquica; e é conceituada como um estado de diminuição reversível da capacidade funcional de um órgão, sistema ou de todo o corpo humano, provocado por uma sobrecarga na utilização daquele órgão, sistema ou organismo. Couto (1995) explica ainda que a fadiga é a diminuição da capacidade funcional, e não estado de exaustão.

Segundo a Diretrizes do Conselho Federal de Medicina (2008), de autoria das Sociedade Brasileira de Medicina de Família e Comunidade, Sociedade Brasileira de

Clínica Médica, Sociedade Brasileira de Medicina do Esporte e Associação Brasileira de Medicina Física e Reabilitação sobre a Fadiga Crônica, deve haver investigação médica exaustiva para a identificação da verdadeira causa. Nesse mesmo documento há a indicação da realização de exercícios regulares para redução da fadiga e aumento da resistência de instalação da mesma, promovendo o treinamento e redução da interpretação equivocada da fadiga.

A fadiga por excesso de uso tem sua recuperação com as pausas. Quando esse estado não acontece, deve ser realizada investigação médica para pesquisa de causa da fadiga. Esta pode estar relacionada à morbidade que deve ser precocemente identificada e tratada reduzindo, assim, o sofrimento humano. São várias as doenças de curso subclínico que apresentam quadro repetitivo de fadiga muscular e que exteriorizam seus sintomas de forma mais evidente após a prática de exercícios.

Temos como exemplo de fadiga muscular:
- Estados virais – são os mais comuns e reversíveis;
- Infecções – após tratamento medicamentoso, há recuperação;
- Hipotiroidismo;
- Hepatopatias;
- Nefropatias;
- Quadros de anemias transitórias, ovalocitose, falsiformes e outras;
- Miastenia *gravis* (doença autoimune da porção pós-sináptica da junção neuromuscular, caracterizada por fraqueza flutuante que melhora com o repouso e piora com exercício, infecção, menstruação, ansiedade, distúrbios emocionais e gravidez);
- Diabetes melito;
- Hipertensão arterial moderada a grave;
- Esclerose múltipla – doença crônica desmielizante e progressiva caracterizada pela formação de placas de ateroma no sistema nervoso central, pelo acometimento das células oligodendrócitas e em outras patologias que possuem em seus quadros clínicos com relato de fadiga aguda ou crônica.

Na presença de queixas de fadiga, em qualquer fase, a prática de exercícios da ginástica laboral deve ser suspensa, até que o trabalhador realize pesquisa médica e retorne com declaração que está apto para realizar os exercícios.

As adaptações orgânicas são dinâmicas e, muitas vezes, o trabalhador não tem consciência de seu quadro de fadiga. A seguir, inserimos algumas orientações que devem ser observadas com o objetivo de auxiliar a promoção da saúde e prevenção das morbidades que possuem quadro de fadiga com causas diversas.

Sinais de fadiga

Os sinais de fadiga podem ser representados por diversas situações. A seguir, apontamos algumas delas:
- *Fasciculações musculares:* o aparecimento de *fasciculações e tremores* em músculos sadios pode ser uma das manifestações da fadiga, devendo ser pesquisada sua causa. Uma dessas causas pode ser a falta de adaptação às atividades físicas desempenhadas. As *fasciculações* podem ser definidas como

contrações musculares visíveis, finas e rápidas, de pequena amplitude, resultantes de descargas espontâneas de unidades motoras com seu mecanismo fisiológico dentro do normal, ainda sem definição de sua origem e que aumenta na sobrecarga de atividades motoras e emoções fortes. Essas condições, que podem ser registradas na eletroneuromiografia (ENMG), são descritas como potenciais de fasciculações e representam a contração de um grupo de fibras musculares, podendo ser toda a unidade motora ou apenas uma parte dela. A fasciculação não é sinônimo de *fibrilação*. Essa última é uma contração invisível e profunda que provoca alterações severas, e quando ocorre no músculo cardíaco, na maioria das vezes, pode levar à morte.

- *Sensação de cansaço:* ao caminhar pequenos trajetos no deslocamentos entre um ponto e outro o faz com lentidão, relatando estar muito cansado.
- *Sempre que pode, fica sentado:* procura algum objeto em que possa se apoiar ou se sentar.
- *O ato de levantar traz irritação ou negação:* pergunta sempre se pode ser depois, ou se outra pessoa pode ir ou fazer algo.
- *Falta de motivação para realizar uma determinada tarefa:* faz as tarefas com lentidão, com muitos intervalos e idas repetidas ao banheiro sem utilizar o sanitário, toma diversos copos de café e água e conversa pouco.
- *Sensação de redução de força:* há relato dessa sensação, mas ao ser realizada a aferição instrumental essa afirmação não é identificada.
- *Mudança de humor, alternando irritabilidade, raiva e tristeza:* a flutuação de humor cessa após um bom período de descanso se a causa for fadiga física, caso contrário, deve ter investigação médica.
- *Erros na execução das tarefas:* muitos erros ocorrem por fadiga muscular, ou a musculatura não foi preparada para a tarefa ou por fadiga muscular.
- *Confusão mental na execução de tarefas, sendo necessário o retrabalho:* nesse caso, identificamos a troca de uma etapa por outra do processo produtivo, ou o esquecimento de uma etapa, gerando defeito no produto ou erro no serviço. Essa modalidade pode ter envolvimentos variados e deve ter investigação médica.
- *Desconforto e até dores que aumentam com bloqueios articulares e contraturas musculares:* se estes sinais e sintomas encontram-se ausentes no início da jornada de trabalho e só aparecem no final da mesma, deve haver uma revisão na carga de trabalho com divisão da mesma.

Muitos são os sinais e sintomas da fadiga de baixa intensidade, mas pouco entendidos pelo próprio trabalhador e profissionais que o cercam. Os sinais de fadiga muscular são progressivos e podem ser modificados quando há intervenção das emoções; por exemplo, quando há necessidade de socorrer uma pessoa amada que sofreu um acidente, o organismo gera condições orgânicas que possibilitam até a suspensão de uma carro, para salvar a pessoa, mesmo em estado de fadiga grave.

No planejamento dos exercícios que compõem a ginástica laboral com o objetivo de aumentar a *resistência à fadiga muscular*, os exercícios devem ser executados com alternância de repouso, aumento progressivo e acompanhamento das respostas do trabalhador. Cada vez que houver aumento de tempo, deverá haver o retorno ao repouso com o dobro de tempo destinado aos exercícios para a desaceleração e adaptação do organismo. Intercalar a manutenção do tempo destinado aos exercícios anteriores e o período de acréscimo para realização do processo de reconhecimento pelo sistema neuroendócrino. Ao ser identificado sinal de desconforto ou aumento da fadiga de forma significativa, a prática dos exercícios deve ser desacelerada e depois suspensa, e retornar com tempo menor e atividade mais leve. Se não houver sinal de piora, reiniciar o programa de ginástica laboral.

Os exercícios da ginástica laboral com objetivo de reduzir a fadiga devem ser progressivos na complexidade, no tempo de execução e repouso. A complexidade necessita de progressão, ou seja, iniciar com os mais simples e evoluir para aqueles de solicitação de maior gasto energético. Iniciar com exercícios livres na diagonal, depois no eixo horizontal e passar para o vertical, evoluindo para isometria simples e isometria com isotonia concomitante e, por último, com uso de resistências e frequências progressivas. *Exemplo:* exercício isométrico concomitante com isotônico por 3 minutos, seguido de 1 minuto e 30 segundos de repouso. No segundo exercício, o tempo deve aumentar para 4 minutos e 30 segundos e repouso de 2 minutos e 30 segundos e, assim, até que o suor apareça e a sensação de peso seja percebida pelo trabalhador. Tomar cuidado com a fadiga em pessoas com doenças associadas.

Lembrando que, alguns trabalhadores possuem patologia relacionada com a fadiga e que a mesma não cessa, só piora. *Exemplo:* esclerose múltipla, miastenia *gravis* e outras. O trabalhador deve ser orientado a procurar auxílio médico para esclarecimento e conduta necessária.

Os exercícios devem, ao final do dia, levar à fadiga leve sem causar alterações teciduais. Essa sequência fisiológica deve ser obtida para que o sono se instale sem dificuldade, com qualidade na duração, com despertar espontâneo e disposição para realizar atividades.

Fadiga é necessária à saúde. Os metabólitos gerados na fadiga estimulam a necessidade de "reparo", tendo como resultado o sono profundo, para a regeneração dos tecidos e trazendo a restauração física e mental (Nadja Ferreira, 2007).

ESTÍMULO IMUNOLÓGICO

As contrações musculares envolvem o corpo todo, de forma direta ou indireta, incluindo aqui o sistema imunológico. Segundo Nieman (1994), os efeitos dos exercícios na função imunológica foram apresentados no artigo "The Effect of Exercise in Immune Function", publicado no Bulletin on the Rheumatic Diseases, onde o autor classifica os exercícios em pesados e moderados, apontando os efeitos agudos e crônicos desses exercícios.

As respostas imunológicas dos exercícios são:
- Exercícios pesados possuem maior risco no favorecimento da instalação de infecções em vias aéreas superiores;
- Os exercícios moderados regulares reduzem os riscos das infecções em vias aéreas superiores;
- Os melhores efeitos decorrem dos exercícios moderados realizados por longa data, também denominados de exercícios crônicos;
- Os exercícios moderados induzem à leucocitose, linfocitose, neutrofilia e aumento dos subgrupos de linfoides T, B e NK.

Segundo Córdova (1997), os exercícios regulares estimulam variações no comportamento fisiológico, psicológico e do sistema neuroendócrino. Descreveu também a variação dos leucócitos, da distribuição das populações linfocitárias e da função imunológica (neutrófilos, células acessórias, células citotóxicas espontâneas ou *natural killer*, linfócitos T e B). E essas informações foram compartilhadas com Keats, Cameron e Morton em 1988.

A prática dos exercícios deve ser regular e sem o estímulo da competição, pois este traz ansiedade, raiva e distúrbios no comportamento que, por sua vez, induz alterações no equilíbrio orgânico, trazendo também alterações na homeostasia. Quando esse estímulo é transitório, tem baixa probabilidade nos fatores contributivos das morbidades, mas deve ser evitado.

REDUÇÃO DAS GORDURAS PLASMÁTICAS

As gorduras plasmáticas são macronutrientes que têm como objetivo fornecer energia para o organismo, principalmente, na realização dos movimentos corporais. O cálculo de gasto dessas gorduras, de forma bem simplista, tem como base a matemática, ou seja, se há grande ingestão de alimentos e pouca atividade física, ocorre acúmulo de gorduras e se há pouca ingesta de alimentos e muita atividade física, ocorre redução de massa gorda. O objetivo é o equilíbrio: ingesta equilibrada e diversificada, associada aos exercícios regulares sem sobrecarga, no tempo de execução e na resistência utilizada. Essa proposta traz a manutenção do peso corporal dentro da orientação da OMS, quanto ao índice de massa corporal ideal ratificado pelo perímetro abdominal.

PREVENÇÃO DAS LESÕES CEREBRAIS

Segundo Suzana Herculano (2009), os exercícios que estimulam o suor promovem a prevenção das lesões cerebrais. O mecanismo dessa ação possui diversas descrições de tempo destinado aos exercícios e tipo de contrações adotadas para esse fim.

RETARDO NO PROCESSO DE ENVELHECIMENTO

Trabalhadores de longa data e faixa etária mais elevada, que desempenham atividades com predominância de monotonia e sedentarismo, em atividades administrativas, informática e outros similares, são induzidos a baixa solicitação física, transformando essas situações em fator de agravamento na sarcopenia (diminuição da massa muscular magra). Essa redução natural de massa muscular leva à redução, também, da força muscular facilitando as quedas da própria altura que, muitas vezes, ocasionam fraturas, entorses e distensões.

Suzana Herculano (2009) descreveu os benefícios da prática regular dos exercícios. A neurocientista, inicia informando que houve a ampliação do conceito focado na manutenção do coração saudável, colesterol baixo e pressão arterial dentro dos padrões individuais de normalidade. E, ainda, descreve nova função dos exercícios regulares, podendo ser rotulados de "elixir da juventude", pelo estímulo endógeno na produção dos hormônios do crescimento que, por sua vez, promovem as seguintes ações:

- Aumento da massa muscular e retardamento de sua involução;

- Aumento da fixação da massa óssea;
- Aumento da produção do colágeno;
- Fortalecimento da musculatura cardíaca;
- Combate aos efeitos nocivos do estresse orgânico e mental;
- Redução da depressão e da ansiedade;
- Melhora da memória e do aprendizado;
- Redução dos níveis de gordura corporal;
- Aumento da produção de prolactina, promovendo aumento da sensação de traquilidade;
- Ativação do sistema de recompensa, relacionando os exercícios ao prazer e bem-estar;
- Contribuição na ativação das funções cerebrais com melhora da memória, favorecendo a redução das alterações induzidas pelo desuso de algumas áreas corporais pelo envelhecimento.

E, para obtenção dessas respostas orgânicas, Suzana Herculano (2009) assinala que: "Não dá para parar o tempo, mas reverter os efeitos indesejáveis sobre o corpo e o cérebro está ao alcance de todos. Basta suar a camisa."

Quando não houver essa disponibilidade de tempo na jornada de trabalho na empresa, orientamos à execução do tempo que for possível em complementação através de compromisso pessoal de cada trabalhador, totalizando os 30 minutos diários como recomendado pela OMS (2010).

ESTÍMULO DA FIXAÇÃO DE MINERAIS NOS OSSOS

Os exercícios são aceitos como responsáveis pela manutenção da saúde. Um dos critérios que envolve a saúde está relacionado à composição dos ossos, e existe uma relação muito forte entre sedentarismo e osteoporose, razão pela qual há indicação de exercícios na fase da melhor idade para facilitar a fixação de material mineral na massa óssea. Ainda não há a confirmação de forma segura que os exercícios, isoladamente, possam estimular a redução da produção do estrogênio, responsável por grande parte da redução da massa óssea e a instalação da osteopenia, seguida da osteoporose.

A explicação mais usual recai na descrição da contração muscular com tração dos tendões inseridos no corpo ósseo estimulando uma "deformação" e, em resposta, o tecido ósseo aumentaria a produção desse tecido. Por essa ou outra explicação, na prática há minimização da redução da perda de massa óssea pela prática regular de exercícios resistidos ou com carga, planejados e com progressão. Tomando como verdadeira a redução de 1% da densidade óssea em jovem acamado por uma semana e que para recuperação desse porcentual levará um ano, realizamos a analogia aplicando exercícios com carga três vezes na semana, por 30 minutos, e dias alternados com caminhadas de 30 minutos, com base nas orientações da OMS (2010).

Dentre os autores que apontam esse benefício, temos Erickson, Sevier (1997); Katz, Sherman (1998); Lima, Fontana (2000); Christmas (2000); Bloomfield (2002); Zazula e Pereira (2003); Lima (2004); Aguiar (2004).

Conclusões de Zazula e Pereira (2003) apontam que entre todos os benefícios dos exercícios físicos, com objetivo de trazer prevenção e/ou parte do tratamento da osteopenia e da osteoporose, destacam-se:

- Aumento da densidade óssea;
- Hipertrofia das trabéculas;
- Aumento da atividade dos osteoblastos;
- Aumento da densidade do colágeno;
- Incremento de incorporação de cálcio nos ossos.

Segundo Katz e Shermam (1998), para pessoas que têm osteoporose, os exercícios são parte essencial no tratamento. Os exercícios são, cada vez mais, lembrados como um meio de reduzir o risco de fraturas osteoporóticas e administrar a osteoporose, mesmo na velhice.

Porém, segundo Bassey (2001), a escolha certa deve ser feita, pois nem todas elas são apropriadas, podendo inclusive haver risco de fraturas.

O Consenso Brasileiro de Osteoporose (2002) recomenda a prática de exercícios em qualquer idade, de forma regular, visando à fixação de minerais na massa óssea.

FIXAÇÃO DAS PROTEÍNAS MUSCULARES

As proteínas musculares são fixadas no tecido por ação do movimento, quer no músculo estriado, liso ou cardíaco. Reafirmando, mais uma vez, que os exercícios trazem ação benéfica ao organismo.

Nogueira Machado (2009) descreve em sua dissertação de mestrado: "O tecido muscular, o qual esta diretamente envolvido com a prática de exercícios, é um tecido dinâmico, com alta capacidade adaptativa, cujas células passam por uma constante remodelação em resposta a diferentes demandas funcionais. Esse processo adaptativo está diretamente ligado à ativação da transcrição específica de genes, desencadeando alterações estruturais e funcionais. Desta forma, busca-se neste trabalho, caracterizar o exercício físico aeróbio induzido em diferentes intensidades, pela identificação de possíveis proteínas marcadoras em tecido muscular esqueletico, juntamente com a análise dos padrões morfológicos da fibra muscular esquelética e cardíaca". Nessa mesma pesquisa, aplicou protocolo de treinamento de baixa intensidade que se mostrou mais eficiente em provocar adaptações fisiológicas favoráveis à prática de exercícios, comprovado pela hipertrofia nas fibras musculares esqueléticas e cardíacas, bem como uma maior rede vascular cardíaca. A partir desse protocolo, a identificação proteica foi identificada em nove proteínas, dentre elas temos proteínas enzimáticas como gliceraldeído-3-fosfato desidrogenase, aldolase e anidrase carbônica, e proteínas estruturais, como a actina e a troponina I. As outras proteínas identificadas no estudo foram isoformas de miosina de cadeia leve (MLC1s, MLC1f, MLC2f e MLC3f), demonstrando uma variação significativa entre essas diferentes isoformas. Os resultados obtidos sugerem que exercícios de baixa intensidade apresentam maior habilidade em gerar os ajustes fisiológicos causados pelo treinamento aeróbio, e que estudos quantitativos poderiam caracterizar as proteínas identificadas como possíveis marcadores para o estudo da adaptação do músculo esquelético.

REDUÇÃO DOS DISTÚRBIOS EMOCIONAIS

Atribuímos, de forma geral, o conceito de distúrbios emocionais aos quadros de depressão, tristeza e similares, que levam ao afastamento do trabalhador do convívio social. Muitas são as substâncias ativadas, desativadas, reduzidas ou aumentadas durante ou após a ação dos movimentos. Uma dessas substâncias se refere à secreção de endorfina que é capaz de estimular um estado de euforia natural, aliviando quadros de depressão ou até normalizando o estado de humor. Os exercícios realizados de forma regular estimulam o equilíbrio da noradrenalina e da serotonina, traduzindo estado de equilíbrio com melhora do bem-estar, mesmo em pessoas com patologias definidas. Os exercícios são coadjuvantes no tratamento psicológico e psiquiátrico.

Os exercícios promovem a integração entre diversas áreas cerebrais com o aparelho locomotor. Essa integração suscita a participação da imagem corporal estimulando a autoestima e o autoconceito, auxiliando na redução da ansiedade, fadiga, depressão e melhora na qualidade do sono.

Machado e Ribeiro (1991), ACSM (1998), Chodzko-Zajko (1999), Mazo *et al.* (2005) e a International Society of Sport Psychology (1992) descrevem benefícios na área afetivo-emocional, em pessoas ditas normais e com funções deficitárias psicológicas, como mudanças significativas das diversas ações afetivo-emocionais após a prática regular de exercícios.

Trabalhos de Heyn *et al.* (2004) apontam que existe significativo aumento da ação cognitiva com a prática regular dos exercícios físicos, melhorando inclusive os desvios de comportamento associados à demência. Esse aspecto foi descrito também por Suzana Herculano, quando informa que o suor na realização dos exercícios traz a prevenção do mal de Alzheimer.

Lembramos que, os exercícios são, na realidade, a execução do pensamento com estímulo em várias áreas do sistema nervoso central, para depois existir a prática das ações do aparelho locomotor, traduzidas pelos movimentos e posturas.

CAPÍTULO 6

Análise do Patrimônio Biológico do Trabalhador

"Leva-se muito tempo para ser jovem."
Pablo Ruiz Picasso (1881-1973)

Cada pessoa representa um milagre que não se repetirá mais. Ela apresenta as combinações genéticas que resultam na exteriorização do tipo de pele, olhos, cabelos, resistência à fadiga e todas as habilidades orgânicas. Todas reunidas como patrimônio biológico. Aqui identificamos semiologicamente as sensibilidades, o tipo de tônus, a capacidade de formar a massa muscular (trofismo), a presença da força muscular e da elasticidade e outras habilidades.

O patrimônio biológico é muito vasto, mas destacaremos as habilidades que guardam relação direta com a realização dos exercícios na ginástica laboral. Essas habilidades foram descritas no Capítulo 3.

A classificação do patrimônio biológico teve como base as habilidades dos trabalhadores em relação às solicitações mínimas para execução das funções/ocupações/atividades:

TRABALHADOR HÍGIDO E IDEAL PARA A FUNÇÃO

Esse trabalhador é uma pessoa com ausência de patologias ou que ainda não foram exteriorizadas, não apresenta restrições visualizadas por exames clínicos e/ou laboratoriais, quer física ou mental. Possui habilitação e experiência prévias para a função a qual é candidato ou foi promovido, e esses critérios promovem registros neurológicos que facilitam a execução dos gestos profissionais, com a sequência adequada e redução dos erros humanos. Reúne as habilidades mínimas necessárias para o desempenho de suas tarefas. Se for admitido, deverá ser incluído em *programação de formação de gesto profissional* com a progressão de tempo na ocupação da jornada de trabalho. Assim, ao iniciar suas funções, terá baixa probabilidade de cometer erros humanos na execução das tarefas, apresentará redução da fadiga e de eventos de acidentes durante o processo produtivo.

Aplicação prática

- Na *admissão* deverá ser estimulado aos exercícios relacionados ao equilíbrio de cadeias musculares de uso prioritário na função que irá exercer. Deverá ser orientado com as técnicas de alongamento específicas para serem realizadas antes do início da jornada e após o intervalo do almoço no retorno à jornada de trabalho. Deverá ser reavaliado em 15 dias para inserção da ginástica laboral ao grupo que pertence por atividade/função/ocupação.
- Na *troca de função* deverá ser orientado quanto à adequação de técnicas de alongamento, mas poderá realizar a prática de exercícios dentro do grupo da ginástica laboral ao qual pertence.

TRABALHADOR HÍGIDO E TREINÁVEL

Na maioria das vezes, esse trabalhador, mesmo sendo hígido, não possui habilitação específica e/ou experiência profissional. Esses quesitos recrutam a insegurança, pela não formação de gestos profissionais e ausência de registro neurológico das sequências do uso das habilidades biológicas nas tarefas que irá executar. Nesse caso, há redução da atenção e utiliza tempo maior para a resposta na execução dos movimentos solicitados.

O programa de ginástica laboral para esse grupo de trabalhadores deve ter como base o levantamento específico dos movimentos que são mais solicitados, e iniciar os exercícios replicando esses movimentos intercalados com o alongamento de equilíbrio de cadeias musculares para fortalecimento das mesmas, visando a ampliação das habilidades específicas e formação de gestos profissionais necessários para a função.

O programa de ginástica laboral pode ser realizado de forma individual, com os exercícios que estimulem a ampliação do potencial orgânico necessário a esse grupo de pessoas por, no máximo, 15 dias. Assim, haverá formação de gestos profissionais, com ampliação da segurança na execução, redução do tempo de realização dos movimentos e melhora da concentração.

Aplicação prática

- Na *admissão* deverá ser estimulado aos exercícios relacionados ao equilíbrio de cadeias musculares de uso prioritário na função que irá exercer. Deverá ser orientado com as técnicas de alongamento específicas para serem realizadas antes do início da jornada e após o intervalo do almoço no retorno à jornada de trabalho. Deverá ser reavaliado em 15 dias para inserção da ginástica laboral ao grupo que pertence por atividade/função/ocupação.
- Na *troca de função* deverá ser orientado quanto à adequação de técnicas de alongamento, mas poderá realizar a prática de exercícios dentro do grupo da ginástica laboral ao qual pertence.

TRABALHADOR NÃO HÍGIDO E COM LESÕES RESIDUAIS

Esse grupo de trabalhadores, na maioria das vezes, possui comportamento profissional com responsabilidade e tem interesse na superação de seus limites. Para esse grupo, devem ser observadas, de forma detalhada, as tarefas específicas e sua correlação com o treinamento periódico para reforço do gesto profissional. Esses trabalhadores procuram superar suas limitações treinando e vencendo a fadiga e a dor. Muitas vezes, por temor de não permanecer no emprego realizam tarefas além do limite orgânico, como se tivessem que provar que são sempre capazes, mesmo com as limitações que lhe foram impostas, por isso, devem ser acompanhados de perto, evitando as sobrecargas no aparelho locomotor.

Exemplo: trabalhador com sequela de poliomielite anterior aguda que apresenta redução de trofismo e com idade superior a 50 anos, se estiver submetido a inatividade promoverá a aceleração da hipotrofia muscular e redução correlata de força muscular. Mas se realizar exercícios ou tarefas que solicitem muito sua musculatura, também estará sujeito à aceleração da síndrome pós-poliomielite que inibirá a "adoção" de nervos realizada pelo recrutamento de fibras musculares no processo de recuperação física dessa pessoa. Dessa forma, a melhor conduta é a moderação dentro do perfil de cada trabalhador, para manutenção da ginástica laboral adequada.

Esse grupo de trabalhadores deve ser acompanhado de perto com apoio psicológico. A maioria deles é assíduo e pontual na prática da ginástica laboral, mas devem ser orientados quanto à realização de alongamentos compensatórios e exercícios de reequilíbrio que devem ser realizados fora da empresa.

Aplicação prática

A conduta de adequação individual dos exercícios e técnicas de alongamento devem ser moderadas, iniciando com a modalidade de facilidade e progredindo de forma lenta, dentro da necessidade da pessoa e da relação com as solicitações do posto de trabalho.

TRABALHADOR REABILITADO

O trabalhador reabilitado é aquele que tem contrato de trabalho com a empresa pública ou privada e, em decorrência de doença ou acidente de trabalho (trajeto e típico), é afastado para tratamento médico, submetido a tratamentos multiprofissionais que forem necessários, apresenta estabilização do quadro, com melhora, mas não conquista a recuperação total.

As lesões residuais apresentadas por esse trabalhador só permitem o retorno às atividades laborais em outra atividade profissional. Para isso, ele é submetido ao processo de reabilitação profissional. Sua capacidade laboral residual é estudada e há seleção de ocupação mais adequada à sua nova capacidade laboral. Na maioria das vezes, é recolocado na empresa de vínculo, ou em outra, com a intermediação do INSS ou pelo sindicato da classe, ou através de contrato como cota de deficiente em outra empresa. No término desse processo são elaborados os documentos específicos para registro desse procedimento com amparo legal; fase na qual deverá ser reconhecido como trabalhador que está iniciando um novo perfil de habilidades biológicas, necessitando de formação do gesto profissional e recondução progressiva à formação da nova rotina.

Esse trabalhador deve ter acompanhamento especial para a prática da ginástica laboral. Deve ser orientado quanto às técnicas de alongamento a serem realizadas no posto de trabalho e exercícios específicos para execução fora da empresa. Os exercícios selecionados para sua prática na ginástica laboral devem ser específicos para a promoção de sua adequação, resistência à fadiga e ampliação de sua capacidade residual.

Aplicação prática

Revisão com periodicidade menor que os outros trabalhadores, tendo em vista a readaptação à qual foi submetida e com a evolução temporal necessita de adequações da ginástica laboral.

TRABALHADOR DEFICIENTE HABILITADO

Os trabalhadores deficientes habilitados são aqueles que possuem deficiências físicas, mentais ou multissensoriais que são reconhecidas na legislação específica com o objetivo de proporcionar amparo no mercado de trabalho.

Os diplomas legais que promovem esse amparo tiveram início em nosso país de forma lenta e sutil, e foram explicitados em Decreto nº 3.048 de 1999, Decreto nº 5.296 de 2004 e, por último, na Lei nº 13.146 de 2015 – Estatuto da Pessoa Deficiente. Esses diplomas legais descrevem as condições, patologias e classifica as deficiências, com o objetivo de uniformizar os procedimentos de reconhecimento e concessão do direito às cotas no mercado de trabalho. Geralmente, o candidato ao concurso público ou à vaga em empresas privadas, traz os relatórios médicos e a identificação de suas sequelas. Esse conhecimento facilita a adequação da pessoa no posto de trabalho, rotas de circulação e fuga, além de realizar treinamentos específicos.

Assim, esse trabalhador deverá ser avaliado pelo médico do trabalho para a liberação ao cargo, pelo fisioterapeuta para identificar a necessidade de exercícios de reequilíbrio das cadeias musculares de maior necessidade e atuação individual para sua manutenção. A definição de cada tipo de deficiência será melhor abordada no Capítulo 15 (Ginástica Laboral Adaptada).

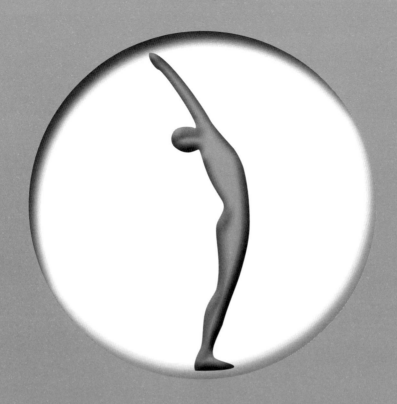

PARTE 2

Elaboração do Programa de Ginástica Laboral

"O mais difícil não é escrever muito:
é dizer tudo, escrevendo pouco."
Júlio Dantas (1876-1962)

"O trabalho é a fonte de toda riqueza e cultura."
Ferdinand Lassalle (1825-1864)

CAPÍTULO 7

Breve Histórico

> "Por meio de uma ginástica perseverante e gradual, as forças e agilidade do corpo se desenvolvem ou se criam numa proporção que espanta."
> *Alphonse Louis Constant com pseudônimo de Eliphas Levi (1810-1875)*

> "A tarefa não é tanto ver aquilo que ninguém viu, mas pensar o que ninguém ainda pensou sobre aquilo que todo mundo vê."
> *Arthur Schopenhauer (1788-1860)*

Todo relato sobre resultados da produção literária humana está vinculado a duas partes: a primeira, a visão pessoal da realidade, e a outra parte, está ligada ao anseio da alma com retoque do imaginário.

Vasta é a literatura. Parte dela foi consultada e selecionamos os autores que ratificam nosso entendimento e vivência sobre o tema. As citações são apenas exemplificativas, não havendo o interesse de esgotar o assunto.

O objetivo do levantamento teórico da história da ginástica laboral tem como princípio trazer o conhecimento científico, já experimentado por pessoas preocupadas com a saúde do trabalhador, no que tange aos movimentos e posturas realizados nas tarefas vinculadas ao processo produtivo. Foram realizadas buscas na base de dados eletrônicos de: MEDLINE/PubMed Publicações Médicas; EMBASE/Elsevier, banco de dados da saúde; CINAHL – Cumulative Index to Nursing and Allied Health/EBSCO; DARE – banco de dados da Drug Abuse Resistance Education PsychInfo; ERIC – Education Resources Information Center da USP, BRASIL; Cochrane – Centro de Pesquisas em Saúde Cochrane do Brasil; PEDro – Physiotherapy Evidence Database; LILACS/BIREME/BVS/OMS – Biblioteca Virtual em

Saúde; e SciELO – Scientific Eletronic Library Online; sem limite de datas até 2014, usando as palavras-chave ginástica laboral combinadas com história. Mas, lamentável, todos os resultados apontavam estudos relacionados ao risco ergonômico, queixas variadas de dor, reconhecimento de nexo causal apenas pelo relato de quadro álgico e descrições de doenças, sendo a de maior expressividade a LER/DORT.

O reforço na fundamentação teórica de descrição dos trabalhos científicos que abordam a ginástica laboral vêm, viciosamente, atrelados às descrições de patologias, iniciando por citações de Ramazzini (1700); do Conselheiro do Império e secretário de Dom Pedro I, o Sr. Francisco Gomes da Cunha com a alcunha de "Chalaça" que, ao fazer a entrega do documento de criação da Constituição do Império, relatou "muitas dores nas mãos", segundo Foreo, *apud* Oliveira (1998), câimbra do escrivão descrita por Charles Bell, em 1833; com Robinson, em 1882, descrevendo a "câimbra do telegrafista" (Ireland, 1995, p. 3; Rio *et al.*, 1998, p. 25) e, assim, sucedendo até os nossos dias. A relevância da ginástica laboral está exatamente na promoção da saúde e redução do processo de envelhecimento, e não no tratamento. Esse fica na área assistencial médica, fisioterapêutica, psicológica, terapêutica ocupacional, nutricional e quem mais for necessário para a recuperação da pessoa.

A ginástica laboral tem sua matéria-prima na ação dos movimentos e posturas, identificando-as dentro dos padrões da normalidade, insuficientes ou acima dos limites biológicos. Se hover uso insuficiente, este deve ser identificado e orientado quanto à necessidade de aumento das ações em grupos musculares determinados. No caso de uso muscular acima dos limites biológicos teremos a presença da fadiga global ou localizada, com presença de edema variado que, submetido a repouso, cessará os sinais e sintomas. Nesse caso, a orientação terá maior valor na execução de alongamentos e até a prática de *shiatsu* de cadeira intercalado a exercícios de reequilíbrio das cadeias musculares.

Um aspecto chamou a atenção em alguns estudos: referência à baixa adesão na prática da ginástica laboral, mesmo disponibilizada em ambiente próprio com orientações específicas e no horário da jornada de trabalho. Não há ações cinéticas quando há interrupção por pausas e uso de outros grupos musculares com repouso das cadeias musculares envolvidas.

A história da ginástica laboral é a mesma apresentada neste capítulo. Na história descrita na literatura, as ações nas empresas apresentavam aspectos diversos, sendo de maior destaque o econômico-financeiro e poucos, bem tímidos, aqueles que relacionavam algumas características de saúde dos trabalhadores.

HISTÓRIA DOS EXERCÍCIOS NA GINÁSTICA LABORAL NO TRABALHO

> "Todos os homens são feitos do mesmo barro, mas não do mesmo molde."
> *Rabindranat Tagore com alcunha Gurudev (1861-1941)*

Revendo a literatura, um dos mais antigos livros da humanidade, a Bíblia, traz descrição sobre os exercícios. No passar dos registros até os dias de hoje, vemos cada vez mais relatos versando quanto à necessidade da prática dos exercícios.

Com essa visão ampla, temos impressão de ser recente a prática de exercícios no trabalho. Mas essa impressão não é verdadeira. Encontramos muitas citações nas quais o foco principal é a realização dos exercícios como sinônimo de sobrevivência, saúde e vida produtiva. Aspectos que continuam atuais e serão verdadeiros enquanto houver seres humanos. Com o advento dos equipamentos que substituem as ações dos humanos, vêm sendo agregadas as dores pelo sedentarismo e o desconforto sem razão identificada. Fica lógico que as mesmas necessidades de movimentos, para manter o organismo em bom estado nutricional e reduzir os impactos do processo de envelhecimento, ainda permanecem nos dias atuais e deverão ser mantidos no futuro próximo e, também, no longínquo.

> As citações que se seguem demonstram, e reforçam, a hipótese de que os exercícios são utilizados desde que o homem está sobre a terra. E há muito tempo é o reforço do mesmo objetivo – a preservação da saúde.

Iniciamos com uma citação bíblica:

"Ela roda a cintura e experimenta a força de seus braços, e verifica que está em boa forma." *(Isaías 44:14)*

"Os exercícios e a moderação podem preservar um pouco de nossa força inicial, mesmo na velhice." *Cícero (106-43 a.C.)*

"O mais benéfico de todos os tipos de exercício é a ginástica física, quando a alma é influenciada e se rejubila..." *Moisés Maimodies (1135-1204)*

"Pratique vez por outra alguns exercícios... como levantar um peso ou rodar os braços carregando um pequeno peso em cada mão; saltar ou coisa semelhante, pois isso ativa os músculos do tórax." *Benjamin Franklin (1706-1790)*

"Nações desapareceram sem deixar vestígios, e a história dá uma simples causa para o fato, uma única e simples razão, todos os casos caíram porque seu povo não era apto." *Rudyard Kipling (1865-1936)*

"Esta é a Lei... que apenas sobrevivam os fortes; que os fracos seguramente pereçam e apenas sobrevivam os aptos." *Robert W. Service (1874-1958)*

"Experiências realizadas com operários de fábricas russas demonstravam que a ginástica de pausa provocava benefícios quando os operários podiam dançar." *Vautrin (1919)* apud *Laporte (1970)*

"Todo aquele que permanece ocioso e não pratica exercícios estará sujeito ao desconforto físico e à deficiência de força." *Arthur Leon, 1985*

Até o século II, as atividades da vida diária pouco diferenciavam das atividades laborativas, pois todas as tarefas estavam ligadas aos exercícios vigorosos. No início do século II, as ocupações humanas sofreram grandes transformações, pois a industrialização foi crescente, com implantação das tecnologias que reduziram parte das atividades físicas vigorosas e extenuantes, dando início à implantação dos denominados "males da modernidade".

No Brasil, temos registro de atividades físicas em empresas desde o ano de 1901, na Fábrica de Tecidos Bangu (Lima, 2003). Outros eventos isolados apareceram no Banco do Brasil (1928), na Light & Power (1930), na Caloi (1933), e um relato sobre a prática de exercícios na Fábrica Souza Cruz, no Rio de Janeiro, no jornal " Noticiário".

Depois deste período encontramos citação de prática de ginástica laboral na Brahma de Curitiba-PR, em 1982.

Observa-se que, em outros países, o aparecimento das atividades físicas na indústria está direcionada à indústria aeroespacial como a Lockheed, nos Estados Unidos, em 1983. Posteriormente, em 1987, nas empresas cubanas (*apud* Lima, 2003) onde foram instituídas as pausas e as programações de prática de ginástica laboral em grupos.

No Brasil, são bem conhecidos os exemplos da prática de exercícios preventivos laborais na Fundição Tupy e pela Ishibrás, por volta de 1969 (citadas por Lima, 2003), que nos dá as seguintes informações:

> "Todos os dias, logo pela manhã, um ritual no mínimo exótico aos olhos da maioria dos trabalhadores brasileiros se repete nas instalações da Ishikawagima do Brasil (Ishibrás). Aos primeiros acordes do Conserto nº 1 para piano e orquestra de Tchaikovsky, os 4.300 funcionários (3.500 nos estaleiros, em Ponta do Caju, e 800 na fábrica de equipamentos pesados, em Campo Grande, ambas no Rio) começam a se concentrar em frente a suas seções. Mas não iniciam logo o trabalho. (.....) Está começando mais uma rápida, porém alentada, sessão de ginástica que, embora voluntária, há quinze anos envolve todos os funcionários, desde os operários ao vice-presidente-executivo da empresa, Nobuo Oguri."

A revista Exame, em 1984, em reportagem que registra a atuação preventiva da ginástica onde se destaca o seguinte citação:

> "(...) Na Ishibrás há um acentuado decréscimo no número de casos de contusões causadas pelo esforço físico feito sem preparação. O número de atendimentos nos ambulatórios, registrados devido a lombalgias causadas por movimentos bruscos ou deslocamento de objetos com os músculos ainda frios, decresceu, provando que o aquecimento muscular antes do início das atividades pode eliminar, em grande parte, esse problema."

Segundo Kolling (1980) *apud* Polito e cols. (2003) e Lima e cols. (2003), a Federação de Estabelecimentos de Ensino Superior em Nova Hamburgo – Rio Grande do Sul (FEEVALE) iniciou, em 1973, programa de ginástica rotulado como *ginástica compensatória*, que tinha como base análise biomecânica e relaxamento por estímulo dos antagonistas. Esse projeto de ginástica foi ampliado em 1978, segundo Schimitz (1981), com sua implantação em empresas do Vale dos Sinos, por meio de parceria com o SESI (Serviço Social da Indústria) local. O SESI desenvolve até hoje essa atividade em muitas empresas, em diversos estados.

Em 1996, o governador Mário Covas promulgou a Lei nº 9.345, em São Paulo, instituindo o dia da Rádio Taissô, por ter sido esta emissora o veículo de divulgação e coordenação da prática de exercícios para mais de 5.000 praticantes trabalhadores em mais de quatro Estados (Rio de Janeiro, São Paulo, Paraná e Mato Grosso do Sul) associando mais de trinta empresas em parceria.

> Não é intenção deste trabalho esgotar os registros na literatura científica sobre ginástica laboral; desejamos apenas ressaltar a preocupação de muitos profissionais com a necessidade da utilização dos exercícios como forma de prevenção de muitas das disfunções do corpo humano.

Em nossos dias, o número de profissões/ocupações são cada vez maiores. Dentre elas, as atividades com transporte manual de cargas que vêm sendo reduzidas paulatinamente mas, em contrapartida, vêm crescendo as atividades ligadas à monotonia física com o predomínio do sedentarismo.

Essa transformação está relacionada aos tipos de atividades da atualidade, que impõem a redução crescente da utilização dos músculos, tornando-os hipotróficos, com pouca resistência à fadiga e favorecendo o acúmulo das gorduras como triglicerídeos e colesterol, motivo da crescente necessidade da prática de exercícios, nos quais incluímos os exercícios preventivos no trabalho.

DEFINIÇÃO DE GINÁSTICA LABORAL

"...quando você errar o caminho, recomece.
Pois assim você descobrirá que ser feliz não é ter uma vida perfeita.
Mas usar as lágrimas para irrigar a tolerância.
Usar as perdas para refinar a paciência.
Usar as falhas para lapidar o prazer.
Usar os obstáculos para abrir as janelas da inteligência..."
Fernando Pessoa (1888-1935)

A definição de ginástica laboral, segundo Houaiss (2004): "Os exercícios, de maneira geral, são movimentos que quando praticados têm o objetivo de desenvolver ou aperfeiçoar habilidades biológicas para ampliar a capacidade física ou corrigir alguma deficiência".

Definimos "trabalho" como ação livre, sentida como real, situada na vida cotidiana, capaz, não obstante, de absorver totalmente o trabalhador. Ação com interesse material e imaterial, tangível e intangível, de utilidade, que se realiza em um tempo e num espaço definidos para esse fim, mesmo que muitas vezes não sejam convencionais. Desenvolvendo-se com ordem, segundo regras estabelecidas formais e/ou informais, que suscitam a vida de relações em grupos, com arranjos diversos e que atuam no mundo (Nadja Ferreira, 1990).

Com base nessas duas conceituações, podemos definir "ginástica laboral" como conjunto de exercícios preventivos realizados no ambiente de trabalho. Conjunto este de movimentos e posturas harmoniosas, com o objetivo de preservação do potencial neuromioligamentar do trabalhador, com base em planejamento prévio, para promover o reequilíbrio das cadeias musculares do trabalhador evitando desvios da normalidade e desconforto corporal (Nadja Ferreira, 1997).

Essa técnica cinesioterapêutica está ancorada na prevenção e com compromisso no reforço do gesto profissional, aumento da massa magra, melhora da estabilidade musculoligamentar e articular, além de potencializar a resistência à fadiga muscular.

Ainda, podemos conceituar *ginástica laboral* como "conjunto harmonioso de movimentos realizados em sequência predeterminada, com o objetivo de promover a adaptação do trabalhador ao modo operatório do processo produtivo, reduzindo a probabilidade de risco ergonômico relacionado aos movimentos, posturas, transferências de postura e sua carga biomecânica, e anulando o risco de morbidade".

As características desta técnica são:

1. Os exercícios são planejados, previamente, com base na predominância dos movimentos e "posturas padrões" realizados no trabalho.
2. O local de sua realização é na empresa, preferencialmente em área livre e plana.
3. Executada durante a jornada de trabalho com dedicação de, no máximo, trinta minutos diários, podendo ser realizada em um único período ou em duas etapas.
4. A experiência pessoal mostra que o melhor resultado foi obtido quando empregamos duas etapas de exercícios:
   - No período da manhã, com etapas incluindo: exercícios respiratórios, alongamentos e aquecimento;
   - Os exercícios realizados na parte da tarde têm como prioridade: o relaxamento, melhora da drenagem linfática e venosa.
5. A ginástica laboral compreende ações exclusivamente preventivas com o objetivo de aumentar a elasticidade, fortalecer a musculatura e estimular o equilíbrio das ações fisiológicas no corpo, como um todo.
6. A implantação da ginástica laboral não é exclusividade das empresas que possuem risco ergonômico com probabilidade de gerar doenças. Essa técnica deve ser implantada por todas as empresas, independentemente do ramo de atividade. Sua necessidade está vinculada à presença de trabalhadores, os quais devem praticar exercícios planejados para compensação das ações biomecânicas durante a jornada de trabalho, com o reequilíbrio das cadeias musculares.

Essa modalidade de exercícios tem compromisso com a prevenção e também com o processo de educação para saúde no que tange aos movimentos e posturas.

A maioria das publicações com apresentação de exercícios preventivos relacionam essa prática ao tratamento fisioterapêutico, principalmente relacionada aos caso de LER/DORT e lombalgias. As empresas utilizam estratégias para despertar o interesse das pessoas para a prática dos exercícios, mas algumas realizam apenas eventos ocasionais com registros fotográficos para montar um *marketing* empresarial.

Quando estamos diante de trabalhadores portadores de patologias, eles devem ser encaminhados para análise médica; mas, se essas patologias encontram-se controladas e os exercícios são indicados, eles poderão praticar a ginástica laboral. Se as patologias são agudas, a investigação de sua morbidade deve ser feita com o médico para, posteriormente, ser inserido nas atividades de caráter preventivo, exceto quando se tratar de trabalhador deficiente que terá a seleção específica no Capítulo 15 (Ginástica Laboral Adaptada).

Não devemos confundir a prática da ginástica laboral para trabalhadores com capacidade laboral e portadores de patologias controladas e estáveis com os trabalhadores com patologias ativas, porque estes últimos devem receber a assistência médica e fisioterapêutica, que difere da ginástica laboral.

FUNDAMENTAÇÃO LEGAL

> "Cultiva a concentração,
> Tempera a vontade,
> Faz de ti uma força pensando,
> E, o mais intimamente possível,
> Que és realmente uma força."
> *Fernando Pessoa (1888-1935)*

O programa de exercícios preventivos no trabalho, ou ginástica laboral, é uma técnica cinesioterapêutica de promoção e preservação da saúde, que tem o objetivo de estimular o desenvolvimento do aporte fisiológico do trabalhador hígido, deficiente, melhor idade e com outras características. Os exercícios da ginástica laboral agem como elemento de prevenção, preparando o trabalhador na adequação de suas habilidades natas ao uso continuado e ampliação da resistência à fadiga, equilibrando as cadeias musculares e estimulando o alongamento de tecidos moles com foco nos movimentos e posturas solicitadas pelas tarefas inerentes as atividades/ocupações profissionais desenvolvidas. A aplicação dos exercícios preventivos no trabalho deve fazer parte do dia a dia do trabalhador, sendo recomendada sua inserção como parte do Programa de Controle Médico de Saúde Ocupacional (PCMSO), de igual forma ao programa de vacinas. O objetivo principal da inserção está na ação de continuidade da ginástica laboral e no propósito de adequar o perfil clínico do trabalhador às ações no processo produtivo. Essa prática possui ação de redução das alterações musculares, com o preparo e aquecimento dos tecidos.

O *médico do trabalho* é o responsável pelo planejamento dos programas de saúde na empresa, respondendo judicialmente por este ato. Razão pela qual os programas devem ser inseridos ou estar anexados ao PCMSO, garantindo o financiamento e a continuidade dos mesmos. Essa ação do médico do trabalho não exclui as responsabilidades de outros profissionais em ações técnicas nos outros programas desenvolvidos pela empresa como, por exemplo, a nutricionista responsável pelas ações da alimentação do trabalhador e do fisioterapeuta pelas condutas técnicas do programa de ginástica laboral e sua relação cinesiofuncional.

No caso do programa de ginástica laboral, o fisioterapeuta é o responsável técnico por sua elaboração, controle e implantação, e deve atuar de forma integrada com a equipe multiprofissional da empresa, cuidando da saúde do trabalhador, visando obter o conhecimento das características das tarefas desempenhadas no posto de trabalho e a adesão voluntária desses trabalhadores.

A atuação do *fisioterapeuta* está explicitada na Resolução Coffito onde se lê: "O exercício profissional pode ocorrer em instituição de serviço de higiene e segurança do trabalho" e na Resolução 259, de 18/12/03, "preferencialmente, profissional com o reconhecimento da atuação na Fisioterapia do Trabalho".

A atuação do *profissional de Educação Física* será direcionada "aos exercícios que digam respeito à prática de esportes amadores ou profissionais promovidos pela empresa e até no lazer, devendo ser desenvolvido em programa separado. Não há exclusão das atividades esportivas e de adequação física ou da ginástica laboral, realizados pelo fisioterapeuta. As duas ações podem ser realizadas pela empresa; porém, uma não substitui a outra.

Quando a empresa deseja diversificar seu programa de atividade física incluindo dança, contratará *professor de dança*, mas este programa não substitui a ginástica laboral e, sim, colabora com a promoção do lazer. Esclarecemos que, a realização dos exercícios preventivos no trabalho deve ser executada de forma contínua e obedecendo ao planejamento traçado em programa específico, com revisões periódicas para sua ratificação ou retificação.

Algumas empresas realizam, de modo esporádico, demonstrações de exercícios, aproveitando a ocasião de realização da Semana Interna de Prevenção de Acidentes do Trabalho (SIPAT). Essa é uma maneira de despertar o interesse e a motivação dos trabalhadores e dirigentes, sensibilizando-os a adotar exercícios de prevenção no trabalho.

Outras iniciativas, por parte de prestadores de serviços nessa área, fazem demonstrações para grupos de trabalhadores realizando exercícios em ambientes públicos (praças, *shoppings* e outros). Essas iniciativas promocionais só serão válidas se somadas ao programa de prevenção, através de exercícios tecnicamente planejados conforme o padrão adequado ao trabalhador.

O estímulo com a regulamentação da prática da ginástica laboral por todas as empresas em nosso país vem de longe. Temos registro de várias iniciativas que despertam em segmentos da sociedade dessa prática de prevenção, mas não oferecem a implantação no território nacional, como o caso da vacinação. Sua implantação de forma regular trará redução significativa no "Custo Brasil" que atinge todos nós, de forma direta e indireta.

Em 1996, o governador Mário Covas promulgou a Lei nº 9.345, em São Paulo, instituindo o dia da Rádio Taissô, que é um veículo de divulgação e coordenação da prática de exercícios para mais de 5.000 praticantes nos Estados do Rio de Janeiro, São Paulo, Paraná e Mato Grosso do Sul, associando mais de trinta empresas em parceria. De lá pra cá, muitos movimentos favoráveis à instalação de forma regular da ginástica laboral foram realizadas, mas com pouca resposta ou apenas uma ação transitória.

A Comissão de Saúde e Saneamento da Câmara Municipal de Belo Horizonte, aprovou a Emenda Substitutiva nº 2 do PL nº 364/09, do vereador Ronaldo Gontijo. O projeto "institui a ginástica laboral como prática obrigatória em todas as empresas que desenvolvam atividades que gerem esforço físico repetitivo", quer sejam essas empresas públicas ou privadas. A emenda substitutiva permite que as atividades possam ser ministradas não só por graduados em Educação Física, mas também por fisioterapeutas e terapeutas ocupacionais habilitados.

Temos também o Projeto de Lei nº 0139/2010, com o título de Ginástica Laboral em Empresas de Administração Pública e Privada, do Vereador Souza Santos, pela Câmara Municipal de São Paulo; e também a Lei nº 4.578, de 27 de dezembro de 2012, em Minas Gerais, que traz a obrigação da implantação da ginástica laboral nas empresas privadas e públicas do Município de Contagem, incluindo a obrigatoriedade aos trabalhadores na realização da prática diária da mesma.

Sabemos que muitas outras iniciativas irão surgir, até que se tenha o entendimento que, do ponto de vista financeiro-econômico, é melhor instituir a prática de maneira formal e colher a redução dos gastos públicos e privados depois.

SINONÍMIA

> "Se você quer ser feliz por uma hora, tire uma soneca;
> Por um dia, vá pescar;
> Por um mês, case-se;
> Por um ano, herde uma fortuna;
> Pela vida inteira, ajude os outros."
> *Provérbio chinês*

Segundo Houaiss (2007), *sinonímia* é a divisão na Semântica que estuda as palavras sinônimas, ou aquelas que possuem significado ou sentido semelhante. Essa ação também ocorre com a expressão ginástica laboral. Na literatura, encontramos várias denominações que versam sobre os exercícios preventivos e que exprimem o mesmo objetivo, ou seja, a realização de programas de prevenção de forma sistematizada e programada, através de exercícios com vínculo direto com os movimentos e posturas, realizados no posto de trabalho.

Esses exercícios têm a finalidade de promover a recuperação física, reconstrução, compensação, fortalecimento e equilíbrio de massas musculares sobrecarregadas por tarefas inerentes às ocupações/funções/atividades do trabalhador alvo dos programas de exercícios preventivos no trabalho, sem que essas alterações apresentem critérios de morbidades.

Transcrevemos a seguir, as denominações que correspondem aos exercícios preventivos no trabalho ou:

- Ginástica laborativa (Realce, 2001; Kolling, 1980);
- Ginástica preparatória ou pré-aplicada (Targa e Dias *apud* Cañete, 1996);
- Ginástica de aquecimento ou preparatória (Lima e cols., 2003);
- Cinesioprofilaxia (Faria Junior, 1960);
- Ginástica de compensação (Faria Junior, 1960; Cañete, 1996);
- Ginástica corretiva (Barros, 1984; Cañete, 1996);
- Ginástica preventiva (Ministério da Saúde, 1991);
- Ginástica matinal (Faria Junior, 1960);
- Ginástica compensatória ou pausa (Lima e cols., 2003);
- Ginástica de relaxamento ou final de expediente (Lima e cols., 2003);
- Ginástica de pausa (Vautrin, 1919; Laporte, 1970);
- Ginástica de condicionamento (Vautrin, 1919; Laporte, 1970);
- Ginástica de recondicionamento (Faria Junior, 1960);
- Ginástica de adequação (Faria Junior, 1960);
- Ginástica de empresas (Vautrin, 1919; Laporte, 1970);
- Ginástica empresarial (Ministério da Saúde, 1991);
- Ginástica do trabalhador (Ministério da Saúde, 1991);
- Ginástica laboral compensatória (Schimitz, 1981; Kolling, 1980);
- Ginástica de equilíbrio laboral (Vautrin, 1919; Laporte, 1970);
- Ginástica funcional ou programa de exercícios preventivos no trabalho (Ferreira, 2015).

Alguns dos termos utilizados são também empregados como fases de programas por vários autores.

O termo que expressa com maior fidedignidade o objetivo da prática de exercícios preventivos pelos trabalhadores é "Programa de Exercícios Preventivos no Trabalho", que no futuro próximo deverá ser compreendido como tal.

CAPÍTULO 8

Objetivos do Programa de Ginástica Laboral

"É preciso a noite para surgir o dia."
Oscar Niemeyer (1907-2012)

O primeiro compromisso dos exercícios preventivos no trabalho, organizados como ginástica laboral, é a promoção da inserção do trabalhador na atividade profissional, ainda na fase inicial do contrato de trabalho, preparando-o do ponto de vista muscular para realização de suas novas tarefas de maneira precisa, segura e sem fadiga. Os exercícios facilitam o processo de adaptação do trabalhador ao processo produtivo, prevenindo muitos tipos de problemas por inadequação da musculatura. Exemplificando esse objetivo, sugerimos que no primeiro dia de trabalho uma parte da jornada seja cumprida com as orientações sobre o fluxo, organização do trabalho, atos de segurança, filosofia e metas da empresa, observação do modo operatório de suas tarefas sob orientação de seu supervisor e, em período de tempo regressivo, possa realizar exercícios específicos para o alongamento adequado e fortalecimento dos grupos musculares que serão mais solicitados.

O tempo dos exercícios irá decrescendo, até que o período da jornada seja todo ocupado com as tarefas próprias de sua função/ocupação. Na Tabela 8.1 apresentamos um agrupamento de tarefas e tempos como sugestão. É necessário que cada empresa adeque essa tabela com as tarefas e setores que integram as atividades do trabalhador.

O tempo da jornada de trabalho de 8 horas deve ter inserção progressiva para preparo muscular e formação de *gesto profissional* reduzindo, assim, a probabilidade de desconforto no trabalhador. Outro objetivo do programa é a manutenção do patrimônio biológico dos trabalhadores, para que possam desenvolver suas tarefas com uso da tração, transporte manual

TABELA 8.1. Sugestões de inserção progressiva e formação do gesto profissional

TIPO DE ATIVIDADE	1º DIA	2º DIA	3º DIA	TEMPO/H 4º DIA	5º DIA	6º DIA	7º DIA
Orientações	2 h	1 h e 30 min	1 hora	30 min	30 min	30 min	–
Observação das tarefas	1 h	1 h	1 h	30 min	30 min	–	–
Realização das tarefas	2 h e 30 min	3 h	3 h e 30 min	4 h e 30 min	5 h	5 h e 30 min	6 h
Pausas e descansos	1 h e 30 min	1 h e 30 min	1 h e 30 min	1 h e 30 min	1 h e 30 min	1 h e 30 min	1 h e 30 min
Exercícios de adaptação	1 h	1 h	1 h	1 h	30 min	30 min	30 min

de cargas, posturas inadequadas e movimentos repetitivos em curto, médio e longo prazos, sem sofrer alterações dos tecidos que levam à quebra da homeostasia.

Além disso, os exercícios promoverão a redução da perda natural das habilidades pelo processo de envelhecimento, que se instala de forma insidiosa ainda na fase adulta jovem. Nessa fase, se houver o investimento com a aplicação dos exercícios a perda será mínima e haverá melhora da elasticidade dos tecidos moles, aumento da resistência muscular, redução dos impactos que possam trazer desvios da normalidade e, com isso, instala-se a prevenção de modo sistemático e regular, reduzindo as morbidades.

A execução desses exercícios, dentro do planejamento específico, envolve monitorização biológica através do controle da resposta motora individual, ou seja, deve ser realizada, periodicamente, a perimetria dos segmentos corporais, goniometria para verificar os ângulos articulares, identificação da força muscular por dinamometria ou, em último caso, pelo esfigmomanômetro adaptado. Além desses controles, deve ser realizada, também, a observação do comportamento sistêmico aos exercícios com a medida de pulso periférico, cálculo da gordura e grau da fadiga muscular. Esse tipo de monitorização norteia a evolução e aceitação do programa instituído, fornecendo critérios para reformulação, quando for necessário. O programa de exercícios preventivos no trabalho está vinculado às técnicas de prevenção e, como tal, deve ser utilizado adequando seu planejamento à prevenção aplicada aos trabalhadores hígidos ou com sequelas sem incapacidade. O programa de manutenção funcional, nos casos de portadores com patologias crônicas controladas, deve ser observado em períodos curtos quando não houver relato de sintomas. Lembramos que, os trabalhadores com morbidade ativa (com sinais e sintomas que resultem em redução da função) devem receber tratamento médico e desenvolver um programa de tratamento específico utilizando todos os recursos terapêuticos indicados, e quando forem indicados exercícios, devem ser realizados com assistência fisioterapêutica e excluídos da ginástica laboral, só podendo retornar após nova avaliação médica e fisioterapêutica.

OBJETIVOS GERAIS

> "A tarefa não é tanto ver aquilo que ninguém viu, mas pensar o que ninguém ainda pensou sobre aquilo que todo mundo vê."
> *Arthur Schopenhauer (1788-1860)*

Os objetivos gerais são focados no bem-estar do trabalhador, na redução dos erros humanos na realização das tarefas de coordenação motora fina após ampliação das habilidades com a aplicação da ginástica laboral específica para esse grupo de trabalhadores, como também a força, elasticidade, percepção háptica e outras. São aqueles alcançados pela prática dos exercícios mas, também, resultam da presença dos trabalhadores que acreditam na participação ativa para conquistar os benefícios para sua saúde e em seu compromisso com essa prática, dentro da regularidade e decorrente organização orgânica necessária. São muitos os benefícios sociais, psicológicos, físicos e mentais, apontados nos itens a seguir.

Melhora das relações interpessoais

A prática dos exercícios preventivos no trabalho é um momento de encontro de colegas e, geralmente, está associada ao benefício do convívio pessoal. Ocorre um despertar natural com motivação e eclosão dos valores positivos. Assim, podemos destacar a redução das atitudes de inibição, melhora da comunicação, respeito ao colega e aos limites de tempo, melhora da concentração, da criatividade, da afetividade, quebra da rotina e melhora das reações neuroendócrinas do organismo, entre outras.

Quebra da rotina (estresse ou monotonia)

A mudança de ambiente para a prática da ginástica laboral, na maioria das empresas, cria uma oportunidade de realizar a quebra da rotina, passando a ser em local diferente dos postos de trabalhos de seus participantes. Promover o levantar e caminhar até o local da ginástica laboral parece pouco, mas muda a composição do ambiente anterior.

Quando os exercícios ocorrem no mesmo ambiente de trabalho, não há grande rompimento da relação do modo operatório da ocupação/profissão, sendo necessária a criatividade com uso de equipamentos diferenciados para ampliação da adesão e o estímulo à realização dos exercícios.

Para minimizar este problema, devemos conscientizar o trabalhador, através de um processo contínuo de educação, para que dedique algum tempo para os exercícios e aprenda a valorizá-los, como fator importante na manutenção de sua saúde. Esse tempo, por menor que seja, entre 10 a 20 minutos, traduz sensação de liberdade, gerando estímulos diferentes e, na maioria das vezes, contribui para a formação de um vínculo emocional positivo.

Motivação

A sabedoria popular afirma que nosso corpo está melhor adaptado para a idade da pedra do que para a sociedade moderna, onde as demandas são mais psicológicas que físicas e a aceleração do estresse, algumas vezes, prejudica mais do que favorece. Essa afirmação nos faz entender a real necessidade dos exercícios de maneira planejada e associada a certos equipamentos, tais como bola com e sem peso, bastão, arco e outros com o mesmo objetivo, ajudando a diversificar a ação dos exercícios e estimular a curiosidade dos participantes.

Sempre que possível, devemos aliar ao exercício um tipo de música previamente selecionada conforme o objetivo a alcançar, como o relaxamento, agitação ou aumento do tônus. Por outro lado, é importante dizer que a simples realização, por si só, dos exercícios leva à motivação dos componentes do grupo.

Lembrar que, as palavras durante a realização da ginástica laboral podem ser milagrosas ou danosas, e devem ser respeitosas e estudadas antes da emissão. Para o trabalhador que falta sempre, ou chega atrasado, devemos parabenizá-lo em particular e nunca chamar sua atenção. Muitas vezes, essa atitude traz constrangimentos e o trabalhador não retorna.

Formação de hábitos e reforço positivo

"O hábito faz o monge" é o aforismo popular que expressa bem a situação em que fazemos alguma coisa sempre da mesma forma e no mesmo tempo, gerando *automatismo das ações* e a correspondente *memória* e registro no esquema corporal.

Assim, se o programa de exercícios preventivos ou ginástica laboral for colocado em prática de maneira sistemática, também gerará resposta de manutenção da capacidade funcional, memória, atualização do esquema corporal e equilíbrio. Temos como exemplo prático a formação do *gesto profissional*.

Sabemos em qual profissão aquela pessoa trabalha por muitos anos, devido a evidência através dos "hábitos e posturas que ele as mantêm".

A utilização de estímulos psicológicos e cinesiológicos deve ser inserida de forma paulatina, para estimular a participação e obter melhores resultados por parte dos participantes dos grupos de exercícios. A adesão deve ser voluntária, podendo ser realizada uma palestra com a demosntração dos objetivos e esclarecimento de dúvidas.

Exemplos:

1. Devemos *demonstrar a satisfação* com a presença dos trabalhadores, *sem lembrar a ausência de algum deles*. E quando esse *faltoso tiver retornado*, somente declarar a satisfação com sua participação, sem reforçar a sua ausência.
2. De igual modo, devemos proceder com os movimentos e posturas realizadas de maneira errada. *Devemos corrigi-las* sem chamar a atenção da pessoa, demonstrando de forma educativa cada movimento e sua sequência.
3. Outras formas de estímulo também devem ser inseridas, sempre procurando o bem-estar e a adaptação dos participantes do grupo ao programa de exercícios preventivos no trabalho, sem criar constrangimentos.

OBJETIVOS ESPECÍFICOS

> "Trabalhe como se não necessitasses de dinheiro,
> ame como se nunca te houvessem ferido
> e dance como se ninguém estivesse olhando."
> *José Maria de Eça de Queiroz ou Eça de Queiroz (1845-1900)*

Esses objetivos possuem vínculo direto com os exercícios selecionados de forma prévia em relação às solicitações das habilidades biológicas nos processos produtivos e suas tarefas. Devem ser aplicados em sequência lógica e seguir o planejamento da ginástica laboral.

Preparar para a função

Essa etapa é realizada quando os trabalhadores são admitidos na empresa e, apesar de ter recebido o *apto*, devem desenvolver os critérios cinesiofuncionais relacionados à execução das tarefas destinadas a sua função/ocupação. Os exercícios selecionados têm a finalidade da formação de hábitos, gestos profissionais e aumento da resistência à fadiga.

É a primeira etapa do programa de ginástica laboral para o grupo de recém-contratados. Essa técnica visa melhorar o potencial biológico do trabalhador e automação dos gestos profissionais, com redução do gasto energético humano e prevenção de doenças.

Exemplos:
1. Se o trabalhador vai desempenhar atividade de transporte manual de carga, mesmo que possua músculos aparentemente equilibrados e fortes, devemos prepará-lo para resistir à fadiga pela utilização progressiva de exercícios, controle da respiração e melhora no posicionamente de pega e do transporte, para evitar acidentes, empregar o tempo com posição de utilização com maior número de cadeias musculares atuando e reduzir os impactos sobre o corpo.
2. Por outro lado, se esse trabalhador possui tônus baixo ou for classificado como normal e com características hipotônicas, devemos empregar técnicas de normalização do tônus na maior parte do tempo dos exercícios e após, reduzido os alongamentos realizados com foco no aumento da elasticidade.

Assim, deve-se atuar na real necessidade de cada trabalhador. Esse tipo de trabalho tem o compromisso de direcionar os exercícios nos grupos musculares específicos e relacionados aos agonistas do posto de trabalho, relacionando-os aos critérios cinesiofuncionais à adequação da ginástica laboral.

Formar hábitos e gestos profissionais

Os postos de trabalho possuem tarefas que lhes são próprias, originando gestos profissionais e hábitos. Estes devem ser conhecidos de forma prévia e correlacionados aos critérios cinesiofuncionais dos trabalhadores, com o objetivo de estimular as ações automáticas com memória, redução do gasto energético e consequente redução da fadiga muscular. Quando o trabalhador inicia suas tarefas sem a realização do treinamento, há alta probabilidade de ocorrer acidentes por erro humano. Então, uma interpretação inadequada sobre o desempenho do trabalhador iniciante é atribuída. Na instituição do programa de ginástica laboral, pode-se proporcionar a utilização da sequência de movimentos e posturas de maneira gradual e, ao mesmo tempo, inserir a automatização dos mesmos.

O trabalhador, por sua vez, sente-se mais seguro na realização dos gestos e posturas, minimizando os acidentes e reduzindo a fadiga muscular, o que propicia ao trabalhador mostrar o seu real potencial.

Formação de hábitos

A formação de hábitos se dá por meio da realização de movimentos e posturas repetidas e com alimentação das diversas áreas do córtex cerebral interligando o sistema nervoso central e periférico da pessoa, formando uma imagem que é reformulada ou reforçada dinamicamente a cada segundo, por meio da realização e exteriorização desses movimentos e posturas com projeções pessoais capazes de identificar um indivíduo ou uma família. Esse padrão de movimentos e posturas pode gerar hábitos *negativos ou positivos*, razão pela qual se destaca esse aspecto. Esta técnica pode ser utilizada para reforçar as mudanças cinesioterapêuticas planejadas.

Hábitos negativos

São aqueles hábitos e posturas que são realizados com desvio exagerado da anatomia ou fisiologia e que acarretam desequilíbrio biomecânico e a quebra da homeostase, aumentando o índice de alterações musculares com processos dolorosos e consequentes atos e condições inseguros.

Exemplo: pessoas que se sentam sobre as pernas. Esse posicionamento dificulta o retorno venoso e arterial, interrompendo o fluxo de informações nervosas e sanguíneas. Esta situação é traduzida pela sensação de "dormência" ou parestesia, e só se desfazem quando há a sensação de ausência do membro. Muitos informam que "parece que o membro está dormindo e não quer acordar". *Não há doença presente, e sim hábito negativo de obstrução mecânica do funcionamento normal da perna.*

Hábitos positivos

São hábitos executados na realização de posturas que, quando adquiridos, facilitam a manutenção da homeostase orgânica e diminuem os acidentes com o trabalhador, reforçando as condições e os atos seguros no trabalho. Esses hábitos positivos alimentam o equilíbrio biomecânico e o estímulo positivo da homeostase, sendo registrado no esquema corporal do córtex cerebral.

Exemplo: pessoas que interrompem suas atividades para realizar alongamento com padrão de "espreguiçar" e repetem esses gestos muitas vezes ao dia. Esse comportamento auxilia o aumento da vascularização e promove o reequilíbrio das cadeias musculares, reduzindo o desconforto e dores por desuso.

Preservar/manter sensopercepção e massa muscular

Sabendo que os trabalhadores apresentam sensopercepção normal em todas as suas especificidades e massa muscular considerada excelente, a preocupação recai na elaboração de programa de ginástica laboral que promova a manutenção dessa condição, sendo seu objetivo principal. Para isso, deve ser elaborada uma atividade de verificação a cada seis meses, tendo em vista as modificações orgânicas sutis e algumas modificações no processo produtivo da empresa.

Desenvolver habilidades biológicas específicas

A preocupação, neste caso, está focada numa determinada habilidade com base neuroevolutiva, ou seja, estímulo ao desenvolvimento de funções sensoriais e/ou motoras nas sequências, para obtenção da melhora do equilíbrio entre elas e sua correlação com os critérios cinesiofuncionais da pessoa, principalmente, para os trabalhadores que desempenham tarefas em alturas.

A seguir, alguns desse critérios:

- Equilíbrio dinâmico segmentar;
- Equilíbrio dinâmico global;
- Equilíbrio dinâmico em posturas;
- Equilíbrio estático segmentar;
- Equilíbrio estático global;
- Equilíbrio estático em posturas;
- Coordenação motora grossa global;
- Coordenação motora grossa segmentar;
- Coordenação motora fina de extremidades;
- Resistência à fadiga;
- Formação de hábitos e gestos profissionais;
- Prontidão e atenção;
- Percepção háptica e telemétrica, e outros que se fizerem necessários.

Para melhorar o equilíbrio dinâmico segmentar, global e em posturas, bem como o equilíbrio estático segmentar, global e em posturas, haverá necessidade de intervir na realização de cada habilidade executada pelo trabalhador, pois cada uma delas contribui para a realização de diversas posturas e atua também sobre a força muscular resultante, quer seja estática ou dinâmica, levando a um estado de equilíbrio biomecânico fisiológico.

Na Figura 8.1, vemos dois braços: o primeiro segura um peso e realiza movimentos com deslocamento do braço em alavanca e movimento articular, sendo identificado como *movimento isotônico resistido*. O segundo braço está realizando contração muscular sem movimento articular, sendo identificado como esforço estático ou contração isométrica. Encontramos este tipo de movimento nas ações de segurar, carregar e iniciar movimentos que exigem força estática e posturas fixas.

Para melhorar os diversos tipos de equilíbrio, quer dinâmico segmentar, global e em posturas, estático segmentar, global e em posturas, haverá necessidade do estímulo dessa modalidade de forma regular. Para isso, podemos utilizar as transferências de posturas do Método Bobath, com aceleração dessas transferências ou permanência conforme a necessidade.

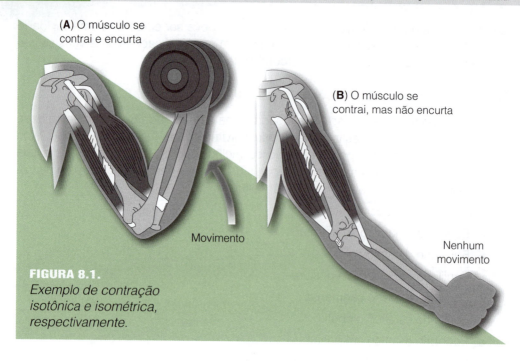

FIGURA 8.1.
Exemplo de contração isotônica e isométrica, respectivamente.

Função totalizadora no posto de trabalho

Esse tipo de exercício visa a redução de ações que podem levar ao erro humano e causar acidentes. São denominados "atos inseguros", e a maioria deles não traz lesão corporal ou perda material, mas precisam ser evitados dentro do modo operatório de uma determinada função/ocupação/atividade.

Lembramos que, muitos desses "atos inseguros" na realidade podem ser alterações subclínicas das habilidades biológicas que necessitam ser reequilibradas, ou ainda, desvio de atenção na execução das tarefas.

A série de exercícios da ginástica laboral, devidamente programada, tem o compromisso de desenvolver movimentos em sequência dentro do estímulo neuroevolutivo e seu automatismo, gerar movimentos com "erros" que podem ser reprogramados e, quando isso acontece, há redução do gasto energético do trabalhador, aumento da sua atenção e a precisão na realização dos movimentos.

A formação de hábitos nos movimentos realizados serão executados de forma precisa e automática (medular) pelo desenvolvimento da experiência pessoal, reduzindo significativamente os erros humanos e, assim, os acidentes.

CAPÍTULO 9

O Programa de Ginástica Laboral

"Reunir-se é um começo, permanecer juntos é um progresso e trabalhar juntos é um sucesso."
Henry Ford (1863-1947)

O programa agrega a possibilidade de realizar os exercícios utilizando o conhecimento técnico e a aplicação por hierarquia neurofisiológica por meio das diversas etapas do planejamento, associando a previsão orçamentária, seleção das ações, implantação, controle, revisão dos objetivos e readequação do próprio programa.

O QUE É UM PROGRAMA?

Em qualquer ação devemos ter em mente o objetivo do mesmo e, após sua escolha, definir o caminho a seguir para alcançá-lo. Segundo Houaiss (2005), a palavra "programa" foi inserida no vocabulário da língua portuguesa em 1789 com o significado de "partes escritas do que deverão compor a peça, espetáculo ou a programação". Já no Aurélio (2003), encontramos o seguinte significado: "escrita ou publicação em que anunciam e/ou descrevem os pormenores de um espetáculo" ou "exposição sumária das intenções ou projetos de um indivíduo, de um partido político ou de uma organização".

É imprescindível, portanto, haver o planejamento das ações que serão realizadas no programa, estabelecer sua adequação ao plano de trabalho, deve ser discutido e acordado pela equipe e, finalmente, aprovado pela direção da empresa, com assinatura do contrato de prestação de serviços ou contratação por legislação CLT.

Esse programa deverá ser montado e discutido com cada membro da organização que tenha interveniência no mesmo, para adoção de sua importância com a aprovação dos "formadores de opinião" da empresa onde vai ser implantado. Quando os "formadores de opinião" adotam uma causa, essa tem sucesso; quando não, o fracasso é certo.

Para o planejamento, existem muitos autores e etapas a serem seguidos, e o mais objetivo, ao meu ver, é o *ciclo de Deming*, descrito a seguir:

CICLO DEMING

Existem muitas técnicas que orientam o planejamento e a forma de um programa. Dentre eles, selecionamos como adequado o ciclo de Deming, citado em Waltson e Deming (1986), também denominado "ciclo PDSA". Neste ciclo consta a sequência lógica composta de quatro itens, que têm por objetivo oferecer uniformidade no procedimento das ações.

Outro ciclo, denominado "ciclo PDCA", idealizado por Shewhart e também divulgado por Deming, foi introduzido no Japão após a Segunda Guerra. Esses ciclos tem por finalidade tornar os processos mais claros e ágeis. Ambos os ciclos têm seus objetivos fixados pelas iniciais das palavras que compõe sua sigla. Desse modo, PDCA seria igual a *Plan*, *Do*, *Check*, *Act* e PDSA seria *Plan*, *Do*, *Study*, *Act*.

Que significam:

- *Plan* = planejar;
- *Do* = fazer;
- *Study* = estudar;
- *Check* = verificar;
- *Act* = ação ou agir.

O planejamento (planejar) é o estabelecimento das ações para melhorar uma atividade e deve ser seguido na sua execução (fazer). Deve-se então medir e estudar (verificar) os resultados e identificar se houve melhora. A ação (agir) deve ser uma adaptação aos objetivos e/ou melhoria. O consequente aprendizado deve ser implementado no planejamento de novas atividades.

O ciclo encontra-se ilustrado na Figura 9.1, a seguir, representando uma sequência dinâmica e sem início ou fim, traduzindo as ações de fazer, verificar, refazer e atingir o objetivo prescrito.

O ciclo de Deming (1986) ou Shewhart (1939; 1980) permite que uma empresa, ou instituição, possa promover a administração consciente com iniciativas de melhorias de forma disciplinada. É importante que haja um modelo de gestão que auxilie todo o processo de planejamento e implantação do programa de ginástica laboral, tornando-o um processo dinâmico e sistemático, onde cada atividade seja constantemente planejada, verificada e melhorada. A utilização do ciclo de Deming é uma forma útil de estruturar e acompanhar o programa de ginástica laboral nas empresas.

PONTOS IMPORTANTES PARA O PLANEJAMENTO DO PROGRAMA DE GINÁSTICA LABORAL

O planejamento do programa de exercícios na ginástica laboral está atrelado, principalmente, aos pontos a seguir:

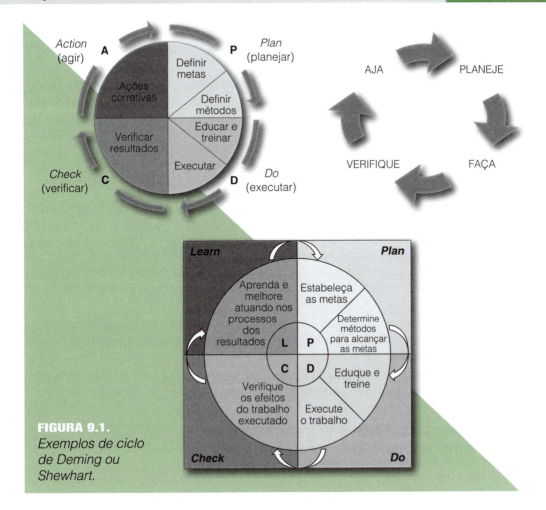

FIGURA 9.1.
Exemplos de ciclo de Deming ou Shewhart.

a) Critérios técnicos cinesiofuncionais específicos focados na análise dos movimentos e posturas realizados no posto de trabalho, com o cálculo correspondente dos exercícios necessários para promover relaxamento dos grupos predominantemente agonistas e fortalecimento dos grupos musculares predominantemente antagonistas.
b) Identificação do tipo de atividade predominante, com base na teoria das inteligências múltiplas, classificadas por Gardner (1994), e os tipos que se relacionam diretamente com o patrimônio físico, usados nos movimentos e posturas diários do trabalhador, relacionados aos critérios cinesiofuncionais das pessoas avaliadas, sendo norteador da seleção do método e tipo de motivação para a seleção dos exercícios. São elas:
- *Inteligência lógico-matemática* (com solicitação predominante da região têmporo-parieto-occipital);
- *Linguística* (área de Wernicke e Broca, região têmporo-parieto-occipital, hemisfério esquerdo);
- *Musical* (lobo temporal – hemisfério direito);

- *Corporal-cinestésica* (giro pós-central, córtex pré-motor);
- *Espacial* (região têmporo-parieto-occipital), interpessoal (lobos frontais) e intrapessoal (lobos frontais).

c) Possibilidade de *pausas no decurso da produção*, permitindo a saída do trabalhador de seu posto de trabalho para realizar os exercícios. A análise destes critérios permitirá a realização da seleção mais adequada dos exercícios a serem utilizados, contribuindo de maneira eficiente para a obtenção dos objetivos propostos.
d) Espaço físico possível para sua realização.
e) Critérios gerenciais.

A eficiente gestão de um programa depende não somente do conhecimento técnico mas, também, do conhecimento da filosofia e normas para o gerenciar das atividades desenvolvidas. O profissional responsável pela implantação do programa deverá ser capaz de elaborar, implantar, monitorar e avaliar diretrizes, sempre que houver mudança nos critérios técnicos descritos acima. Se não houver mudança no processo produtivo, poderemos realizar a reanálise do programa instituído, pelo menos, a cada ano.

Mas se houver qualquer mudança nos postos de trabalho, no *layout*, ferramentas, fluxo de processo, produtos manipulados e outros, deve-se retificar ou ratificar o programa imediatamente.

Lembrando que, o planejamento envolve orçamento e deve ser incluído em previsões orçamentárias com muita antecedência. Algumas vezes levam anos solicitando.

ETAPAS USUAIS PARA A ELABORAÇÃO DO PROGRAMA DE GINÁSTICA LABORAL

1. Visita técnica aos postos de trabalho para identificar os movimentos e posturas predominantes e o tempo destinado aos grupos musculares;
2. Classificação dos movimentos dentro dos padrões;
3. Planejamento dos exercícios ideais para cada grupo;
4. Demonstração e orientação dos exercícios;
5. Acompanhamento da resposta individual aos exercícios;
6. Reavaliação dos participantes e revisão do planejamento dos exercícios;
7. Acompanhamento quanto aos postos de trabalho. Qualquer modificação no processo produtivo, matérias-primas, sequência de produção, tipos de produto, mobiliário, ferramentas e outros tipos de modificações, ocorre em implicações no reconhecimento técnico dos critérios cinesiofuncionais, sendo necessária nova visita técnica e novo planejamento, refazendo os passos anteriores como se estivesse iniciando agora, para ratificar ou retificar os critérios para planejamento dos exercícios.

A ginástica laboral deve ser planejada, desenvolvida, implantada e acompanhada por equipe multiprofissional, onde cada profissional trará sua contribuição específica de grande importância para a saúde do trabalhador. Dentre esses profissionais podemos citar: o médico do trabalho, o fisioterapeuta, o engenheiro de segurança do trabalho, o enfermeiro, a nutricionista, o dentista, o técnico de segurança do trabalho, os supervisores de operações e outros que prestam informações quanto ao tipo de carga física e mental, e demais fatores que vão ter influência sobre o desempenho do trabalhador. Esses fatores devem ser previamente analisados, selecionados e ponderados pelo médico que realizará o exame de avaliação ocupacional do estado de saúde do trabalhador, seguido da análise cinesiofuncional pelo fisioterapeuta.

O papel do programa de ginástica laboral não é assistência fisioterapêutica com tratamento através do movimento e, sim, promover a saúde dos trabalhadores, bem como de prevenir a instalação de alterações mioligamentares e articulares, reequilibrando as cadeias musculares após a identificação das alterações cinesiofuncionais dos trabalhadores, mesmo aparentando estar saudável.

O tratamento fisioterapêutico, quando necessário, deverá ser realizado em separado do programa de ginástica laboral. A seleção dos trabalhadores para compor cada grupo, atenderá ao resultado do exame médico, identificação dos critérios cinesiofuncionais do trabalhador e a correlação com as solicitações dos postos de trabalho quanto às habilidades biológicas desses trabalhadores.

Depois dessa sequência, será realizada a seleção e identificação das ações isométricas, isotônicas, de alta frequência muscular e em qual grupo de ação, movimentos de repetitividade, postura inadequada de permanência, transferências de posturas com resistências e transporte manual de cargas, no qual esteja submetido o trabalhador, bem como a identificação dos padrões musculares solicitados pelo posto de trabalho.

Essas identificações devem ser relacionadas com o período de tempo, com as micropausas e pausas da jornada de maior sobrecarga de produção. Esse cálculo é planejado para elaboração do modelo inicial de exercícios para esse grupo de trabalhadores, levando em conta a evolução do grau de complexidade dos movimentos cinesiofuncionais.

CAPÍTULO 10

Seleção de Grupos Homogêneos para Ginástica Laboral

"O insucesso é apenas uma oportunidade para recomeçar de novo com mais inteligência."
Henry Ford (1863-1947)

Neste capítulo, o foco é a identificação, a seleção e a classificação relacionadas aos critérios cinesiofuncionais dos trabalhadores quanto ao *patrimônio biológico pessoal*, correlacionado-os às solicitações das tarefas em cada posto de trabalho para compor grupos específicos para a prática da ginástica laboral.

Essa avaliação é realizada com base na analogia técnica utilizada na identificação do reconhecimento do risco. Esse procedimento foi estabelecido em relação à avaliação do benzeno nos ambientes de trabalho, pela Instrução Normativa nº 1, de 20/12/1995 da SST, promovendo a aceitação da expressão *Grupo Homogêneo de Exposição* (*GHE*). Embora seu objetivo fosse o benzeno, a obervação instituída para criação de grupos com a maioria das características semelhantes foi louvável, sendo adotada para análise de outros riscos à saúde.

Razão pela qual adotamos esse mesmo conceito para a formação de grupos, para avaliação das habilidades biológicas que sejam semelhantes e possam fazer a prática da ginástica laboral na mesma sessão. A análise prévia dos movimentos e posturas nos postos de trabalho pode identificar os critérios cinesiofuncionais semelhantes em diversas tarefas, e a seleção dos exercícios de reequilíbrio para a minimização dos efeitos da involução humana sem a presença de patologias.

Na visita técnica aos postos de trabalho, a identificação dos tipos de tarefas realizadas no processo produtivo alvo traz a sequência em "padrões" ou "células", ou seja, microprocessos que se repetem facilitando a técnica de agrupamento dos trabalhadores, denominada de *Grupo Homogênio de Avaliação* (*GHA*).

O *GHA* é composto por trabalhadores com características identificadas no posto de trabalho e que utilizam as mesmas habilidades mínimas para execução das tarefas inerentes ao posto de trabalho alvo, em quantidade e qualidade, com correlação das mesmas habilidades dentro do potencial individual nos critérios cinesiofuncionais desses trabalhadores. Assim, ocorre a facilitação da seleção dos exercícios mais apropriados para promover o reequilíbrio das cadeias musculares.

A esse agrupamento de trabalhadores com mesmo tipo de patrimônio pessoal denominamos *GHE* (Grupo Homogêneo de Exercícios), que serão selecionados para compor os exercícios necessários à prática da ginástica laboral.

Para a formação de cada grupo, os trabalhadores deverão ter os mesmos critérios de solicitação biológica com elegibilidade prévia. Fato que irá facilitar a execução dos exercícios em grupos de trabalhadores semelhantes (homogêneos) reduzindo os erros de planejamento, tempo desnecessário e aumento do custo na avaliação e execução dos exercícios.

ELEGIBILIDADE DO TRABALHADOR PARA COMPOR GRUPOS DE GINÁSTICA LABORAL

A elegibilidade é o mecanismo que aprova a inclusão do trabalhador nos grupos específicos para a prática da ginástica laboral. Essa eleição é gerada pelos critérios identificados na seleção das habilidades biológicas relacionadas às ações cinesiofuncionais das tarefas realizadas.

Para que haja a aplicação dos exercícios de forma mais eficaz, deverá ser utilizada a matriz de exercícios dentro do padrão neutro com o objetivo de adequar, de forma progressiva, os benefícios para os trabalhadores. A matriz dos exercícios foram descritas no Capítulo 4. Lembrando que, o *padrão neutro* é aquele que tem sua postura iniciada na linha média e que associa ampliação das angulações, inserção dos planos com tangenciamento destes, tempo de permanência progressiva, uso de resistência e pesos também progressiva, sem deixar de lado a elasticidade, coordenação motora, equilíbrio dinâmico e estático, e o esquema corporal. A progressão dos exercícios está atrelada à matriz e seus padrões, iniciando no padrão neutro e evoluindo para o padrão flexor ou extensor, dependendo da análise de cada caso.

Os exercícios preventivos, aplicados na ginástica laboral, podem ser praticados por trabalhadores de todas as idades, com doenças crônicas controladas, deficientes sensoriais, mentais, físicos, melhor idade, grávidas e outras situações. Entretanto, é preciso ter em mente que, antes da sua realização, os trabalhadores devem ser avaliados de forma detalhada:

- Médico do trabalho, primeiro responsável pela indicação do tipo de capacidade laborativa e a emissão do *apto*. Nesse documento com validade, há o reconhecimento, de forma clara, para a realização dos movimentos nos postos de trabalho, que serão a base dos exercícios na ginásica laboral;
- Fisioterapeuta, é o segundo responsável pela avaliação dos critérios cinesiofuncionais predominantes no posto de trabalho, planejamento do reequilíbrio das cadeias musculares e posterior seleção da matriz de exercícios, seus graus de complexidade e progressão programada para cada *GHE*;
- No decorrer das jornadas, o trabalhador pode apresentar situações nas quais há contraindicação para a prática da ginástica laboral. Então, este deverá ser orientado para avaliação médica.

CLASSIFICAÇÃO DO PATRIMÔNIO BIOLÓGICO DO TRABALHADOR

O patrimônio biológico da pessoa reúne as habilidades em potencial, mesmo aquelas que não foram desenvolvidas, mas que são natas. Essa classificação tem como objetivo fazer o agrupamento dos participantes, para a prática da ginástica, com características semelhantes nas solicitações biológicas mínimas em tarefas nos seus postos de trabalho.

Esse perfil permite a redução de erros na seleção de exercícios preventivos que respeitam as características do patrimônio biológico e da condição pessoal em seus níveis de complexidade. Traz as habilidades com a correlação cinesiofuncional e o perfil solicitado pelo processo produtivo. O confronto desse conhecimento é a base da seleção dos exercícios com objetivo de reequilíbrio das cadeias musculares na formação do gesto profissional inerente ao processo de trabalho, resultando na redução dos impactos orgânicos provenientes das tarefas e da evolução cronológica dos trabalhadores.

Na classificação, foram criados seis grupos homogêneos de trabalhadores para a prática dos exercícios, descritos a seguir:

GHETHI – Grupo Homogêneo para Exercícios em Trabalhador Hígido e Ideal para sua função

Consideramos trabalhador ideal aquele que possui as habilidades biológicas mínimas necessárias para a realização das tarefas específicas ao posto de trabalho, somadas ao conhecimento e à habilidade adquirida pelo desempenho da função em experiência anterior e que não seja portador de doença ativa, crônica ou compensada, que possa trazer incompatibilidade física com o exercício do trabalho, e ser agrupado com outros de mesma condição para realização do programa de ginástica laboral.

Exemplo: trabalhador que possui força muscular suficiente para o trabalho de transporte manual de carga, elasticidade e flexibilidade, arcos completos de movimentos e resistência à fadiga, sendo necessário exercícios de reequilíbrio das cadeias musculares e reavaliação semestral para ratificação ou retificação da condição cinesiofuncional do mesmo.

GHEHT – Grupo Homogêneo para Exercícios em Trabalhador Hígido e Treinável

Nesse grupo são inseridos os trabalhadores sem experiência prévia, ou seja, aqueles que não possuem a frequência de uso do aparelho locomotor com gestos profissionais daquela ocupação e necessitam de treinamento para ampliação da resistência à fadiga muscular. Os participantes deste grupo possuem todos os critérios cinesiofuncionais que necessitam, e desenvolverão o gesto profissional e a evolução das habilidades, com baixa probabilidade de erro humano. Mesmo assim, devem ser inseridos os exercícios de prevenção e manutenção do estado de saúde desses trabalhadores.

Exemplo: trabalhador jovem sem histórico de doenças, com critérios cinesiofuncionais próximos aos padrões de normalidade e correlação com as habilidades para o posto de trabalho que desempenhará suas funções. Entretanto, necessita de exercícios para ampliação da coordenação motora fina específica para a função, melhoria da resistência à fadiga muscular, aceleração das respostas musculares no padrão de tarefas da função ou ocupação alvo. Após um curto programa de exercícios, obterá o mesmo nível de habilidade dos outros profissionais dentro de tempo de variação individual, sem apresentar alterações quando estimulado por exercícios de reequilíbrio funcional.

GHETILR – Grupo Homogêneo para Exercícios em Trabalhador não Hígido e com Lesão Residual

Trabalhadores com lesões corporais ou portadores de doenças crônicas compensadas mas que, mesmo assim, possuem os critérios cinesiofuncionais mínimos para realizar todas as tarefas solicitadas pelo posto de trabalho alvo, devem ser inseridos de forma temporal progressiva com apoio de pausas e micropausas na jornada de trabalho, alongamentos específicos e exercícios de reequilíbrio bioenergético funcional.

Exemplo: trabalhadores que apresentam algum tipo de doença controlada como, por exemplo, hipertensão moderada a grave, diabetes, artrose, gota, condrocalcinose e outras, que apresentam bloqueios articulares ou limitações de grupos musculares nos quais essas condições não interferem na capacidade laboral durante a jornada. Nesse caso, é necessário estabelecer um programa de exercícios para a compensação das limitações, visando a melhora das ações sociais e manutenção de sua capacidade residual na medida do possível; porém, com maior atenção na orientação dos alongamentos periódicos e obediência às pausas e micropausas, com alternância das cadeias musculares.

GHETR – Grupo Homogêneo para Exercícios em Trabalhador com Restrições funcionais e não laborais

Os trabalhadores caracterizados nesse grupo, geralmente, são oriundos de vagas em cotas por deficiências e para isso, em sua maioria, são inseridos em postos de trabalhos especiais, ou denominados *postos verdes*, onde as tarefas são modificadas na dependência das limitações do trabalhador. Postos verdes são planejados para a adequação de uma determinada deficiência e, com isso, a inserção é segura. Nesse caso, encontramos trabalhadores que possuem lesão corporal e doenças ativas que impedem a execução de determinadas tarefas. A atividade laborativa pode ser realizada de outra maneira ou, ainda, ser auxiliada por aparelhos adaptadores que facilitam a execução das tarefas. Devem ser treinados visando a criação do gesto profissional com a adaptação necessária ao uso dos equipamentos auxiliadores.

Exemplo: trabalhador que apresenta doença ativa como, por exemplo, o glaucoma com redução da acuidade visual e campo de visão em "túnel". Realizará tarefas pertinentes ao cargo/função, utilizando equipamentos adaptadores para ampliação da área de leitura, facilitando a realização das tarefas que estão vinculadas ao ato de ler. Esse trabalhador só pode ser inserido em grupo de pessoas com as mesmas deficiências ou com exercícios aplicados de forma individual.

GHETRea – Grupo Homogêneo para Exercícios em Trabalhador Reabilitado

É aquele que possui contrato de trabalho com a empresa, amparado pela legislação trabalhista e previdenciária na Lei nº 8.213/91 e no Decreto nº 3.048/99 e que, no curso deste contrato, veio a sofrer:
- Acidente de trabalho típico, ou seja, dentro da empresa;

- Acidente de trajeto – aquele que ocorre entre o deslocamento de sua residência ao local de trabalho, e deste para sua residência;
- Doença ocupacional, com afastamento para tratamento médico e/ou fisoterapêutico e de outras áreas da saúde. Retorna para a empresa, na maioria das vezes, com lesões residuais que não permitem sua reintegracão na função que exercia anteriormente. Sendo realizada a troca de função, passa a ser portador de capacidade laborativa para outras funções/atividades. Essa de troca de função é um processo complexo e tem variações, caso a caso, mas todas têm participação da equipe do INSS. No retorno à empresa, o trabalhador é avaliado pelo médico do trabalho, que relaciona as funções oferecidas pela empresa com a capacidade laboral e realiza o exame ocupacional de troca de função. Quando receber o *apto*, deverá ser conduzido como se fosse um trabalhador na admissão da nova função. Deverá ser avaliado e enquadrado no grupo, dependendo de suas limitações. Se não houver grupo, deverá ter sua prática individual, incluindo a formação dos novos gestos profissionais, orientação para alongamentos específicos e troca de grupos musculares para reequilíbrio orgânico.

Exemplo: trabalhadores que sofreram algum acidente ou enfermidade e retornam apresentando sequelas que os impedem de continuar nas tarefas anteriores, apesar do tratamento a que foram submetidos. O programa de exercícios preventivos no trabalho terá como objetivo melhorar os critérios cinesiofuncionais e reequilibrar a capacidade residual, potencializando-a com associação à formação de novos gestos profissionais.

GHETDH – Grupo Homogêneo para Exercícios em Trabalhador Deficiente Habilitado

Esse grupo de trabalhadores possui amparo legal de reserva de mercado, descrito em Lei nº 7.853/1989, Decreto nº 3.298/1999, Lei nº 8.213/91, Decreto nº 3.048/99 e Decreto nº 5.296/2004, sendo associada a adequação dos postos de trabalho, rotas de locomoção e de fuga e segurança, previstas na NBR 9050, que fornece descrição da infraestrutura para todas as ações de todos os trabalhadores.

Esse grupo é composto por pessoas que foram acometidas, em sua infância ou até a adolescência, de doenças que deixaram lesões corporais e, mesmo assim, venceram as barreiras sociais, urbanas, preconceitos e suas próprias barreiras pessoais, conquistando a instrução e profissionalização. Possuem amparo por legislação específica e fazem jus a reserva de mercado. Essa reserva facilita o contrato de trabalho com características próprias para a seleção, sabendo que, para isso, as adequações de acessibilidade estejam presentes. Mesmo assim, devem possuir habilidades biológicas específicas que possibilitem a realização das tarefas, mesmo nos postos de trabalho adaptados ou planejados.

Exemplo: os exercícios na ginástica laboral têm o papel de ampliar as condições cinesiofuncionais das pessoas deficientes na realização da ginástica laboral individual, se não houver mais trabalhadores com os mesmos tipos de limitações. Mesmo dentro das limitações, esses trabalhadores deverão ser auxiliados na formação do gesto profissional, alongamentos específicos e orientação de uso das cadeias musculares alternando suas ações.

Notas técnicas:

1. A importância da identificação das habilidades biológicas mínimas para a seleção dos trabalhadores, na formação dos grupos, traz a fundamentação para a ginástica laboral.

2. Cada trabalhador possui qualificação e quantificação biológica mínima, ou seja, fração da habilidade total, parte que é utilizada para o desempenho de suas tarefas, sendo considerada a capacidade laboral. Desta forma, a probabilidade de desenvolvimento de doenças é discutível. Porém, se ao contrário, o trabalhador apresenta déficit de massa muscular, tônus baixo, teremos como consequência várias alterações e pouca resistência à fadiga. A alteração mais vivenciada foi a instabilidade articular, atrelada a eventos de repetidas entorses, distensões, subluxações e luxações. Essa instabilidade articular decorre do maior grau de "liberdade de movimento". Para cada atividade, as exigências mioligamentares, alvo dos exercícios preventivos, são diferentes, seja em qualidade de força, coordenação motora, elasticidade, amplitude articular, trofismo e quantidade de movimentos e posturas realizadas num determinado tempo.

Na prática diária, há uma relação muito próxima entre a presença de quadros clínicos de dor e a presença de tônus baixo. Trabalhadores com hipotonia apresentam instabilidade articular; desse modo, os episódios de entorses, distensões, subluxações e até luxações, dão uma contribuição estatística de maior expressão, pois o grau de liberdade dos movimentos está acima do reconhecimento da própria articulação e a utilização dos braços como alavanca, sem estabilidade, realiza a distribuição das forças fora do padrão de normalidade, trazendo desconforto, dor e alterações funcionais.

O inverso também foi por nós presenciado, quando o tônus está em estado muito elevado ocorre a restrição da "liberdade dos movimentos articulares", resultando em contratura muscular e bloqueio articular em grau variado, na dependência direta do grau da hipertonia.

Nota: Nesses casos, o trabalhador necessita de tratamento fisioterapêutico para normalização de tônus e, somente após apresentar sua normalização, poderá ser reinserido no programa de ginástica laboral.

CAPÍTULO 11

Estudo do Posto de Trabalho

"Aquilo que pedimos aos céus, na maioria das vezes, encontra-se em nossas mãos."
William Shakespeare (1564-1616)

A análise do posto de trabalho é de fundamental importância, tendo em vista que a existência entre a solicitação das habilidades biológicas e a execução das tarefas traz o objetivo de reequilíbrio das cadeias musculares. Essa é a fundamentação necessária para o norteamento e seleção do tipo de exercício preventivo a ser inserido no programa de ginástica laboral.

- O *primeiro passo* é de grande importância e recai na seleção do dia da realização da visita técnica. Esse dia deverá ser o de maior solicitação de produção, uma vez que as tarefas possuem alta frequência, e a análise beneficiará a prevenção;
- *Realizar várias visitas* – a observação dos movimentos e posturas predominantes deve ser repetida até que você se torne "invisível" e os trabalhadores se sintam à vontade;
- *Cronoanálise* – quantifica o tempo destinado a cada tarefa, pausa, micropausa e o uso das habilidades biológicas, qualitativa e quantitativamente, em trabalhadores com experiência por mais de um ano no posto de trabalho;
- *Criar lista de tarefas do processo produtivo* – deve ser elaborada, previamente, para observação dos principais pontos com base na descrição de atividades fornecida pela empresa. Lembrando que, existem tarefas prescritas e trabalho real. O trabalho prescrito, na maioria das vezes, está em três locais: setor de recursos humanos ou gestão de pessoas, serviço médico e setor de engenharia de segurança. Muitas vezes as tarefas são as

mesmas, sob "óticas" diferentes. Cabe a observação do processo produtivo real, anotações com identificação de cada detalhe e qual trabalhador foi observado e avaliado;
- *Reavaliar periodicamente* as informações.

A seguir, roteiro sugerido para análise do posto de trabalho:
- Identificação qualitativa e quantitativa dos movimentos e posturas, com base em protocolos validados;
- Cronoanálise dos movimentos e posturas do posto de trabalho;
- Identificação do padrão muscular predominante;
- Verificação dos movimentos e posturas com maior porcentual de tempo em ação fora do padrão fisiológico;
- Identificação dos grupos musculares específicos com necessidade de fortalecimento;
- Seleção dos tipos de alongamentos que serão necessários.

Os critérios identificados pela análise do posto de trabalho promovem subsídios reais para elaboração do programa de exercícios preventivos norteando a classificação do tipo, frequência, duração e sequência. Essa estrutura formulada irá compor o planejamento, de forma consciente e com base científica, apresentando a seleção necessária das sequências de movimentos e posturas. Os exercícios deverão ser sistematizados em etapas com objetivos a curto, médio e longo prazos. Deverão ser modificados de forma dinâmica, conforme a necessidade do modo de operar o posto de trabalho.

A cada mudança do posto de trabalho, do processo produtivo ou reorganização do mesmo, deverá ocorrer nova avaliação dos movimentos e posturas predominantes, ratificando ou retificando os exercícios já preconizados para promover a melhoria e desenvolvimento do aparelho locomotor dos participantes de cada grupo, atingindo a adaptação biológica considerada boa aos exercícios. Os critérios selecionados para o controle da adaptação de resposta biológica aos exercícios utilizados na avaliação inicial devem ser os mesmos nas reavaliações, podendo ser modificados por novos critérios com maior confiabilidade.

AVALIAÇÃO DO POSTO DE TRABALHO

A identificação é feita através do conhecimento do organograma da empresa e fluxograma do processo produtivo, podendo o posto de trabalho ser único ou de múltiplas funções. Entendemos como único aquele que realiza as mesmas tarefas durante toda a jornada de trabalho, e estas são repetidas por muitos dias e até anos. As múltiplas funções são caracterizadas pela execução de tarefas diferentes no mesmo posto de trabalho ou em vários ambientes, dentro ou fora da empresa. A descrição para a fundamentação da ginástica laboral deve ter foco nas posturas e movimentos. *Exemplo:* auxiliar de almoxarifado (ou almoxarife).

Descrição sumária das atividades do almoxarife está contida na Classificação Brasileira de Ocupações (CBO, 2004) na qual destacamos as tarefas realizadas de forma habitual:
- Recepciona pessoas e mercadorias diversas, confere notas e recibos;

- Armazena produtos em prateleiras, caixas, armazéns, silos e depósitos;
- Faz lançamentos da movimentação de entrada e saída dos produtos;
- Solicita compra ou informa sua necessidade;
- Distribui produtos e materiais que foram solicitados;
- Organiza o almoxarifado para facilitar a movimentação dos itens e mantém a higienização do ambiente;
- Passa o trabalho para seu sucessor, no horário, ou substituto, nas férias.

Atua nas mais variadas atividades econômicas onde haja armazenamento e movimentação de mercadorias, tais como: indústria, comércio atacadista, construção civil. Trabalha como assalariado, na maioria das vezes, com carteira assinada; organiza-se em equipe sob supervisão permanente, em ambientes fechados, exceto o balanceiro que também trabalha a céu aberto, em estradas. O horário de trabalho pode ser diurno, noturno ou em rodízio de turnos. Há situações em que os armazenistas trabalham confinados e os balanceiros com movimentação de cargas, expostos a ruído intenso (níveis elevados de pressão sonora), fumaça, poeira, altas e baixas temperaturas, mas essa situação é ocasional.

A seguir, estão listadas áreas de atividade:
- Recepcionar produtos;
- Conferir produtos e materiais;
- Registrar documentos de lançamentos;
- Armazenar produtos, materiais e preparar volumes;
- Distribuir produtos, materiais e preparar volumes;
- Controle de estoque;
- Organizar o almoxarifado.

O almoxarife realiza a retirada e colocação das caixas, em geral, usando as seguintes formas: escada de apoio anterior (oferece maior esforço), escada de angulação (oferece menor esforço do que a escada de apoio anterior), rampa (menor esforço que as escadas) e plataforma hidráulica (com menor esforço).

Para o desempenho dessas atividades, há a necessidade de um patrimônio muscular com resistência à fadiga e boa força muscular. Esse patrimônio é uma condição física e mental recebida por herança genética, sendo identificada como habilidade individual que, no caso específico, compreende a sensopercepção, tônus, contratilidade, plasticidade, elasticidade, coordenação motora, força muscular, ação telemétrica, barestésica e outras.

Nesse caso, devemos focar os movimentos dos membros superiores, cintura escapular, pescoço, tronco e membros inferiores, ou seja, todo o corpo.

Esse patrimônio biológico poderá ser mais bem desenvolvido com a realização diária dos exercícios preventivos na ginástica laboral.

Exemplo de exercícios que podem ser planejados para esse trabalhador:
- Podemos utilizar trabalho com peso ou trabalho com predomínio da isotonia. Por exemplo: exercícios utilizando halter, bola de vários pesos e similares;
- Trabalho muscular sem peso, só com resistência (isometria). Por exemplo: trabalhadores fornecendo resistência um ao outro.

O trabalhador deve possuir habilidades como a coordenação motora, elasticidade, força muscular, arco de movimento, acuidade visual, acuidade auditiva, olfato, gustação, ação telemétrica, barestésica e outras, que lhe proporcionam o poder da realização de tarefas específicas de uma determinada profissão ou ocupação. Podendo ser reconhecidas e equiparadas como instrumentos de trabalho. Aqui, enfocaremos apenas aquelas relacionadas com os movimentos e posturas. Por exemplo: extrair, cortar, encaixar, pintar etc.

CRONOANÁLISE DOS MOVIMENTOS E POSTURAS NO POSTO DE TRABALHO

É a medida do tempo despendido na realização de determinado movimento e/ou postura, ou sequência de movimentos, com a identificação dos grupos musculares principais responsáveis pelas ações. Deve ser repetida até que se tenha certeza do perfil base para a seleção dos movimentos e posturas e, então, inserir o reequilíbrio corporal.

Exemplo: o trabalhador de uma empresa de produção de placas eletrônicas, com jornada de trabalho de oito horas, executa suas tarefas na postura sentada em frente a uma esteira e sua atividade principal é retirar, da esteira, peças com defeito. Com essa finalidade, faz inspeção visual e localiza a peça com defeito, retirando-a com a mão direita através do movimento de pinça digital entre o 1º e o 2º quirodáctilos. Essa tarefa é repetida durante três horas por dia em intervalos variados, mas nunca menores que vinte minutos. Desse modo, esse tempo de três horas, ocupa 37% da jornada de trabalho. A postura sentada está presente durante o tempo efetivo de trabalho, de oito horas. Há redução de uma hora para o almoço e mais trinta minutos, divididos em dois períodos, para lanche e necessidades fisiológicas. Portanto, o tempo final disponível é de seis horas e trinta minutos, ocupando 78% da jornada de trabalho. Pode-se, então, deduzir que o trabalhador utiliza cerca de seis horas para as ações de estabilização do tronco e três horas para pinça bidigital do 1º com 2º dedos da mão direita. Essa situação nos dá fundamentos para o programa de exercícios ao indicar a necessidade, por exemplo, de alongamento dos músculos antigravitacionais do tronco e dos flexores do 1º dedo com o 2º dedo. Usando o exemplo acima, identificamos a utilização do padrão flexor durante a atividade profissional desenvolvida.

ROTEIROS VALIDADOS

São vários os roteiros disponíveis em base de dados. O roteiro aqui transcrito foi elaborado e disponibilizado no portal http://ergoltda.com.br/checklist/index.html (acesso em 21/01/2014) pelo Dr. Hudson Couto, médico do trabalho, estudioso de longa data das questões de preservação da saúde do trabalhador. Lembramos que o roteiro serve para avaliar a postura, e os movimentos devem ser anotados com detalhamento.

Checklist para avaliação simplificada das condições biomecânicas do posto de trabalho | versão de 2013, de Hudson Couto (Tabela 11.1)

O doutor Hudson Couto faz uma recomendação: "Atenção: esta ferramenta não deve ser usada para definir se um trabalhador está ou não em risco de lesão da coluna

TABELA 11.1. *Checklist* para avaliação simplificada das condições biomecânicas do posto de trabalho

1	A bancada de trabalho/máquina está localizada em altura correta (trabalho pesado: altura do púbis; trabalho moderado, altura do cotovelo; trabalho de alta precisão ou exatidão: linha mamilar)?	Não (0)	Sim (1)
2	A bancada/máquina tem regulagem de altura de forma a possibilitar ao trabalhador adequar a altura do posto de trabalho à sua? (No caso de trabalhar sentado, considerar a regulagem da altura da cadeira).	Não (0)	Sim (1)
3	Tem-se que sustentar pesos com os membros superiores para evitar seu deslocamento (seja na vertical, seja na horizontal)?	Sim (0)	Não (1)
4	É necessário apertar pedais estando de pé, em frequência maior que três vezes por minuto?	Sim (0)	Não (1)
5	O trabalho exige a elevação frequente dos braços acima do nível dos ombros?	Sim (0)	Não (1)
6	Fica-se de pé, parado, durante a maior parte da jornada?	Sim (0)	Não (1)
7	No caso de se trabalhar sentado, há espaço suficiente para as pernas?	Não (0)	Sim (1) ou Não se aplica (1)
8	A cadeira tem inclinação correta, compatível com o trabalho executado?	Não (0)	Sim (1) ou Não se aplica (1)
9	O corpo trabalha no eixo vertical natural ou em ângulo de 100° entre as coxas e o tronco (no caso de trabalho sentado)?	Não (0)	Sim (1)
10	Há carregamento de matéria-prima, componentes ou peças de forma importante?	Sim (0)	Não (1)
11	Os membros superiores têm que permanecer suspensos, sem apoio adequado?	Sim (0)	Não (1)
12	Durante a atividade, o corpo permanece simétrico sem desvios laterais ou trações?	Não (0)	Sim (1)
13	O pescoço fica excessivamente fletido ou estendido?	Sim (0)	Não (1)
14	Os objetos e materiais de uso frequente estão dentro da área de alcance?	Não (0)	Sim (1)

Somatório das questões de 1 a 14 – Exigências do posto de trabalho.

vertebral, nem para determinar nexo entre um distúrbio ou lesão e seu trabalho. Esse tipo de conclusão depende de uma análise detalhada da exposição ocupacional. Também não deve ser usada como ferramenta única em análise ergonômica.

Critério de interpretação da exigência do posto de trabalho (Tabela 11.2)

Esse roteiro foi transcrito para sinalizar a correlação entre a análise do posto de trabalho e a seleção de ações cinético-funcionais necessárias ao reequilíbrio dos tecidos moles, incluindo os grupos musculares. Todos os itens abordados na análise têm o objetivo de verificar se há ação natural dos movimentos e das posturas. No

TABELA 11.2. Critério de interpretação da exigência do posto de trabalho	
13 a 14 pontos	Condição biomecânica excelente
10 a 12 pontos	Boa condição biomecânica
8 a 9 pontos	Condição biomecânica razoável
4 a 7 pontos	Condição biomecânica ruim
Menos de 4 pontos	Condição biomecânica péssima

levantamento para a elaboração da ginástica laboral, as situações de sustentação, tração, rotação ou transporte de pesos, deverão ser correlacionadas com alongamentos e relaxamento dos grupos musculares envolvidos nessas ações e seus antagonistas alongados, e depois fortalecidos para favorecer o equilíbrio das cadeias musculares. Em cada item apontado na análise biomecânica deve ser acrescentada a análise cinética, procurando entender quem está alongado excessivamente. Então, deve ser relaxado e os grupos antagonistas fortalecidos. E o inverso é verdadeiro. Logo, um roteiro de análise biomecânica oferece facilidade na identificação dos desvios da ação natural e, com isso, vem a recomendação para prevenção através dos estímulos das cadeias musculares, dentro de cada necessidade identificada.

Nota: Muitos roteiros existem na literatura, e o mais correto é a elaboração do roteiro específico do posto de trabalho que está sendo analisado.

"É preciso a noite para surgir o dia."
Oscar Niemeyer (1907-2012)

Capítulo 12

Controle Biológico na Ginástica Laboral

"Temos que subir a montanha como velhos para chegar como jovens."
Confúcio (551 a.C.-479 a.C.)

A ginástica laboral é um conjunto de exercícios selecionados com planejamento prévio e, como tal, promove modificações orgânicas com o objetivo de promover o reequilíbrio. Será prudente a identificação dessas modificações periodicamente em cada um dos participantes. Sabendo que o trabalhador já foi examinado pelo médico do trabalho, admite-se o ASO (Atestado de Saúde Ocupacional), documento oficial de identificação da capacidade laboral, de igual forma para a realização dos exercícios na ginástica laboral, tendo em vista que os movimentos e posturas são relacionados com as execuções das tarefas em seu posto de trabalho. Fazendo essa analogia, o ASO também reconhece a condição clínica para a prática da ginástica laboral. Lembrando apenas que o ASO deve estar dentro de sua validade, e se esse documento estiver fora da data ou próximo do seu vencimento é melhor solicitar que o trabalhador seja reexaminado para melhor condução da ginástica laboral.

O controle biológico para verificação da resposta orgânica aos exercícios na ginástica laboral pode ser realizado através de diversos critérios. Dentre eles, a verificação da relação entre a perfusão sanguínea, curva da oxiemoglobina, volumes e a capacidade pulmonar, ergometria e exames complementares de alta resolução. Porém, todos esses dependem do apoio laboratorial que gera um razoável dispêndio. Quando a empresa possui orçamento disponível para esse acompanhamento é possível realizá-lo em parceria com o médico do trabalho.

As avaliações simples, sem haver prejuízo para a qualidade do controle da resposta orgânica dos participantes na ginástica laboral, podem ser uma prática periódica com utilização das medidas dos sinais vitais: pulso e pressão arterial; e medidas de critérios de habilidades biológicas relacionadas ao aparelho locomotor: trofismo, força muscular e elasticidade, com boa resposta.

SINAIS VITAIS

Os sinais vitais são rotineiramente medidos por muitos profissionais da área da saúde, alguns com bom treinamento e outros de forma empírica. Apenas lembrando que o uso das técnicas resulta na redução de respostas falso-negativas ou falso-positivas que trazem indução de decisões equivocadas, podendo levar a um prejuízo bastante significativo, com custos emocionais desnecessários ao trabalhador. Em caso de dúvida na realização das avaliações ou identificação de valores fora dos padrões considerados normais (maiores ou menores), esses trabalhadores devem ser encaminhados ao serviço médico da empresa para avaliação. Aqui sugerimos, no mínimo, os seguintes sinais para acompanhamento:

- Pulso arterial, de preferência radial, se for realizado em outro local, este deve ser registrado;
- Pressão arterial em braço, quando possível. Se for obeso mórbido, realizar medida em coxa obedecendo os parâmetros das Diretrizes da Sociedade Brasileira de Cardiologia.

A validação de cada um dos controles instituídos deverá utilizar os critérios definidos a seguir, que deverão ser aplicados periodicamente.

Pulso arterial

O pulso arterial é identificado através da palpação arterial contra o posicionamento da polpa digital do segundo quirodáctilo do examinador. O pulso arterial está presente em todo o corpo. É resultante da onda de sangue criada pela contração do ventrículo esquerdo durante o ciclo cardíaco. Essa onda é sentida através da palpação digital de uma artéria, analisada quanto a intensidade, frequência e ritmo, sendo de mais fácil acesso a radial e a carótida.

Para o controle biológico dos exercícios, sugerimos a medição antes e após o início dos exercícios, sentado por, pelo menos, 5 minutos em repouso. Essa medida traduz, de forma simples, a resposta cardiorrespiratória e sua adequação aos exercícios. O pulso em repouso deve ser registrado na ficha do trabalhador para posterior comparação e análise do comportamento cardiorrespiratório do início do programa, sua posterior evolução e se há necessidade de adequação do tipo de exercício a ser realizado. Esse registro permite, com segurança, afirmar se está havendo adaptação ou não ao tipo de exercício programado. Em caso de aumento ou flutuação acentuada devemos suspender o tipo de exercício programado, encaminhando o trabalhador para avaliação médica.

Pressão arterial

Esse é um procedimento de fácil aplicação e baixo custo, mas que pode trazer interpretações equivocadas quando não realizado de forma adequada. Para a realização da medida da pressão arterial usa-se o esfigmomanômetro, aparelho idealizado por von Basch (1880), Riva-Ricci (1896) e Korotkoff (1905), modernizado com leituras digitais e transmissões via *wifi* para programas de interpretação a distância. Esse equipamento é usado em conjunto com o estetoscópio para ampliação do som e interpretação do mesmo. Alguns cuidados devem ser respeitados, tais como: braçadeira do esfigmomanômetro de tamanho suficiente para cobrir a circunferência do braço apoiado de forma confortável, sem estrangulamento; e ambos os equipamentos devem ser calibrados periodicamente.

Para evitar erros de execução e de interpretação relembramos orientações descritas pelas Diretrizes Médicas responsáveis pelas orientações técnicas pertinentes. Dentre elas destacamos os procedimentos de medida da pressão em nível ambulatorial que utiliza o método auscultatório. Esse método identifica, pela ausculta, o aparecimento e o desaparecimento dos ruídos de Korotkoff que correspondem, respectivamente, às pressões arteriais sistólica e diastólica. A proposta aqui não está relacionada ao diagnóstico médico e, sim, ao objetivo de realizar o acompanhamento dos níveis tensionais nas respostas orgânicas na prática da ginástica laboral. Deve ser realizada antes da participação do trabalhador e a cada três meses, visando o controle das respostas aos exercícios.

Na proposta de controle biológico da ginástica laboral, as medidas de pressão arterial devem seguir as recomendações da III Diretrizes de Monitorização Residencial da Pressão Arterial – MRPA, 2011. MRPA é o método destinado a fazer registro da PA fora do ambiente de consultório médico, realizado pelo próprio trabalhador ou por pessoa capacitada para tal, com equipamento validado e calibrado, obedecendo os seguintes critérios:

- Efetuar as medidas antes da tomada dos medicamentos anti-hipertensivos e antes do desjejum e do jantar, ou após duas horas (Grau de Recomendação I – Nível de Evidência D);
- Manguito colocado no braço ao nível do coração e sem garroteamento por roupas apertadas (Grau de Recomendação I – Nível de Evidência D);
- Pelo menos 5 minutos de repouso, sem estar de bexiga cheia, 30 minutos sem fumar, sem ingerir cafeína ou bebida alcoólica e sem praticar exercícios físicos (Grau de Recomendação I – Nível de Evidência B);
- Posição sentada, em sala confortável, costas apoiadas e braço colocado sobre uma mesa com a palma da mão voltada para cima e sem movimentação durante as medidas;
- Permanecer imóvel, relaxado, pernas descruzadas, não falar e realizar as medidas com intervalos de 1 minuto (Grau de Recomendação I – Nível de Evidência B).

MEDIDAS DA HABILIDADE BIOLÓGICA

São os critérios de fácil execução e que possuem tradução de dados com boa fidedignidade. A seguir, estão listados os critérios de maior importância no acompanhamento da resposta aos exercícios pelo aparelho locomotor:

- O *trofismo* é reconhecido pela medida da circunferência da massa muscular de um segmento medido através da perimetria instrumental. Essa medida pode ser comparada com os parâmetros descritos na Parte 1 deste livro;

- A *força muscular* será avaliada por medida instrumental por dinamometria em vários segmentos corporais. Aqui será enfocada a força de apreensão da mão e da pinça digital, que devem ser realizadas na avaliação inicial (criando parâmetro para comparações posteriores). Deverá ser comparado com valores disponíveis nas tabelas inseridas na Parte I deste livro;
- A *elasticidade* é a propriedade de aumentar ou reduzir o comprimento dos tecidos moles, podendo mudar de direção e intervir na congruência articular, e esse critério cinesiofuncional deve ser avaliado semiologicamente e correlacionado com os exercícios que estão sendo praticados. Essa avaliação semiológica é empregada para verificar a elasticidade dos tecidos moles, desde o muscular até o tendinoso, em todo corpo. Lembramos a analogia com o elástico utilizado em roupas, que aumenta seu tamanho, retorna ao tamanho inicial, pode ser moldado em diversas formas, direções e sentidos. Os critérios da elasticidade foram descritos de forma detalhada na Parte I deste livro.

Nota: Quando ocorre uma diminuição gradativa e lenta do pulso e da pressão arterial, na maioria das vezes, o trabalhador deve ser encaminhado ao médico-assistente para ajuste dos medicamentos. Essa redução traduz boa resposta com benefícios significativos da boa adaptação cardiovascular.

CAPÍTULO 13

Ginástica Laboral para Trabalhadores com Morbidades Controladas

> "O talento se consegue no berço;
> o caráter, no tumulto da vida."
> *Goethe (1749-1832)*

Esses aspectos foram inseridos para reduzir dúvidas quanto ao nível de comprometimento orgânico nos trabalhadores, presente nos quadros de morbidades crônicas controladas, e a seleção do nível de complexidade dos exercícios a serem praticados na ginástica laboral. Quanto maior o grau de restrição orgânica imposta pela doença crônica, mesmo em trabalhadores aptos e com quadro clínico controlado e estável, maior o detalhamento técnico para a seleção dos exercícios adequados ao perfil orgânico do trabalhador.

Esse aspecto é de fundamental importância, fazendo a diferença entre apenas praticar exercícios e selecioná-los com base na fundamentação semiológica e técnica, para que os benefícios sejam mais expressivos e não haja quebra do equilíbrio de compensação orgânica.

Os exercícios adequados são importantes, pois oferecem melhora significativa com redução de sinais e sintomas do quadro crônico, mesmo que os exercícios sejam preventivos e não tenham características curativas. Esses trabalhadores não devem excluir o tratamento médico, de assistência fisioterapêutica e de outras áreas da saúde. Lembramos que o programa de ginástica laboral não exclui a assistência fisioterapêutica. Outro aspecto que deve ser destacado recai na condição do trabalhador que, mesmo portador de morbidade crônica, encontra-se ativo e com capacidade laborativa presente para exercer sua função/ocupação dentro das possibilidades de resposta.

A inserção dos exercícios deve ter características adequadas aos trabalhadores, para que não provoque alterações clínicas.

Os exercícios na ginástica laboral têm a finalidade de promover a saúde, agregando melhora, mesmo em trabalhadores com quadro clínico conhecido e crônico.

Esse aspecto traz a fundamental diferença entre a aplicação da ginástica laboral e o exercício de preparação física em pessoas hígidas. Lembrando que, muitas alterações orgânicas não trazem a mesma repercussão nas funções e sistemas. As técnicas de seleção dos exercícios devem ser atreladas aos estadiamentos das patologias crônicas dos trabalhadores, mesmo estando aptos para suas funções.

Essa descrição é resumida, havendo muitas outras classificações, protocolos, diretrizes e consensos que fornecem estadiamentos das morbidades e os graus de modificações orgânicas, com o objetivo de identificar a condição clínica da pessoa.

Elaboramos dentro de cada uma desses classificações uma correlação com os graus hierárquicos dos exercícios, dentro dos níveis de solicitações e exigências orgânicas, para dar clareza na seleção dos exercícios adequados dentro de cada situação. Na dúvida, deve-se optar pelos exercícios de menor exigência física para não provocar descompensação orgânica no trabalhador.

Os quadros, tabelas e classificações transcritas têm objetivo de promover a segurança na aplicação dos exercícios na ginástica laboral, priorizando apenas os benefícios com a adoção de sua prática.

Assim, apontamos algumas classificações que descrevem situações clínicas que, dependendo do nível de complexidade da morbidade do trabalhador, ele poderá ou não praticar a ginástica laboral.

Sugerimos que, em dúvida, solicite a reavaliação médica para evitar eventos desagradáveis.

NÍVEIS DE SATURAÇÃO PARCIAL DO OXIGÊNIO EM AR AMBIENTE E GINÁSTICA LABORAL

O ser humano apresenta grande poder de adaptação metabólica e respiratória. A saturação periférica de oxigênio (SpO_2), medida por oxímetro de pulso, identifica a taxa de perfusão no sangue periférico mesmo na presença de doenças crônicas pulmonares de trabalhadores em plena atividade profissional. Razão pela qual recebem *apto* nos exames médicos ocupacionais, e devem ter seleção de exercícios específicos para cada condição clínica individual. A realização da ginástica laboral deve ser criteriosa e identificar o nível de saturação de oxigênio para adequar o nível de intensidade e complexidade dos exercícios.

As tabelas, classificações e protocolos aqui transcritos não substituem as condutas médicas. Porém, devem ser pesquisadas para atualização e usadas para norteamento da seleção de exercícios e gastos energéticos estimulados pelos mesmos.

Segundo o Nocturnal Oxygen Therapy Trial e a Medical Research Council (1980):

1. Níveis de saturação entre 90 e 99%, os exercícios podem ser aplicados de forma ativa, resistida, passiva com utilização de técnicas e métodos variados;
2. Saturações entre 85 e 89%, os exercícios podem ser aplicados em pessoas adaptadas com doença pulmonar crônica e com prescrição médica podem realizar exercícios de baixa intensidade, lentos, poucas repetições e dentro do padrão Kabat, em curtos períodos (10 minutos), podendo ser ampliados conforme a resposta pessoal. Ao iniciar cianose ou dispneia, deve ser suspenso.

3. Saturações abaixo de 85%, os exercícios serão em assistência fisioterapêutica aplicados em trabalhadores hospitalizados ou em *home care*. Usar exercícios passivos, de forma lenta e com conscientização dos movimentos. Retornar à ginástica laboral com melhora e apto do médico do trabalho.

Se não houver oxímetro de pulso disponível para a identificação do nível de saturação parcial de oxigênio periférico, podemos utilizar a Escala de Borg (Tabela 13.1). Essa escala é considerada analógica e possui níveis de classificação de forma simples, que promove uma seleção qualitativa da resposta pulmonar ao esforço físico em graus variados.

A aplicação dessa escala auxilia na seleção do tipo de exercício que esse trabalhador, ou seu grupo homogêneo, pode realizar com segurança.

A Tabela 13.2 apresenta a escala Medical Research Council.

TABELA 13.1. Escala de Borg

CLASSIFICAÇÃO	GRAVIDADE
0	Sem falta de ar
0,5	Muito, muito leve
1	Muito leve, ligeira
2	Leve
3	Moderada
4	Pouco intensa
5	Intensa
6	Grave
7	Muito intensa
8	Muito grave
9	Muito, muito intensa
10	Máximo – sem fôlego

Fonte: Borg, 1982.

TABELA 13.2. Escala Medical Research Council

CLASSIFICAÇÃO	GRAVIDADE
0	Ausência de dispneia, exceto durante exercícios físicos extenuantes
1	Dispneia em marcha rápida ou subida em plano inclinado
2	Dispneia com marcha rápida em plano horizontal
3	Dispneia causando paragem após marcha de ± 90 m, ou poucos minutos em plano horizontal
4	Dispneia impedindo a marcha e desencadeada pelos cuidados de higiene pessoal

Fonte: American Thoracic Society, 2005.

FUNÇÃO CARDÍACA E A GINÁSTICA LABORAL

Os critérios apresentados não substituem o diagnóstico médico, apenas trazem subsídios para seleção do nível de intensidade dos exercícios a serem aplicados no Programa de Ginástica Laboral, gerando segurança para o responsável pela ginástica laboral, o trabalhador e o médico do trabalho.

A Tabela 13.3 apresenta as classificações, de forma simplificada, do aparelho cardiovascular para servir de fundamentação na seleção dos exercícios a serem programados para o trabalhador portador de morbidades.

Essas categorias de níveis funcionais são transitórias para a evolução da melhora ou piora da pessoa. Na aplicação prática das informações contidas nas classes funcionais, elaboramos uma correlação para indicar as técnicas e métodos que correspondem a cada classe descrita acima.

Correlação para seleção dos exercícios para a ginástica laboral

- *Classe I* – esse grupo de trabalhadores pode realizar exercícios ativos livres, resistidos com progressão, isotônicos e isométricos, com técnica padrão Kabat e isometria concomitante com isotonia no padrão Vötja;
- *Classe II* – exercícios com início lento, uso de cadeias longas na diagonal em padrão Kabat, controle do ato respiratório e resistência baixa evoluindo até 20% do peso segmentar com base na tabela de Braune e Fischer (1889);
- *Classe III* – exercícios ativos livres dentro do padrão da matriz, com evolução lenta conforme indicação da matriz dos exercícios. Não utilizar movimentos com impacto. Se possível, utilizar o meio aquático e/ou com sistema de suspensão, ou uso de bola Bobath;
- *Classe IV* – não há prática de ginástica laboral, só assistência fisioterapêutica.

TABELA 13.3. Classificação funcional cardíaca segundo a New York Heart Association (NYHA)

NÍVEL DE CAPACIDADE	CARACTERÍSTICAS CLÍNICAS, SINAIS E SINTOMAS
Classe I	Portadores de doença cardíaca *sem limitação da atividade física*: a atividade física normal não provoca sintomas de fadiga acentuada, palpitações, dispneias, angina de peito, nem sinais e sintomas de baixo fluxo cerebral
Classe II	Portadores de doença cardíaca com *leve limitação da atividade física*: estas pessoas sentem-se bem em repouso; porém, os grandes esforços provocam fadiga, dispneia, palpitações ou angina de peito
Classe III	Portadores de doença cardíaca com *nítida limitação da atividade física*: estas pessoas sentem-se bem em repouso, embora acusem fadiga, dispneia, palpitações ou angina de peito, quando efetuam pequenos esforços
Classe IV	Portadores de doença cardíaca que os *impossibilita de qualquer atividade física*: estas pessoas, mesmo em repouso, apresentam dispneia, palpitações, fadiga ou angina de peito

Fonte: New York Heart Associations, 2011.

Outra maneira de utilizar a classificação hierárquica de gasto energético com a realização da ginástica laboral é a correlação com a classificação elaborada pela New York Heart Associations (2011), em que há uso da ergometria (Tabela 13.4).

Na classificação funcional cardíaca e nas relações de sintomas da New York Heart Associations (2011), também em quatro classes, deverá ser utilizada a mesma hierarquia de complexidade de exercícios descritas na Tabela 13.5.

Na classificação funcional cardíaca nas relações de sintomas cardiorrespiratórios da New York Heart Associations (2011), também em quatro classes, deverá ser utilizada a mesma hierarquia de complexidade de exercícios descritas na Tabela 13.5.

Pressão arterial em repouso e após exercício

Existem várias técnicas para a realização da medida da pressão arterial (PA). O padrão-ouro para estas medidas no exercício é feito por meio de cateteres intra-arteriais que, por seu caráter invasivo, só são utilizados em laboratórios de pesquisa.

TABELA 13.4. Classificação NYHA para cálculo do nível de complexidade da atividade física

NÍVEL	RESPOSTAS À ATIVIDADE FÍSICA
I	Sem sintomas e nenhuma limitação em atividades rotineiras
	Mais de 6 METs na ergonometria
II	Leves sintomas e limitações em atividades rotineiras
	Confortáveis no repouso
	De 4 a 6 METs na ergonometria
III	Com limitação importante na atividade física
	Atividades menores que as rotineiras produzem sintomas
	Confortáveis somente em repouso
	De 2 a 4 METs na ergonometria
IV	Severas limitações
	Sintomas presentes mesmo em repouso
	Não tolera a ergonometria

1 MET = 1 km/h.
Fonte: New York Heart Associations, 2011.

TABELA 13.5. Classificação funcional cardiorrespiratória da NYHA para insuficiência cardíaca

NÍVEL	RESPOSTAS À ATIVIDADE FÍSICA
I	Dispneia aos esforços não habituais (p. ex.: subir ladeira)
II	Dispneia aos esforços médios (p. ex.: caminhar no plano)
III	Dispneia aos pequenos esforços (p. ex.: tomar banho, pentear-se)
IV	Dispneia no repouso

Fonte: New York Heart Associations, 2011.

De maneira geral, a pressão arterial medida durante o Teste de Esforço faz a identificação de forma indireta, utilizando o método auscultatório com o auxílio do esfigmomanômetro, mas a movimentação do paciente e os ruídos advindos do equipamento podem trazer margem de erro nas medidas intraesforço.

Na ação simples do uso do esfigmomanômetro devemos estar atentos aos seguintes passos, segundo adaptação da descrição Vivacqua & Carreira (2009):

1. Explicar ao trabalhador o procedimento que será realizado;
2. Deixar a pessoa sentada em repouso por, no mínimo, 5 minutos, sem uso de celular, televisão, revistas e conversas com outros trabalhadores. O ideal seria repouso na postura deitada por 19 minutos em ambiente com conforto térmico, conforme a NR17 e, só após, realizar a medida em posição deitada e depois sentada;
3. Colocação da braçadeira 2 cm acima da fossa antecubital e a 2 cm na região lateromedial do braço, com apoio sobre a área, sem estrangulamento ou soltura demasiada;
4. Borrachas de conexão do manguito posicionadas externamente e alinhadas sobre a artéria previamente identificada;
5. Braçadeira adequada à circunferência do braço (não usar a infantil; e sim, só para adulto tamanhos médio, grande e obesos);
6. Membro superior esticado em ângulo de 45° com o tronco, sem apoio e com a palma da mão voltada para cima;
7. O braço deve estar esticado e completamente relaxado. *Contraturas musculares determinam grandes oscilações na coluna de mercúrio, prejudicando a acurácia das medidas*;
8. Palpar a artéria braquial, geralmente no quadrante superomedial da fossa antecubital, e posicionar o estetoscópio fazendo leve pressão;
9. Inflar o manguito e liberar o fluxo pela válvula, o mais lentamente possível, de maneira a obter um batimento a cada 2 mmHg da coluna de mercúrio;
10. Considerar como valores de pressão arterial sistólica e diastólica, respectivamente, os sons da fase I (início do primeiro som) e V (desaparecimento completo do som de Korotkoff).

A Tabela 13.6 apresenta a classificação da pressão arterial em Teste de Esforço.

A correlação de classificação da pressão arterial em Teste de Esforço com a seleção dos exercícios para a prática da ginástica laboral será apontada pelo número inserido à esquerda da descrição de resposta ao teste:

- *Nível 1* – resposta fisiológica: poderá realizar exercícios ativos livres, resistidos e com progressão proposta de aumento do grau de complexidade pela matriz do exercício;
- *Nível 2* – exercícios ativos livres, resistência progressiva com postura neuroevolutiva e com trabalho das cadeias musculares em padrão Kabat;
- *Níveis 3 e 4* – exercícios livres com trabalho na diagonal, em meio aquático, com uso de bola Bobath ou em planos deslizantes;
- *Níveis 4, 5, 6, 7, 8 e 9* – deve realizar tratamento fisioterapêutico, não sendo recomendada a participação na ginástica laboral.

TABELA 13.6. Classificação da pressão arterial em Teste de Esforço

1	*Resposta fisiológica da pressão arterial ao esforço:* níveis de pressão arterial normais em repouso e curva de pressão arterial fisiológica ao esforço
2	*Resposta hipertensiva:* níveis de pressão arterial elevados ou normais em repouso e curva de pressão arterial exagerada ao esforço
3	*Resposta hiper-reativa em normotensos:* partindo de níveis normais pré-teste e curva de PA exagerada ao esforço
4	*Hipertensão arterial de repouso não reativa ao esforço:* níveis de pressão arterial elevados em repouso com curva fisiológica ao esforço, mas mantendo os níveis elevados no pós-esforço
5	*Hipertensão arterial de repouso corrigida pelo esforço:* níveis de pressão arterial de repouso elevados com resposta fisiológica ao esforço e níveis normais de pressão arterial (< 140/90 mmHg) no pós-esforço
6	*Hipotensão arterial ao esforço:* queda de 10 mmHg progressiva (verificar a cada minuto) da PAS, sem queda associada da PAD (> 20 mmHg), independente dos valores basais. Quando associada à isquemia ou em lesões valvares e cardiomiopatia, considerar hipotensão intraesforço, mesmo ocorrendo queda associada da PAD. Não é critério para isquemia miocárdica, mas sim para déficit inotrópico de VE
7	*Decapitação sistólica da pressão arterial:* valores da PAS no pós-esforço maiores que durante o exercício. É diagnóstico de disfunção ventricular induzida pelo esforço
8	*Pressão arterial em platô:* PAS com valor fixo durante a progressão do exercício. Em atletas e mulheres em fase estrogênica, pode ser considerada fisiológica *Aumento inadequado da pressão arterial sistólica ao esforço:* variação da pressão arterial sistólica intraesforço < 30 mmHg
9	*Recuperação lenta da pressão arterial sistólica no pós-esforço:* tem boa correlação com hipertensão arterial futura e com doença arterial coronariana. PAS Rec 3º min/PAS Rec1º min < 1 ou PAS Rec 3º min/PAS pico < 0,9

Fonte: Adaptação de Vivacqua & Carreira, 2009.

PERFIL DE HIDRATAÇÃO E GINÁSTICA LABORAL

A quantidade de água presente no corpo humano é de grande importância, razão pela qual a classificação qualitativa da concentração é importante na seleção dos exercícios a serem adotados na ginástica laboral e sua ambientação para a execução. Deverão ser adotados os critérios de conforto, preconizados na Norma Regulamentadora 17 e em seu Manual de Aplicação, ou seja, temperatura entre 20 e 23ºC, velocidade do ar não superior a 0,75m/s e umidade relativa do ar não inferior a 40%, com o objetivo de adequar a prática da ginástica laboral.

A Tabela 13.7 apresenta a identificação qualitativa de água e de concentração periférica de sangue em mucosas.

Correlação para seleção dos exercícios para a ginástica laboral

Trabalhadores com níveis de hidratação:
- *Nível 1* – esse grupo de trabalhadores pode realizar exercícios ativos livres, resistidos com progressão, isotônicos e isométricos, com técnica padrão Kabat e isometria concomitante com isotonia no padrão Vötja;

TABELA 13.7. Classificação qualitativa em cruzes do teor de água

NÍVEL		TEOR DE ÁGUA QUALITATIVA
1	Normal	Distribuição dentro do padrão normal
2	+/4	Hipohidratado leve
3	++/4	Hipohidratado moderado
4	+++/4	Hipohidratado em atenção hospitalar
5	++++/4	Hipohidratado em atenção hospitalar

Fonte: Nadja de Sousa Ferreira, 2015.

- *Nível 2* – exercícios com início lento, uso de cadeias longas na diagonal em padrão Kabat, controle do ato respiratório e resistência baixa evoluindo até 20% do peso segmentar com base na tabela de Braune e Fischer (1889);
- *Nível 3* – exercícios ativos livres dentro do padrão da matriz, com evolução lenta conforme indicação da matriz dos exercícios. Não utilizar movimentos com impacto. Se possível, utilizar o meio aquático e/ou com sistema de suspensão, ou uso de bola Bobath;
- *Níveis 4 e 5* – não há prática de ginástica laboral, só assistência fisioterapêutica.

CLASSIFICAÇÃO QUALITATIVA DA CONCENTRAÇÃO SANGUÍNEA E A GINÁSTICA LABORAL

A identificação qualitativa através das mucosas, quanto à inspeção da concentração sanguínea, auxilia na decisão quanto ao tipo de exercício a ser adotado na ginástica laboral.

Correlação para seleção dos exercícios para ginástica laboral

Trabalhadores com níveis qualitativos de concentração de sangue nas mucosas:
- *Nível 1* – esse grupo de trabalhadores pode realizar exercícios ativos livres, resistidos com progressão, isotônicos e isométricos, com técnica padrão Kabat e isometria concomitante com isotonia no padrão Vötja;
- *Nível 2* – exercícios ativos livres dentro do padrão da matriz, com evolução lenta conforme indicação da matriz dos exercícios. Não utilizar movimentos com impacto. Se possível, utilizar o meio aquático e/ou com sistema de suspensão, ou uso de bola Bobath;
- *Nível 3* – exercícios utilizados nessa condição devem ser lentos na diagonal no padrão Kabat e em posturas baixas do método Bobath;
- *Níveis 4 e 5* – não há prática de ginástica laboral, só assistência fisioterapêutica.

ÍNDICE DE MASSA CORPORAL E A GINÁSTICA LABORAL

Esse aspecto parece simples, mas conduz a situações de gravidade e até risco de morte.

TABELA 13.8. Classificação do IMC com base nos critérios da OMS

	IMC kg/m²	CLASSIFICAÇÃO OMS
1	< 16,0	Magreza III
2	16,0-16,9	Magreza II
3	17,0-18,4	Magreza I
4	18,5-24,9	Eutrofia
5	25,0-29,9	Pré-obeso
6	30,0-34,9	Obesidade grau I
7	35,0-39,9	Obesidade grau II
8	⌈40	Obesidade grau III ou mórbida

Fonte: OMS, 1995 e 1997.

Se a pessoa encontra-se em graus de magreza III, II e I, os exercícios devem ser realizados, inicialmente, de forma passiva, lenta e na diagonal, ou em meio aquático com temperatura aquecida ao nível da temperatura corporal para reduzir o gasto energético evitando perda de eletrólitos, água e massa muscular.

Trabalhadores com IMC acima de 30 kg/m² devem ter programa de exercícios especiais com início em postura baixa, ou seja, deitado, com suportes para evitar compressões vasculares e ventilatórias. O programa para as pessoas com estado clínico "diferente" deve ter vigilância e monitorização permanente.

A Tabela 13.8 apresenta a classificação do IMC com base nos critérios da OMS (1997) e a correlação dos exercícios por níveis de complexidade, gasto energético e matriz de exercícios e sua relação com exercícios para um programa de ginástica laboral. Esclarecendo que, esses trabalhadores encontram-se em pleno desenvolvimento de suas tarefas apesar de sua condição de IMC. Aqui, propomos ginástica laboral, e não assistência fisioterapêutica, em tratamento específico dos distúrbios metabólicos.

Correlação para seleção dos exercícios para ginástica laboral conforme o IMC

- *Índices 1, 2 e 3* – esse grupo de trabalhadores pode realizar exercícios livres, de baixa intensidade, lentos, poucas repetições e dentro do padrão Kabat em curtos períodos (10 minutos), podendo ser ampliado conforme a resposta pessoal. Ao iniciar cianose ou dispneia, deve ser suspenso;
- *Índice 4* – esse grupo de trabalhadores pode realizar exercícios ativos livres, resistidos com progressão, isotônicos e isométricos, com técnica padrão Kabat e isometria concomitante com isotonia no padrão Vötja;
- *Índice 5* – exercícios com início lento, uso de cadeias longas na diagonal em padrão Kabat, controle do ato respiratório e resistência baixa evoluindo até 20% do peso segmentar com base na tabela de Braune e Fischer (1889);
- *Índice 6* – exercícios ativos livres dentro do padrão da matriz, com evolução lenta conforme indicação da matriz dos exercícios. Não utilizar movimentos com impacto. Se possível, utilizar o meio aquático e/ou com sistema de suspensão, ou uso de bola Bobath;
- *Índices 7 e 8* – não há prática de ginástica laboral, só assistência fisioterapêutica.

A avaliação do índice de gordura também pode ser realizado pela relação entre a perimetria da cintura e do quadril, segundo a Applied Body Composition Assessment (1996) e ratificada pela Sociedade Brasileira de Cardiologia, sendo considerada obesidade abdominal quando a circunferência abdominal for maior que 88 cm em mulheres e maior que 102 cm em homens, não sendo apontada a faixa etária.

Na classificação da Applied Body Composition Assessment (1996) há descrição por gênero e faixa etária, oferecendo dados mais ajustados e correlacionados com o risco de doença cardiovascular pela presença das medidas de cintura e quadril. As Tabelas 13.9 e 13.10, a seguir, mostram as classificações para homens e mulheres, respectivamente.

TABELA 13.9. Classificação da relação entre a cintura e o quadril – classificação de riscos para homens

IDADE	BAIXO	MODERADO	ALTO	MUITO ALTO
20 a 29	< 0,83	0,83 a 0,88	0,89 a 0,94	> 0,94
30 a 39	< 0,84	0,84 a 0,91	0,92 a 0,96	> 0,96
40 a 49	< 0,88	0,88 a 0,95	0,96 a 1,00	> 1,00
50 a 59	< 0,90	0,90 a 0,96	0,97 a 1,02	> 1,02
60 a 69	< 0,91	0,91 a 0,98	0,99 a 1,03	> 1,03

Fonte: Applied Body Composition Assessment, 1996.

TABELA 13.10. Classificação da relação entre a cintura e o quadril – classificação de riscos para mulheres

IDADE	BAIXO	MODERADO	ALTO	MUITO ALTO
20 a 29	< 0,71	0,71 a 0,77	0,76 a 0,83	> 0,82
30 a 39	< 0,72	0,72 a 0,78	0,79 a 0,84	> 0,84
40 a 49	< 0,73	0,73 a 0,79	0,80 a 0,87	> 0,87
50 a 59	< 0,74	0,74 a 0,81	0,82 a 0,88	> 0,88
60 a 69	< 0,76	0,76 a 0,83	0,84 a 0,90	> 0,90

Fonte: Applied Body Composition Assessment, 1996.

Nota: Exercícios com uso de resistência e pesos devem ter liberação do médico cardiologista, para identificação de estados mórbidos instáveis ou subclínicos que podem ter evolução inesperada. Pessoas praticantes de esportes de longa data podem apresentar fibrilações e morte súbita, como temos notícias de jogadores de futebol. Se torna prudente que em qualquer queixa do trabalhador haja a suspensão dos exercícios.

14
CAPÍTULO

Etapas do Programa de Ginástica Laboral

> Ao final, não nos lembraremos tanto das palavras de nossos inimigos, senão dos silêncios de nossos amigos."
> *Martin Luther King Junior (1929-1968)*

O programa de ginástica laboral é um documento que agrega o registro das ações a serem adotadas pela empresa, pelo profissional responsável técnico e pelos trabalhadores, no intuito de realizar a prática dos exercícios adequados a cada tipo de trabalhador, sua relação com o processo produtivo e suas solicitações biológicas. A elaboração de um conjunto de papéis não garante a efetividade da prevenção e promoção da saúde dos trabalhadores, e sim a adoção efetiva por parte de todos os envolvidos em sua execução.

AMBIENTAÇÃO DA GINÁSTICA LABORAL

Na prática, o ambiente para a ginástica laboral é aquele possível. É melhor fazer o possível com dedicação, do que nada fazer. O ideal será um espaço com pé direito alto, ventilação natural e artificial, boa iluminação, decoração simples mas aconchegante, higienizado, com espaço suficiente para a realização dos exercícios com conforto. O conforto na ginástica laboral pode ser entendido como a disponibilidade de recursos de apoio à sua prática, como tapetes para a prática dos exercícios, acessórios como bolas, faixas elásticas, Orthogiro®, Orbital® e outros equipamentos simples, móveis e de baixo custo. Um ambiente é composto por múltiplos fatores que podem influenciar as pessoas, gerando variados estímulos: emocionais, sensoperceptivos, motores e viscerais. Alguns trabalhos publicados ressaltam vários aspectos, como a cor usada, tipo de arquitetura adotada, a disposição do mobiliário e dos objetos, seus significados e motivações. Entretanto, o que conta como ideal é o conforto ambiental para o trabalho. A temperatura deve ficar em torno de 17 a 23ºC. O espaço deve ser suficiente para a distribuição dos componentes do grupo de modo a facilitar o trabalho de cada um, evitar acidentes e fornecer boa iluminação, pois são condições que favorecem a homeostase humana.

ACOLHIMENTO/COMUNICAÇÃO, DIVULGAÇÃO E MOTIVAÇÃO

A informação com convite pessoal, visitando cada setor e atraindo os trabalhadores para uma palestra explicativa sobre a necessidade da prática de exercícios preventivos no trabalho, muitas vezes atrai os participantes. Em algumas empresas utilizamos reunião de lazer para a orientação dos benefícios que os exercícios podem proporcionar, aliada com apresentação bem humorada de teatro representando as situações que demandam dores por sedentarismo, restrições de mobilidade e a presença da obesidade e do esquecimento por isolamento social. A adesão à ginástica inicialmente é tímida mas, com a motivação gradual, os trabalhadores passam a procurar a prática de forma voluntária.

O acolhimento deve ser estudado para que haja uma abordagem com recepção positiva. Na maioria das vezes, temos que identificar os "trabalhadores líderes" e fazer a orientação mais próxima a eles, fornecendo informações científicas verdadeiras e, algumas vezes, até revistas científicas ou livros, para que o convencimento seja fortalecido. Se esses "trabalhadores líderes" se tornarem parceiros na ação de prevenção, os outros trabalhadores virão com o tempo.

A divulgação da ginástica laboral também pode ser feita de outros modos, como palestras, cartazes, *e-flyer* em intranet, redes sociais, reunião com os trabalhadores formadores de opinião e representantes do sindicato dos trabalhadores, membros da CIPA, membros das equipes de segurança, saúde e gestão, para que haja compreensão do tipo de trabalho que será implantado. Lembrando que os benefícios são reais, e a prática rotineira é um investimento na saúde.

O acolhimento é um processo utilizado para conquistar os trabalhadores na adesão voluntária para a prática regular da ginástica laboral. A ação positiva sempre traz melhores resultados.

EXERCÍCIOS APLICADOS NA GINÁSTICA LABORAL – SELEÇÃO E PERIODICIDADE

Os exercícios são "processo dependente", ou seja, todo o planejamento para a seleção de exercícios tem como objetivo o reequilíbrio dos tecidos, sistemas e órgãos dos trabalhadores. Se houver alguma alteração no processo produtivo, no *layout* do posto de trabalho ou mudança de produto, também haverá necessidade de nova análise dos movimentos e posturas, podendo ratificar ou retificar os exercícios aplicados na ginástica laboral. As modificações envolvem nova seleção de exercícios, técnicas, métodos, intensidade e frequência empregados na ginástica laboral.

Quando não houver nenhuma modificação no processo produtivo, na ambientação do posto de trabalho e do produto ou serviço produzido, a revisão dos exercícios poderá ser atualizada na periodicidade de três em três meses se a rotatividade de trabalhadores for baixa. Na presença de qualquer modificação, haverá necessidade de ratificação ou retificação das condições e novo estudo para nova programação da ginástica laboral.

Só a execução diária e rotineira dos exercícios específicos para cada grupo de trabalhadores, com revisão periódica para a ratificação ou retificação dos exercícios selecionados para a ginástica laboral, poderá promover a prevenção e estimular a promoção da saúde dos participantes.

Critérios de reconhecimento para reavaliação dos exercícios, toda vez que:

- Houver mudança de *layout* da linha de produção;
- Modificações ou troca de maquinário;
- Modificação ou substituição do ferramental;
- Alterações/substituições de matérias-primas ou composições de produtos;
- Férias coletivas;
- Mais de três meses com os mesmos exercícios;
- Todos os participantes do grupo realizam os movimentos com facilidade.

ETAPAS PARA CONSTRUÇÃO DO PROGRAMA DE GINÁSTICA LABORAL

Na construção do programa de ginástica laboral devem constar os dados de identificação da empresa, do profissional responsável pela contratação e, se não for o mesmo que esteja acompanhando, deve ser registrado o nome e identificação do substituto. Inserir também os dados do profissional responsável pela ginástica laboral com currículo anexado.

Anexar os dados colhidos em visitas técnicas para análise do processo produtivo com a respectiva cronoanálise e identificação dos padrões musculares e de posturas predominantes. Cada trabalhador deve ser avaliado, para conhecimento do patrimônio biológico individual e a necessidade de estímulo ou reequilíbrio da cada participante. Após o conhecimento das características predominantes de solicitação biológica dos trabalhadores, deverão ser selecionados os trabalhadores por semelhança de condições biológicas para compor os grupos para a prática dos exercícios na ginástica laboral. Esse programa deve ser entregue com recibo à pessoa responsável pela contratação do serviço de ginástica laboral.

A cada modificação do programa, deve ser entregue novo documento constando a sequência da versão correspondente, ou seja, se é a segunda, terceira ou a qual das revisões corresponde o documento, com a data e assinatura com rubrica em cada folha.

É essencial um bom planejamento do programa de ginástica laboral com descrição detalhada das etapas, como: ambientação da ginástica laboral, tempo destinado a cada sessão, frequência diária/semanal e tempo de duração de cada sessão.

Abertura de inscrição voluntária

Cartazes, intranet, *e-mail*, comunicações pessoais e outras, com abertura de inscrição para a ginástica laboral e, após a efetivação, a avaliação cinesiofuncional para adequação e ajustes pessoais da aplicação dos exercícios da ginástica laboral.

Avaliação inicial cinesiofuncional

De posse dos dados obtidos nas visitas técnicas e com a seleção de solicitação das habilidades biológicas dos trabalhadores e formação dos grupos para a realização prática dos exercícios, corroborando com o conhecimento da avaliação individual dos trabalhadores, a matriz de exercício deve ser selecionada para aplicação em cada grupo, sem esquecer de inserir as sequências de aquecimento e outras.

Tempo da sessão

O tempo total da sessão de ginástica laboral deve ser entre 10 e 20 minutos. Tempos menores ou maiores não apresentaram boa adesão à prática da ginástica. Além da ginástica, é importante a orientação para complementação do tempo de atividade para 30 minutos diários. Essa prática irá completar o tempo necessário com a realização de caminhadas até o ônibus, praticar esportes, fazer o denominado exercício pontual, ou seja, quando estiver sentado contraia todo o corpo e relaxe, repetindo várias vezes, nessa ou em outras situações.

Frequência da sessão

A frequência deve ser diária, tendo suspensão somente em situações de extrema necessidade, evitando que haja quebra da rotina da prática dos exercícios. A frequência ideal dos exercícios é a sua realização diária, em duas etapas, uma pela manhã e outra à tarde. Sabemos que, na prática, é difícil essa forma de implantação. Se esta dificuldade se apresentar, então preconizamos três vezes por semana como mínimo. O tempo de duração para cada sessão pode ser realizada entre 10 e 20 minutos.

ROTEIRO DAS SESSÕES DE EXERCÍCIOS

Aquecimento

Fisiologicamente, existe um espaço de tempo entre o início dos exercícios e os ajustes corporais necessários para suprir os requerimentos físicos. Ocorre que, neste período, há necessidade do aumento de aporte de oxigênio para suprir as demandas energéticas do músculo. O objetivo do aquecimento é favorecer os vários ajustes que são necessários antes da prática dos exercícios reduzindo, assim, alterações metabólicas desnecessárias.

Exemplos:

- Realizar autofricções leves em todos os segmentos, no sentido centrípeto;
- Alongamentos no padrão "espreguiçar" associado ao ato respiratório ocidental e, depois, o oriental;
- Alongamentos de repetição para aumento da temperatura corporal trazendo maior irrigação aos tecidos.

Alongamento

Torna-se necessário para preparar os tecidos moles, principalmente os músculos, tendões, ligamentos e articulações, para o esforço dos exercícios (Figuras 14.1 e 14.2). *Exemplo:* alongar deltoide – cruzar o braço no tronco apoiando a mão no ombro contralateral.

Exercícios predominantemente aeróbicos são exercícios que aumentam a capacidade energética do músculo (através do consumo de oxigênio), produzindo adaptação cardiovascular e/ou muscular, refletindo na melhora da resistência à fadiga. Nesse tipo

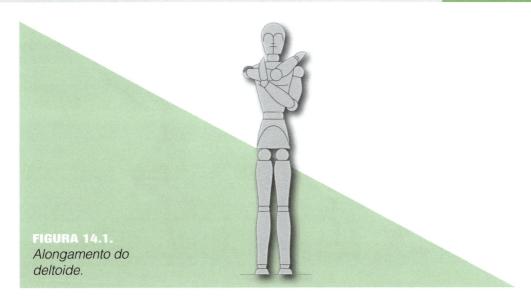

FIGURA 14.1.
Alongamento do deltoide.

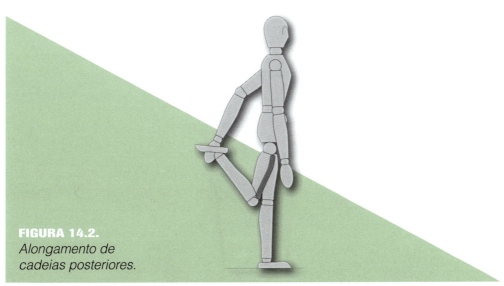

FIGURA 14.2.
Alongamento de cadeias posteriores.

de exercício enfatizam-se exercícios submáximos, rítmicos, repetitivos e dinâmicos de grandes grupos musculares. *Exemplo:* caminhar/correr no mesmo lugar (Figura 14.3).

Após o exercício, tem o objetivo de diminuir a tensão muscular favorecendo o reconhecimento do novo estado de ação dos tecidos moles. *Exemplo:* alongamentos lentos e percebendo o peso do corpo (Figura 14.4).

Relaxamento

É necessário após os exercícios, para aliviar a tensão muscular. *Exemplo:* balanceios lentos, procurando sentir o peso do segmento corporal, exercícios respiratórios (Figura 14.5).

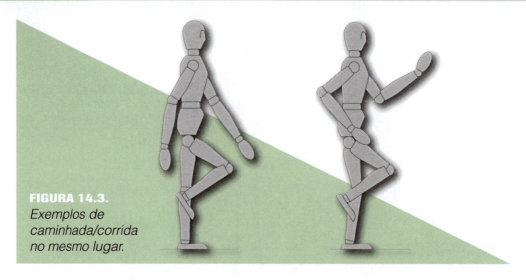

FIGURA 14.3. *Exemplos de caminhada/corrida no mesmo lugar.*

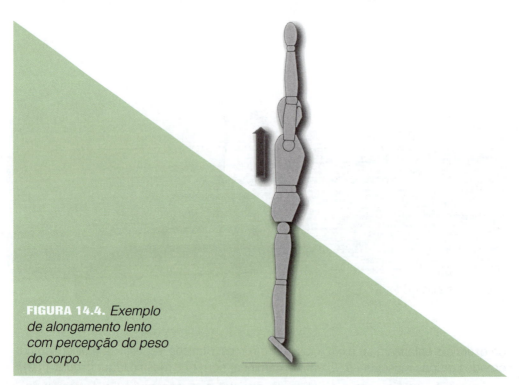

FIGURA 14.4. *Exemplo de alongamento lento com percepção do peso do corpo.*

Desaquecimento

Consiste na diminuição da frequência dos exercícios para que as alterações, com novas adaptações fisiológicas, possam ocorrem durante os exercícios visando o retorno ao estado de repouso do organismo (Figura 14.6).

Lembre-se que é importante incluir material para motivação dos trabalhadores na prática da ginástica laboral.

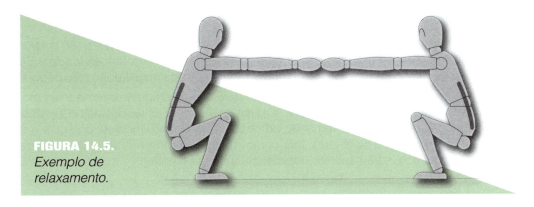

FIGURA 14.5. *Exemplo de relaxamento.*

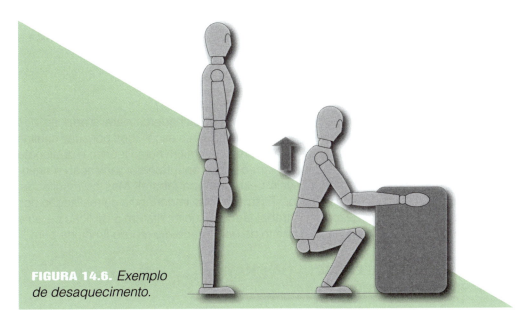

FIGURA 14.6. *Exemplo de desaquecimento.*

RESULTADOS ESPERADOS

Quando necessário, o programa pode ser elaborado para realização individual. Entretanto, é sempre preferível a realização dos exercícios de forma coletiva. O planejamento dos exercícios deve ter objetivo de curto, médio e longo prazos.

Curto prazo

Podemos enquadrar nessa classificação os objetivos a serem alcançados em trinta dias: ter definido o local de prática da ginástica laboral e a existência de grupo de trabalhadores que aderiram, voluntariamente, ao programa e realizam com participação efetiva.

No objetivo técnico, em trinta dias, o desaparecimento dos quadros de desconforto por desuso dos grupos musculares, a melhora da elasticidade e ganho de arco de movimentos e a melhora da qualidade do sono.

Médio prazo

Os objetivos em médio prazo são planejados para início em seis meses, se houver apoio logístico, adesão dos trabalhadores e a realização rotineira dos exercícios. Se algum desses itens não estiver contribuindo, efetivamente, os resultados serão débeis.

O desejável é que todos os trabalhadores, incluindo os dirigentes como exemplo, participem de forma habitual, para que se possam alcançar as respostas desejadas, como formação de hábitos, automação de sequências de movimentos, posturas e o reequilíbrio inicialmente planejado, tais como: ganho de massa muscular, de força muscular acima do padrão anterior, resistência à fadiga e outros.

Longo prazo

Neste caso, as respostas esperadas necessitam de tempo maior para estimular os tecidos, em torno de um ano ou mais. Aqui, podemos agrupar os seguintes objetivos: a reeducação postural, troca de gesto profissional, melhora da condição aeróbica e automação dos movimentos.

FORMAÇÃO DE MONITORES OU FACILITADORES

Essa orientação tem como objetivo motivar os trabalhadores para a adoção dos exercícios como fator real de prevenção. Os trabalhadores escolhidos por suas chefias ou voluntários recebem orientações, separadamente, em um curso teórico e prático de curta duração, e acompanham e/ou auxiliam o fisioterapeuta na organização e orientação, mas não podem ser responsáveis pela ginástica laboral. Mas os resultados, nessa forma de motivação, são positivos. Essa ação traz importância na realização dos exercícios e há um rodízio de todos os trabalhadores que aceitarem a posição perante os colegas de trabalho. Na prática, é aceito de bom grado e o rodízio funciona bem.

FATORES DE INTERFERÊNCIA NA PRÁTICA DA GINÁSTICA LABORAL

A execução dos exercícios pode sofrer diversos tipos de interferências, algumas intencionais e outras emergenciais, próprias do processo produtivo. Na verdade, algumas positivas e muitas negativas. Mas todas elas trazem prejuízo à prática da ginástica laboral.

Destacamos as interferências negativas mais rotineiras:

- Atrasos na liberação dos trabalhadores para a ginástica;
- Redução do tempo destinado aos exercícios;
- Suspensões não planejadas e com causas diversas;
- O ambiente onde são realizados os exercícios, em alguns dias, está ocupado por produtos;
- Quando o espaço é ao ar livre, em dias de muito vento, chuvas e relâmpagos, os exercícios são suspensos por cuidado e prevenção;
- O ambiente, algumas vezes, não está higienizado, dificultando a prática;
- Em algumas empresas, a prática da ginástica é realizada em ambiente fechado, sem ventilação natural ou artificial;

- Ambiente ocupado por muitos móveis, dificultando o acesso e a realização dos exercícios;
- Ambiente "passagem" de pessoas, produtos e até veículos, resultando em total dificuldade na execução dos exercícios;
- Férias coletivas, feriados prolongados, greve de transportes, greve dos trabalhadores, festa de confraternização, dia do aniversariante do mês, chá de panela, chá de apartamento, despedida de aposentadoria, festa do divórcio ou de separação, comemoração das vitórias dos times e muitos outros motivos, substituem os poucos minutos destinados a ginástica laboral;
- Chacotas persistentes, esconder objetos, rasgar documentos, uso de palavras de baixo calão, gritos, relato de situações íntimas e vexaminosas, muitas vezes levam ao afastamento desses trabalhadores, de forma definitiva, da ginástica laboral e até a demissão do trabalho;
- Morte ou afastamento, por doença grave, de participante do grupo que traz comoção e declínio da prática de exercícios;
- E muitas outras razões influenciam na redução de tempo útil da ginástica laboral.

Destacamos as positivas:

- O modo claro e gentil de comunicação do profissional que está orientando os exercícios e os trabalhadores é de suma importância. Desde o tom da voz, gestos, expressões faciais e até o vocabulário, tudo conta como ação, no objetivo de agregar valores e promover a motivação dos participantes, transformando o momento em algo agradável com benefícios reais para saúde;
- Quebra da rotina e monotonia;
- Melhora das relações interpessoais;
- Comprovação dos resultados, na prática dos exercícios, com a redução das doses de medicamentos, e até suspensão de alguns;
- Sensação de bem-estar;
- Desaparecimento dos desconfortos e dos quadros de baixo humor;
- Melhora da resistência à fadiga, da força, da elasticidade e outras habilidades biológicas.

EXERCÍCIOS COM FOCO NA PESSOA

Essa seleção tem o cuidado de identificar as necessidades de cada trabalhador e estimular o processo de reequilíbrio, visando reduzir o acúmulo do processo de envelhecimento e de sobrecarga em tecidos que possuem desvios da normalidade. Lembramos que o processo de envelhecimento se inicia logo após o fechamento das metáfises, ou seja, após o processo de crescimento, e só se exterioriza muito depois. Existem alguns autores que defendem seu início antes dessa fase. Cada pessoa é um ser único e com muitas surpresas, razão pela qual devemos cuidar dos aspectos pessoais sem excluir os coletivos.

A prioridade de exercícios com foco no trabalhador depende do tempo e características de suas tarefas. A seguir, classificamos as atividades do ponto de vista cinesiofuncional em três categorias pelo predomínio das tarefas, com o objetivo de promover o reequilíbrio corporal.

Essa classificação envolve três níveis, citados a seguir.

Atividade predominantemente braçal

É aquela na qual o trabalhador realiza tarefas onde só há ação de força, em todos os tipos de representação. Traciona algo, transporta manualmente, quebra, arranca, empurra, levanta objetos, roça plantações, corta cana-de-açúcar, vira massa e transporta em carrinho de mão, corta e dobra vergalhões, dobra ferros, assenta tijolos e outras ações similares (Figura 14.7).

Atividade predominantemente operacional

Realiza sequência de movimentos com peso moderado a leve, com cálculos e verificação da qualidade dos produtos (Figura 14.8).

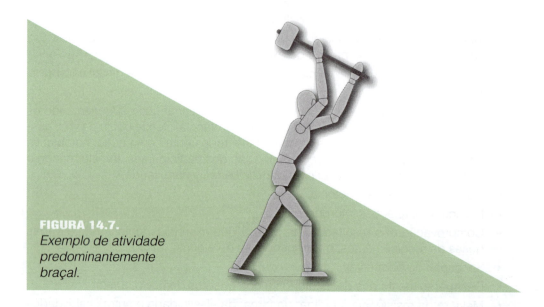

FIGURA 14.7.
Exemplo de atividade predominantemente braçal.

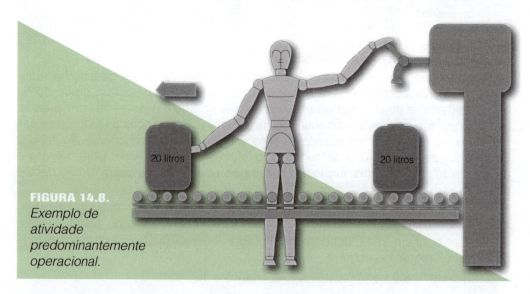

FIGURA 14.8.
Exemplo de atividade predominantemente operacional.

Atividade predominantemente intelectual

Usa pouco os movimentos com força e produz através do raciocínio todas as suas tarefas (Figura 14.9).

EXERCÍCIOS PARA TRABALHADORES COM ATIVIDADES PREDOMINANTES BRAÇAIS

O perfil muscular desse trabalhador tem predominância na força muscular, e deve ser feita análise da existência de grupos em posturas flexoras ou articulações com restrição de angulações. Neste caso, deve ser aplicado *estímulo ao alongamento* dentro das técnicas, desde a mais simples até a mais complexa, para reequilíbrio.

Os *exercícios devem associar solicitações da cognição de forma hierárquica*, podendo utilizar equipamentos e recursos como bolas Bobath e Suíça, *medicine ball*, faixas elásticas, halteres, anilhas e polias com resistência.

EXERCÍCIOS PARA TRABALHADORES COM ATIVIDADES PREDOMINANTES OPERACIONAIS

Nesse grupo de trabalhadores, o perfil muscular do trabalhador é desenvolvido de forma moderada, com predominância do desenvolvimento das habilidades de coordenação motora grossa e fina, podendo ocorrer a fadiga dos músculos dos membros superiores, principalmente no carpo e dedos da mão. Existe solicitação da cognição em grau médio.

Os exercícios devem ter como objetivo os movimentos associados à cognição, ou seja, utilizar uma sequência de movimentos e posturas que promovam o relaxamento e alongamento de toda coluna , principalmente, nos segmentos cervical, dorsal alta, dorsal média e membros superiores. Esses exercícios deverão estar associados ao uso de comando associado a diversos tipos de músicas que estimulem o relaxamento. Priorizar relaxamento com alongamento das cadeias posteriores associado ao comando da respiração nos padrões ocidental e oriental.

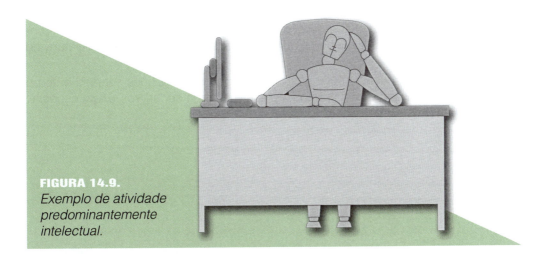

FIGURA 14.9.
Exemplo de atividade predominantemente intelectual.

EXERCÍCIOS PARA TRABALHADORES COM ATIVIDADES PREDOMINANTES INTELECTUAIS

A identificação do perfil muscular do trabalhador é, na maioria das vezes, débil, exceto quando ele pratica esporte ou frequenta academia. Uma porcentagem significativa está acima do peso corporal, incluindo obesos por inatividade física. Utiliza com predominância a ação cognitiva, devendo realizar exercícios resistidos, iniciando com cuidado e progressão lenta. Deve ter programa que inclua os alongamentos no padrão Kabat e relaxamento das cadeias musculares posteriores.

EXERCÍCIOS PARA TRABALHADORES COM ATIVIDADES PREDOMINANTES DE ESCRITÓRIO

O trabalhador que desempenha funções administrativas possui uma gama de variações na dependência do porte da empresa. Em grandes empresas, muitas vezes, realiza apenas uma tarefa. Em empresas de pequeno porte e microempresas, na realidade, possui múltiplas funções, incluindo até mesmo transporte manual de cargas. Razão pela qual cada situação deve ser avaliada de *per si*.

EXERCÍCIOS COM FOCO NA ATIVIDADE

Podemos elaborar um programa de exercícios preventivos no trabalho, focado em grupos de atividades, bem como, para todas as empresas se assim desejarem, desde que haja ambiente mínimo para sua execução.

Os exercícios da ginástica laboral podem ser executados por todos os trabalhadores, desde que haja vontade por parte da empresa e interesse dos trabalhadores, devendo ser orientados por profissional especializado. Os tipos de exercícios preventivos estudam os grupos musculares mais usados e em quais padrões. Utilizam a matriz de exercícios e, gradativamente, vão utilizando os níveis de complexidade para reequilibrar todo o aparelho locomotor.

A Figura 14.10 apresenta sugestões de exercícios para trabalhadores que utilizem movimentos finos das mãos, dedos, cotovelos e punhos, com precisão e sem uso de força ou resistência.

A Figura 14.11 apresenta sugestões de exercícios na posição sentada com o objetivo de alongar o quadril, melhorar o retorno venoso e alongar a musculatura do tronco.

A Figura 14.12 apresenta sugestões de exercícios nas posições sentada e de pé com o objetivo de alongar a cintura escapular, membros superiores e, em especial, as mãos.

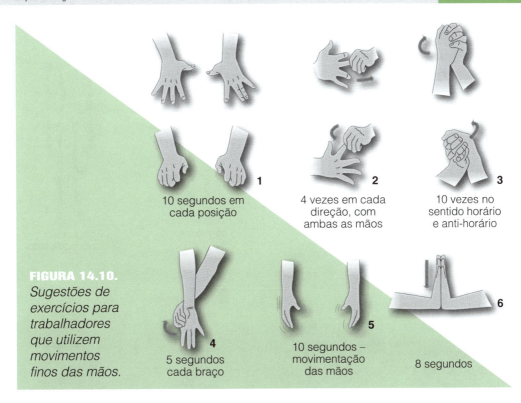

FIGURA 14.10. *Sugestões de exercícios para trabalhadores que utilizem movimentos finos das mãos.*

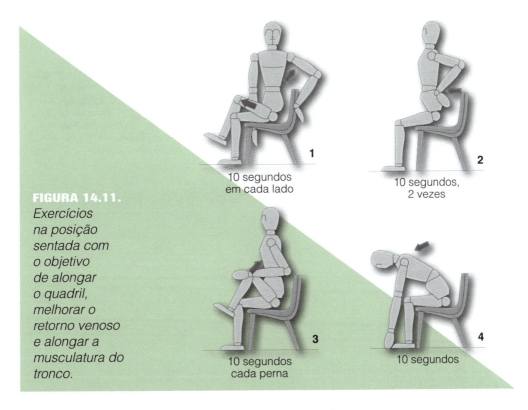

FIGURA 14.11. *Exercícios na posição sentada com o objetivo de alongar o quadril, melhorar o retorno venoso e alongar a musculatura do tronco.*

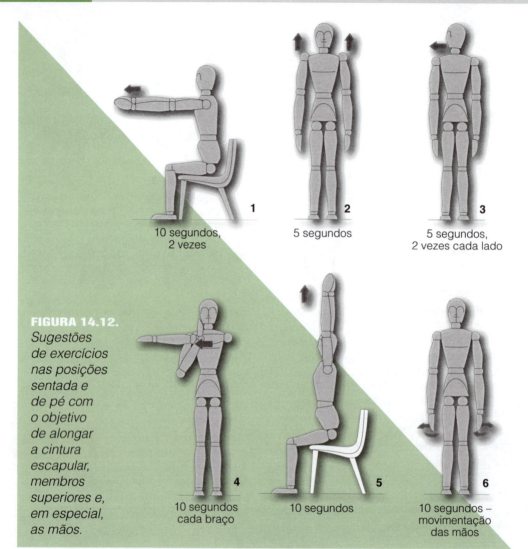

FIGURA 14.12. *Sugestões de exercícios nas posições sentada e de pé com o objetivo de alongar a cintura escapular, membros superiores e, em especial, as mãos.*

Capítulo 15

Ginástica Laboral Adaptada

> "Deficiente" é aquele que não consegue modificar sua vida, aceitando as imposições de outras pessoas ou da sociedade em que vive, sem ter consciência de que é dono do seu destino.
> "Louco" é quem não procura ser feliz.
> "Cego" é aquele que não vê seu próximo morrer de frio, de fome, de miséria.
> "Surdo" é aquele que não tem tempo de ouvir um desabafo de um amigo, ou o apelo de um irmão.
> "Mudo" é aquele que não consegue falar o que sente e se esconde por trás da máscara da hipocrisia.
> "Paralítico" é quem não consegue andar na direção daqueles que precisam de sua ajuda.
> "Diabético" é quem não consegue ser doce.
> "Anão" é quem não sabe deixar o amor crescer.
> E, finalmente, a pior das deficiências é ser "Miserável", pois miseráveis são todos que não conseguem falar com Deus.
> *Mario Quintana (1906-1994).*

A ginástica laboral adaptada é uma modalidade dentro da ginástica laboral. Uma parte do direito do trabalhador. Apesar do Brasil ter sido pioneiro na América Latina no período do Império (1822-1889), com destacadas iniciativas como o primeiro hospital para tratamento de doenças mentais pelo Decreto nº 82, de 18 de julho de 1841 no Rio de janeiro, em 1854 o Instituto dos Meninos Cegos e, em 1856, o Imperial Instituto dos Surdos-mudos, ainda são débeis as iniciativas de acessibilidade para o perfil populacional e a extensão territorial que temos.

Essa modalidade necessita de adaptações para cada tipo de deficiência, para que a acessibilidade também possa englobar a prática da ginástica laboral adaptada. Para tal, descrevemos as disfunções com base na legislação vigente para que se possa elaborar as adequações específicas a cada deficiência. Costumo dizer que no papel cabe de um tudo. Em nosso país temos muitas leis, normas, protocolos e diretrizes que se acumulam em prateleiras ou memórias de arquivos eletrônicos e ali ficam. Esse é um aspecto que deve ser mais cuidado e um dos direitos do trabalhador deficiente é ter sua participação garantida efetivamente.

Atualmente, a indústria vislumbrou um novo nicho de mercado, produzindo muitos equipamentos, instrumentos e adaptadores para facilitar a redução das barreiras para a inserção das pessoas deficientes.

Transcrevo, a seguir, parte dos principais diplomas legais com o propósito de informar os tipos de deficiências descritas e sua relação com a ginástica laboral adaptada.

FUNDAMENTAÇÃO LEGAL

Essa atenção teve maior ênfase quando o direito foi inserido na Carta Magna – a Constituição Federal de 1988, em seu Art. 37: "A administração pública direta e indireta de qualquer dos Poderes da União, dos Estados, do Distrito Federal e dos Municípios, obedecerá aos princípios de legalidade, impessoalidade, moralidade, publicidade e eficiência; e, também, ao seguinte, VIII: "A lei reservará porcentual dos cargos e empregos públicos para as pessoas portadoras de deficiência e definirá os critérios de sua admissão".

São muitos os diplomas legais, alguns repetem a legislação federal, outros descrevem com sinônimos as diretrizes apresentadas pela leis, decretos, classificações e protocolos referentes à identificação das pessoas portadoras de deficiências sensoriais, motoras e mentais.

A Lei nº 7.853, de 24/10/1989, da política de inclusão da pessoa portadora de deficiências, incluindo escolaridade, lazer, trabalho e adequações de todos os meios de transporte, comunicação e outros, seguida da Lei nº 8.213, de 24/07/1991, em seu Art. 93 estabelece que empresas com 100 ou mais empregados está obrigada a preencher de 2 a 5% de seus cargos com pessoas portadoras de deficiências, quer reabilitadas ou habilitadas, na proporção indicada na Tabela 15.1.

A Lei nº 8213/1991 foi regulamentada pelo Decreto nº 3.048/1999, que traz o Regulamento da Previdência Social, no qual estão inseridas situações para concessão da aposentadoria por invalidez e concessão de auxílio-acidente para quadros de incapacidade. Nesses quadros, estão presentes as restrições funcionais do trabalhador que possui condições laborais residuais e podem retornar à atividade profissional em outra função. Transcrevemos apenas as alterações que servem de norteamento para o retorno à atividade profissional contidas no Anexo III desse Decreto, que servem de base no planejamento da prática da ginástica laboral adaptada.

TABELA 15.1. Proporção de pessoas portadoras de deficiências em empresas de acordo com o número de funcionários

EMPRESAS COM	PORCENTUAL (%)
Até 200 funcionários	2
De 201 a 500 funcionários	3
De 501 a 1.000 funcionários	4
De 1.001 funcionários em diante	5

Fonte: INSS.

Relação das situações que dão direito ao auxílio-acidente

1. Aparelho visual – situações

a) Acuidade visual, após correção, igual ou inferior a 0,2 no olho acidentado;
b) Acuidade visual, após correção, igual ou inferior a 0,5 em ambos os olhos, quando ambos tiverem sido acidentados;
c) Acuidade visual, após correção, igual ou inferior a 0,5 no olho acidentado, quando a do outro olho for igual a 0,5 ou menos;
d) Lesão da musculatura extrínseca do olho, acarretando paresia ou paralisia;
e) Lesão bilateral das vias lacrimais, com ou sem fístulas, ou unilateral com fístula.

Notas:
- A acuidade visual restante é avaliada pela escala de Wecker, em décimos, e após a correção por lentes.
- A nubécula e o leucoma são analisados em função da redução da acuidade ou do prejuízo estético que acarretam, de acordo com os quadros respectivos.
- Os trabalhadores com deficiência sensorial originada por lesão no aparelho visual com as características descritas, devem receber orientações detalhadas com a descrição dos exercícios de forma oral. Se possível, em Braile, se ele for um leitor tátil.

2. Aparelho auditivo – oriundo de trauma acústico

a) Perda da audição no ouvido acidentado;
b) Redução da audição, em grau médio ou superior, em ambos os ouvidos, quando os dois tiverem sido acidentados;
c) Redução da audição, em grau médio ou superior, no ouvido acidentado, quando a audição do outro estiver também reduzida em grau médio ou superior.

Notas:
- A capacidade auditiva em cada ouvido é avaliada mediante audiometria apenas aérea, nas frequências de 500, 1.000, 2.000 e 3.000 Hertz.
- A redução da audição, em cada ouvido, é avaliada pela média aritmética dos valores, em decibéis, encontrados nas frequências de 500, 1.000, 2.000 e 3.000 Hertz, segundo adaptação da classsificação de Davis & Silvermann, 1970:
    - Audição normal – até 25 decibéis;
    - Redução em grau mínimo – 26 a 40 decibéis;
    - Redução em grau médio – 41 a 70 decibéis;
    - Redução em grau máximo – 71 a 90 decibéis;
    - Perda de audição – mais de 90 decibéis.

Nota: Os trabalhadores com deficiência sensorial de lesão auditiva, devem receber orientações detalhadas com descrição gestual, imagens e demonstração das posturas e movimentos com a sequência dos exercícios. Se possível em Libras, se for leitor dessa língua.

3. Alterações no aparelho da fonação com perturbação da palavra em grau médio ou máximo

No caso dos prejuízos estéticos nas seguintes descrições: em grau médio ou máximo, quando atingido crânio, e/ou face, e/ou pescoço, ou perda de dentes quando há, também, deformação da arcada dentária que impede o uso de prótese.

Nota: Trabalhadores com essas restrições devem ter interpretação gestual em Libras, se tiver conhecimento, ou por figuras ilustrativas da sequência, além da demonstração dos movimentos.

Notas:
- Só é considerada como prejuízo estético a lesão que determina apreciável modificação estética do segmento corpóreo atingido, acarretando aspecto desagradável, tendo-se em conta sexo, idade e profissão do acidentado.
- A perda anatômica de membro, a redução de movimentos articulares ou a alteração da capacidade funcional de membro não são considerados como prejuízo estético podendo, porém, ser enquadrada, se for o caso, nos quadros respectivos.
- Deve haver orientação psicológica a todos os participantes, para que não haja excesso de cuidados ou estranhamento dificultando a inclusão do trabalhador ao grupo de ginástica laboral.

4. Nas amputações e segmentos de membros

a) Perda de segmento ao nível do carpo ou acima;

b) Perda de segmento do primeiro quirodáctilo, desde que atingida a falange distal;

c) Perda de segmento do primeiro quirodáctilo, desde que atingida a falange proximal (redação dada pelo Decreto nº 4.032, de 2001);

d) Perda de segmentos de dois quirodáctilos, desde que atingida a falange distal em pelo menos um deles;

e) Perda de segmentos de dois quirodáctilos, desde que atingida a falange proximal em pelo menos um deles (redação dada pelo Decreto nº 4.032, de 2001);

f) Perda de segmento do segundo quirodáctilo, desde que atingida a falange distal;

g) Perda de segmento do segundo quirodáctilo, desde que atingida a falange proximal (redação dada pelo Decreto nº 4.032, de 2001);

h) Perda de segmento de três ou mais falanges, de três ou mais quirodáctilos;
i) Perda de segmento ao nível do tarso ou acima;
j) Perda de segmento do primeiro pododáctilo, desde que atingida a falange distal;
k) Perda de segmento do primeiro pododáctilo, desde que atingida a falange proximal (redação dada pelo Decreto nº 4.032, de 2001);
l) Perda de segmento de dois pododáctilos, desde que atingida a falange distal em ambos;
m) Perda de segmento de dois pododáctilos, desde que atingida a falange proximal em ambos (redação dada pelo Decreto nº 4.032, de 2001);
n) Perda de segmento de três ou mais falanges, de três ou mais pododáctilos.

Notas:
- Para efeito de enquadramento, a perda parcial de parte óssea de um segmento equivale à perda do segmento. A perda parcial de partes moles sem perda de parte óssea do segmento não é considerada para efeito de enquadramento.
- Para esses trabalhadores, também há necessidade de orientação psicológica para todos os participantes, para que não haja excesso de cuidados ou estranhamento, dificultando a inclusão do trabalhador ao grupo de ginástica laboral. A sequência de exercícios deve ser realizada em ambiente com tapete próprio, para não haver escoriações e facilitar a movimentação dos participantes.

5. Nas alterações articulares

a) Redução em grau médio ou superior dos movimentos da mandíbula;
b) Redução em grau máximo dos movimentos do segmento cervical da coluna vertebral;
c) Redução em grau máximo dos movimentos do segmento lombossacro da coluna vertebral;
d) Redução em grau médio ou superior dos movimentos das articulações do ombro ou do cotovelo;
e) Redução em grau médio ou superior dos movimentos de pronação e/ou de supinação do antebraço;
f) Redução em grau máximo dos movimentos do primeiro e/ou do segundo quirodáctilo, desde que atingidas as articulações metacarpo-falangeana e falange-falangeana;
g) Redução em grau médio ou superior dos movimentos das articulações coxofemoral e/ou joelho, e/ou tibiotársica.

Notas:
- Os graus de redução dos movimentos articulares referidos nesse quadro são avaliados de acordo com os seguintes critérios:
  - Grau máximo: redução acima de dois terços da amplitude normal do movimento da articulação;
  - Grau médio: redução de mais de um terço e até dois terços da amplitude normal do movimento da articulação;
  - Grau mínimo: redução de até um terço da amplitude normal do movimento da articulação.
- A redução de movimentos do cotovelo, de pronação e supinação do antebraço, punho, joelho e tibiotársica, secundária a uma fratura de osso longo do membro, consolidada em posição viciosa e com desvio de eixo, também é enquadrada dentro dos limites estabelecidos.
- Os exercícios para esse grupo de trabalhadores deve ter como objetivo o reequilíbrio das cadeias musculares com alongamento prévio dos tecidos moles, dentro do limite individual, com o aquecimento dos tecidos.

As *alterações da contratilidade* nessa legislação encontra-se descrita como redução da força e/ou da capacidade funcional dos membros, como a seguir:

a) Redução da força e/ou da capacidade funcional da mão, do punho, do antebraço ou de todo o membro superior em grau sofrível ou inferior da classificação de desempenho muscular;

b) Redução da força e/ou da capacidade funcional do primeiro quirodáctilo em grau sofrível ou inferior;

c) Redução da força e/ou da capacidade funcional do pé, da perna ou de todo o membro inferior em grau sofrível ou inferior.

Notas:
- Essa classificação se aplica a situações decorrentes de comprometimento muscular ou neurológico. Não se aplica às alterações decorrentes de lesões articulares ou de perdas anatômicas constantes dos quadros próprios.
- Na avaliação de redução da força ou da capacidade funcional é utilizada a classificação da carta de desempenho muscular da The National Foundation for Infantile Paralysis, adotada pelas Sociedades Internacionais de Ortopedia e Traumatologia, e transcrita a seguir:

Desempenho muscular:
- Grau 5 (Normal – 100%): amplitude completa de movimento contra a gravidade e contra grande resistência;
- Grau 4 (Bom – 75%): amplitude completa de movimento contra a gravidade e contra alguma resistência;
- Grau 3 (Sofrível – 50%): amplitude completa de movimento contra a gravidade sem opor resistência;

(continuação)
- Grau 2 (Pobre – 25%): amplitude completa de movimento quando eliminada a gravidade;
- Grau 1 (Traços – 10%): evidência de leve contração e nenhum movimento articular;
- Grau 0 (Zero – 0%): nenhuma evidência de contração;
- Grau E ou EG (0%): espasmo ou espasmo grave;
- Grau C ou CG: contratura ou contratura grave.

- O enquadramento dos casos de grau sofrível ou inferior abrange, na prática, os casos de redução em que há impossibilidade de movimento contra alguma força de resistência, além da força de gravidade.
- Trabalhadores com essas alterações devem ter ginástica laboral adaptada individual ou em pequeno grupo com as mesmas características, uma vez que necessitam de ajuda para ampliação de movimentos e transferência de posturas.

A nomenclatura das deficiências amparadas por lei encontram-se no art. 4º do Decreto nº 3.298, de 20 de dezembro de 1999, com a alterações inseridas pelo Decreto nº 5.296, de 02/12/2004:

I. *Deficiência física* – alteração completa ou parcial de um ou mais segmentos do corpo humano, acarretando o comprometimento da função física, apresentando-se sob a forma de paraplegia, paraparesia, monoplegia, monoparesia, tetraplegia, tetraparesia, triplegia, triparesia, hemiplegia, hemiparesia, ostomia, amputação ou ausência de membro, paralisia cerebral, nanismo, membros com deformidade congênita ou adquirida, exceto as deformidades estéticas e as que não produzam dificuldades para o desempenho de funções;

II. *Deficiência auditiva* – perda bilateral, parcial ou total, de quarenta e um decibéis (dB) ou mais, aferida por audiograma nas frequências de 500 Hz, 1.000 Hz, 2.000 Hz e 3.000 Hz;

III. *Deficiência visual* – cegueira, na qual a acuidade visual é igual ou menor que 0,05 no melhor olho, com a melhor correção óptica; a baixa visão, que significa acuidade visual entre 0,3 e 0,05 no melhor olho, com a melhor correção óptica; os casos nos quais a somatória da medida do campo visual em ambos os olhos for igual ou menor que 60°; ou a ocorrência simultânea de quaisquer das condições anteriores;

IV. *Deficiência mental* (cognitiva) – possui funcionamento intelectual significativamente inferior à média, com manifestação antes dos dezoito anos e limitações associadas a duas ou mais áreas de habilidades adaptativas, tais como: comunicação, cuidado pessoal, habilidades sociais, utilização dos recursos da comunidade, saúde e segurança, habilidades acadêmicas, lazer e trabalho;

V. *Deficiências múltiplas* – associação de duas ou mais deficiências.

Cada característica de restrição presente no trabalhador deve ser estudada junto com as descrições do posto de trabalho, para visualizar a prioridade de ação dentro do objetivo de reequilíbrio do aparelho locomotor. Lembrando de adequar a comunicação com esse trabalhador no que for necessário, conforme o Decreto nº 6.949/2009, traz a obrigatoriedade da comunicação adaptada aos leitores de diversas fontes, como a tátil, pelo Braile, o ouvindo, pela vocalização das informações por sintetizadores de voz, imagens, demonstrações e o que mais for possível para dar acesso às informações. Aqui especificamente, como informar sobre a postura e os exercícios que serão praticados na ginástica laboral adaptada.

Lembrando que todas as empresas devem promover a acessibilidade em todos os seus níveis, ou seja, mobilidade interna, incluindo rota de fuga e supervisão dos trabalhadores deficientes, posto de trabalho, local de refeições, banheiros e outros ambientes, incluindo o local da ginástica laboral, todos adaptados ou planejados com base na ABNT/NBR 9.050/2004.

PERFIL EPIDEMIOLÓGICO DE PESSOAS DEFICIENTES

No Brasil, com população de 190 milhões, o perfil de brasileiros deficientes estimado pelo IBGE com base no Censo 2010, foi de 45,6 milhões de pessoas com, pelo menos, um tipo de deficiência, o que corresponde a 23,9% da população brasileira. A maior parte dela, 38.473.702, vive em áreas urbanas, e 7.132.347, nas áreas rurais.

A distribuição das alterações é descrita a seguir:

- Deficiência visual foi a mais apontada (atinge 18,8% da população);
- Deficiência motora (7%);
- Deficiência auditiva (5,1%);
- Deficiência mental ou intelectual (1,4%).

Quanto ao mercado de trabalho, dos 44 milhões de deficientes que estão em idade ativa, 53,8% estão fora do mercado de trabalho. A população trabalhadora com, pelo menos, uma das deficiências investigadas representava 23,6% (20,3 milhões) do total de inseridos no mercado (86,3 milhões) e 40,2% tinham a carteira de trabalho assinada; na população geral, esse índice é de 49,2%. O porcentual de trabalhadores com deficiência que trabalha por conta própria (27,4%) e sem carteira assinada (22,5%) também é maior do que o registrado no total da população, de 20,8% e 20,6%, respectivamente.

A ginástica laboral adaptada é elaborada para oferecer, de forma igualitária, a prática de exercícios planejados para a adequação das necessidades do trabalhador deficiente. Não tem o objetivo de realizar tratamento fisioterapêutico, e sim aplicar exercícios preventivos selecionados para o programa de ginástica laboral para reorganização das cadeias musculares em ambientes de trabalho. Esse conhecimento é necessário para a adequação dos exercícios preventivos às necessidades das pessoas com deficiências.

CRITÉRIOS CINESIOFUNCIONAIS PARA A SELEÇÃO MAIS ADEQUADA DE EXERCÍCIOS NA GINÁSTICA LABORAL ADAPTADA

São muitos os critérios relacionados ao aparelho locomotor que apresentam alterações significativas. Aqui inserimos as avaliações e protocolos de funções patológicas, sem o objetivo de tratamento, mas com foco na adequação dos exercícios selecionados com associação de técnicas que possibilitem a prática desses exercícios na ginástica laboral adaptada. Esse norteamento associa o uso do padrão Kabat e/ou

Bobath com orientações para alongamento autopassivo e ativo livre, e técnicas de normalização que devem ser realizadas pelo próprio trabalhador.

As alterações são diversas, sendo as mais significativas:

- Tônus patológico (espasticidade, atonia e hipotonia severa);
- Redução da contratilidade;
- Redução da força muscular;

Tônus patológico

O tônus patógico, presente em trabalhadores deficientes físicos, é representado pela *atonia* ou *hipotonia* severa segmentar quando oriunda de lesões medulares ou por neurotmeses em segmentos corporais, e também em alteração genética que, na maioria das vezes, está presente no trabalhador com as síndromes de Down e Ehlers Danlos. A identificação da hipotonia é realizada pela palpação e medida da hipermobilidade articular.

As Escalas (ou Escores) de Beighton (1973) e de Bulbena e cols. (1996) são as mais utilizadas na prática para a identificação e acompanhamento desses quadros. Essas escalas avaliam a hipermobilidade. Beighton (1973) reconhece a condição acima de 4 pontos e Bulbena (1996), acima de 5 pontos. A Tabela 15.2 apresenta a Escala de Beighton e a Tabela 15.3, a Escala de Bulbena, respectivamente.

TABELA 15.2. Escala de Beighton (1973)

MANOBRA	DIREITO	ESQUERDO
1. Realizar a dorsiflexão passiva do quinto metacarpo acima de 90°	1	1
2. Opor o polegar à face volar do antebraço ipsilateral	1	1
3. Hiperextender o cotovelo acima de 10°	1	1
4. Hiperextender o joelho acima de 10°	1	1
5. Colocar as mãos espalmadas no chão sem dobrar os joelhos	1	

Fonte: Beighton *et al.*, 1973.

TABELA 15.3. Escala de Bulbena (1996)

MANOBRA	PONTOS
1. Oposição passiva do polegar no antebraço	1
2. Hiperextensão das articulações metacarpianas	1
3. Hiperextenção do cotovelo acima de 10°	1
4. Hiperextenção do joelho acima de 10°	1
5. Dorsiflexão excessiva ou eversão do pé	1
6. Rotação lateral do ombro acima de 85°	1
7. Abdução de coxofemorais acima de 85°	1
8. Mobilidade fácil de rótula/patela para todos os lados	1
9. Calcanhar chega ao glúteo com facilidade	1
10. Presença de hematomas após traumas leves	1

Fonte: Bulbena *et al.*, 1996.

> **Nota:** A baixa acentuada de tônus e o seu aumento, também acentuado, como a espasticidade gerada por lesão do sistema nervoso central, trazem dificuldades para a realização dos movimentos.

A *espasticidade* foi definida pelo Projeto Diretriz Médica da Associação Brasileira de Medicina Física e Reabilitação e pelo Conselho Federal de Medicina em 2006, como uma alteração neuromotora caracterizada por hipertonia e hiper-reflexia secundárias a um aumento da resposta do reflexo de estiramento, diretamente proporcional à velocidade de estiramento muscular.

Escalas para identificação da espasticidade

A *Escala de Ashworth* modificada por Bohannon (1987) é a mais conhecida para identificação de disfunções do tônus muscular em pessoas portadoras de patologias com lesão neurológica central (Tabela 15.4).

Essa escala fundamenta o planejamento dos exercícios e o uso de posturas intermediárias com base no Método Bobath.

A *Escala de Penn* identifica a frequência de espasmos musculares no período de 1 hora, visando a orientação de alongamentos na diagonal, no padrão Kabat, com objetivo de reduzir o encurtamento provocado pelos espasmos e alimentar o reconhecimento do esquema corporal com a altura segmentar próxima ao normal (Tabela 15.5).

TABELA 15.4. Escala de Ashworth modificada por Bohannon

GRAU	CARACTERÍSTICAS
0	Tônus muscular normal
1	Leve aumento do tônus muscular com mínima resistência no fim do movimento
1+	Leve aumento do tônus muscular com mínima resistência em menos da metade do movimento
2	Aumento mais marcante do tônus muscular na maior parte do movimento, mas a mobilização passiva é efetuada com facilidade
3	Considerável aumento do tônus muscular, mas o movimento passivo é realizado com facilidade
4	Segmento afetado rígido em flexão ou extensão

Fonte: Bohannon, 1987.

TABELA 15.5. Escala de Penn – escore de frequência de espasmos

0	Ausente
1	Espasmos leves na estimulação
2	Espasmos infrequentes – menos de 1 por hora
3	Espasmos ocorrem – mais de 1 por hora
4	Espasmos ocorrem – mais de 10 vezes por hora

Fonte: Penn *et al.*, 1989.

TABELA 15.6. Escala de Lyon Université

0	Ausência de automatismo
1	Automatismo infrequente ou de mínima intensidade, desencadeados por movimentos; não alteram postura ou função
2	Automatismo frequente ou de moderada intensidade, espontâneos ou frente a movimentos; não prejudicam postura ou função
3	Automatismo muito frequente ou de grande intensidade que prejudicam postura e despertam à noite
4	Automatimo constante que impossibilita a postura correta

Fonte: Millet, 1981.

TABELA 15.7. Escala de reflexos tendinosos

0	Ausente
1	Hiporreflexia
2	Normal
3	Hiper-reflexia leve
4	Clônus esgotável (3 a 4 repetições)
5	Clônus inesgotável

Fonte: Meythaler, 1999.

A Tabela 15.6 apresenta a *Escala de Lyon Université*, e a Tabela 15.7, a *escala de reflexos tendinosos*.

A *Escala Tardieu* avalia os ângulos entre os movimentos passivos que a musculatura permite e a velocidade na qual realiza essas manobras, identificando os pontos de resistência. Durante a realização do movimento, é possível detectar um ponto de "detenção" causado pelo reflexo de estiramento hiperativo, que é definido como A1 (amplitude 1). Depois de A1, dá-se continuidade ao movimento do segmento de forma lenta até o estiramento máximo em repouso, definido como A2 (amplitude 2). O arco de movimento deve ser medido em graus, por um goniômetro, entre A1 e A2, que vai indicar o componente dinâmico (neurológico) da limitação da ADM. A diferença entre A2 e a média padrão para ADM indica a presença de uma contratura fixa que exigirá ações de cunho ortopédico. A Escala de Tardieu está indicada na Tabela 15.8.

Nota: Essas manobras permitem a utilização da identificação dos grupos musculares que mais necessitam de alongamento na diagonal, dentro do padrão Kabat.

TABELA 15.8. Escala de Tardieu – espasticidade

0	Nenhuma resistência no decorrer do movimento passivo
1	Ligeira resistência ao longo do curso do movimento passivo, sem precisão do ângulo específico
2	Clara rigidez em um ângulo específico, interrompendo o estiramento, seguido por relaxamento
3	Clônus fatigável que dura menos de 10 segundos e que aparece em um ângulo específico, enquanto o avaliador está mantendo a força
4	Clônus não fatigável que dura mais de 10 segundos, e que aparece em um ângulo específico enquanto o avaliador está mantendo a pressão
5	A articular está imóvel

Fonte: Diretriz Médica de Espasticidade, 2006.

Redução da contratilidade

Essa habilidade, quando reduzida, traz dificuldade na realização dos movimentos, uma vez que ela é responsável pelas ações de aproximação das fibras musculares gerando os graus do movimento. Esses graus foram descritos detalhadamente na Parte I (Fisiologia do Exercício e Breve Revisão da Semiologia). Aqui, relembramos a escala mais utilizada e interpretada equivocadamente, algumas vezes, como força muscular.

Desempenho muscular – contratilidade

- *Grau 5* (Normal – 100%): amplitude completa de movimento contra a gravidade e contra grande resistência;
- *Grau 4* (Bom – 75%): amplitude completa de movimento contra a gravidade e contra alguma resistência;
- *Grau 3* (Sofrível – 50%): amplitude completa de movimento contra a gravidade sem opor resistência;
- *Grau 2* (Pobre – 25%): amplitude completa de movimento quando eliminada a gravidade;
- *Grau 1* (Traços – 10%): evidência de leve contração e nenhum movimento articular;
- *Grau 0* (Zero – 0%): nenhuma evidência de contração;
- *Grau E* ou *EG* (0%): espasmo ou espasmo grave;
- *Grau C* ou *CG*: contratura ou contratura grave.

Fonte: The National Foundation for Infantile Paralysis (1945), adotada pelas Sociedades Internacionais de Ortopedia e Traumatologia e Decreto 3.048/99.

Os trabalhadores deficientes físicos ou com múltiplas deficiências, que apresentarem redução da contratilidade, devem ser orientados quanto a execução de exercícios selecionados conforme a posição de ação do grupo muscular:

- *Grau 5* – está dentro do padrão de normalidade, e esse trabalhador poderá realizar movimentos livres e resistidos, progressivamente, dentro do padrão Kabat. Se houver redução de movimentos, a causa é outra.

- *Graus 4 e 3* – adotar posturas segmentares com o tangenciamento de ação da gravidade, facilitando a sua execução. Como exemplo, podemos citar a flexão do braço na posição horizontal, onde a musculatura principal realiza a flexão do braço, aproximando-o da linha média corporal e não realizando o "enfrentamento" da ação da gravidade.
- *Graus 2 e 1* – A prioridade é tratamento assistencial de fisioterapia.

Nota: Quadros com limitações de movimentos podem estar relacionados a bloqueios de graus variados por incongruência articular e devem ser avaliados.

Redução da força muscular

A redução de força muscular pode ter como causa a hipotrofia muscular por desuso e alterações neurológicas variadas, incluindo as doenças degenerativas. Qualquer que seja a causa, os exercícios devem ser iniciados de forma hierárquica com pausas sem atingir a fadiga. Os padrões normais de força muscular encontram-se descritos, detalhadamente, na Parte I. Lembramos que a força muscular só possui resposta fisiológica quando a contratilidade está presente em grau 5. Em situações nas quais essa habilidade não foi conquistada, teremos como resposta a fasciculação e derrames articulares em defesa do atrito de superfície entre as epífises acionadas. Para trabalhadores com grau 5, podemos trabalhar a resistência e força de forma progressiva.

Inserimos um roteiro de estímulo gradual de força muscular com o objetivo de atingir a normalidade:

- Utilização das *posturas neuroevolutivas* do Método Bobath com foco nas *transferências de posturas*, iniciando com as mais baixas. Aqui não há tratamento, apenas utilização gradual da força muscular em cada uma das posturas, da mesma forma que as crianças fazem as aquisições de posturas e movimentos do nascimento até os 2 anos de idade;
- *Resistência progressiva de "enfrentamento" de ação da gravidade* – cada grupo muscular possui ação de resposta ao estímulo de ação da gravidade e muitas dessas ações passam despercebidas. A análise dos movimentos e posturas no grau 2 tem essa característica, ou seja, necessidade de eliminar a ação direta da gravidade no seu trajeto de resistência. Quando houver a resposta nesse trajeto, o tempo de permanência na realização do exercício de ser aumentado, progressivamente, para estimular o aumento da força e hipertrofia muscular. Em último caso, manter o padrão existente reduzindo as perdas;
- *Estímulos fracionados de resistência* – essa técnica tem como objetivo a distribuição sobre a superfície do segmento corporal em vários pontos, facilitando as respostas dos grupos musculares e suas fibras. Essa técnica vem sendo utilizada por mim, por longa data. É uma analogia ao sistema de sustentação por vigas de concreto ou outro material na construção civil. Quando existe *estímulo*, ou seja, resistência oferecida pelo próprio *peso do segmento*, *peso extracorporal*, *tração* ou *tempo de permanência* que possa produzir esforço, traz respostas para a manutenção da contração do grupo muscular envolvido, gasto energético e, com isso, a hipertrofia como resposta ao aumento da força muscular;

TABELA 15.9. Resistência progressiva com uso do Porcentual Segmentar de Braune e Fischer Adaptado

SEGMENTO	BRAUNE E FISCHER	DEMPSTER	CLAUSER *ET AL.*	MÉDIA
Cabeça pequena	–	–	–	6,0
Cabeça média	7,1	8,1	7,3	7,5
Cabeça grande	–	–	–	10,0
Tronco IMC normal	46,6	49,7	50,7	49,0
Tronco magro	–	–	–	44,0
Tronco sobrepeso	–	–	–	52,0
Tronco obeso	–	–	–	55,0
Braço	3,3	2,8	2,6	2,9
Antebraço	2,1	1,6	1,6	1,8
Mão	0,8	0,6	0,7	0,7
Antebraço + mão	2,9	2,2	2,3	2,5
Coxa	10,7	10,0	10,3	10,3
Perna	4,8	4,6	4,3	4,6
Pé	1,7	1,5	1,5	1,6
Perna + pé	6,5	6,1	5,8	6,1

Fonte: Adaptado de Braune e Fischer, 1889; Dempster, 1955; Clauser, McConville e Young, 1969.

- *Pontos de apoio para o fracionamento no estímulo* – de forma geral, a resistência para realização dos exercícios é aplicada em um único ponto. Essa técnica tem seu valor para pessoas com padrão de higidez. Para trabalhadores com deficiências e necessitando de estímulo para manutenção da força muscular, há a necessidade do estímulo dividido sobre a superfície segmentar e com progressão quanto ao valor da resistência;
- *Pontos de apoio* – dividir em vários pontos de apoio. Na maioria das vezes, em caso de segmentos longos (braços, antebraços, pernas e coxas) fica mais fácil aplicar vários apoios. Quando temos um segmento curto (dedos) podemos aplicar dois pontos. Um exemplo para melhor entendimento é o trabalho resistido do membro superior, como um todo, no qual deverá ser colocado, pelo menos, 4 pontos de apoio, do tipo *pooley*, com o peso total dividido por 4 e deixando as articulações livres;
- *Técnica de aproximação* – quando o exercício for realizado com facilidade, deve haver o rearranjo dos pontos de apoio, sendo reduzidos gradativamente de forma que fique apenas *um ponto*, localizado na parte mais distal do segmento;
- *Resistência progressiva com uso do Porcentual Segmentar de Braune e Fischer Adaptado* – nessa técnica devemos utilizar a porcentagem correspondente a cada segmento corporal. Utilizamos a média dos autores citados na Tabela 15.9, a seguir.

A proposta de tabela de progressão com base na média dos autores, com adaptação do porcentual segmentar e trabalho progressivo de resistência, tem como objetivo

TABELA 15.10. Médias inicial, intermediária e final de acordo com o segmento

SEGMENTO	MÉDIA INICIAL	MÉDIA INTERMEDIÁRIA	MÉDIA FINAL
Cabeça pequena	0,60	3,00	6,0
Cabeça média	0,70	3,10	7,5
Cabeça grande	1,00	5,00	10,0
Tronco IMC normal	4,90	24,5	49,0
Tronco magro	4.40	22,0	44,0
Tronco sobrepeso	5,20	26,0	52,0
Tronco obeso	5.50	27,5	55,0
Braço	0,29	1,47	2,9
Antebraço	0,18	0,80	1,8
Mão	0,07	0,35	0,7
Antebraço + mão	0,25	1,25	2,5
Coxa	1,00	5,15	10,3
Perna	0,50	2,30	4,6
Pé	0,16	0,60	1,6
Perna + pé	0,60	3,00	6,1

Fonte: Nadja de Sousa Ferreira.

oferecer critérios para evolução da resistência oferecida com os exercícios associados ao uso de faixas elásticas com resistência, *medicine ball*, anilhas e polias com resistência. O início da resistência deve estimular, em média, 10% do valor proposto na tabela que corresponde ao peso segmentar, passando pelo valor intermediário até alcançar o valor médio final. Depois dessas conquistas, a resistência pode ser acrescentada de forma gradual proporcionando hipertrofia muscular e força, mesmo em exercícios realizados por 15 minutos, como na ginástica laboral. O objetivo é manter o quadro inicial até minimizar as deficiências. Não se refere ao tratamento fisioterapêutico, mas a tabela pode ser usada para tal fim. A Tabela 15.10 apresenta as médias inicial, intermediária e final de acordo com o segmento.

USO DE PRÓTESES, ÓRTESES, EQUIPAMENTOS AUXILIADORES E ADAPTADORES

Muitos trabalhadores deficientes fazem uso de próteses, órteses, equipamentos auxiliadores e adaptadores. Lembrando que os exercícios devem ser selecionados com o planejamento do espaço a ser ocupado, área livre para o deslocamento e cuidados especiais para reduzir ao máximo a probabilidade de acidentes na execução da ginástica laboral.

"Não permita que ninguém destrua seus sonhos.
Corra atrás deles, pois eles definirão o tamanho da sua vida."
Roberto Shinyashiki

CAPÍTULO 16

Ginástica Laboral para Trabalhadoras Gestantes

"Cultiva a concentração, tempera a vontade, faz de ti uma força pensando e, o mais intimamente possível, que és realmente uma força."
Fernando Pessoa (1888-1935)

A gravidez é uma fase muito especial para todo o núcleo familiar e nas relações profissionais dessa trabalhadora. É uma nova vida que está sendo construída. Sabemos que a gravidez, com curso normal, não deve ser tratada como doença. Não deve ser afastada a futura mãe de todas as suas tarefas. Mas, também devemos estar atentos às alterações que possam vir em decorrência do ambiente de trabalho, às tarefas que provoquem grande esforço, principalmente nos trimestres de ponta, ou seja, inicial e final.

O controle biológico dos sinais vitais da trabalhadora gestante antes da prática da ginástica laboral é muito importante.

A ginástica laboral deve ter como base de planejamento as modificações fisiológicas da trabalhadora, com observação dos seguintes pontos:

1. Estímulo da amplitude e controle do ato respiratório;
2. Exercícios na diagonal, padrão Kabat, com ritmo de lento a moderado evitando aumento exagerado do débito cardíaco. Ao primeiro sinal de taquicardia ou palidez de pele, reduzir a solicitação de forma regressiva e suspender até liberação do ginecologista/obstetra. Principalmente, no primeiro e último trimestre da gravidez;
3. Na gravidez ocorre a anemia fisiológica, mesmo quando há alimentação balanceada. Esse dado preconiza exercícios lentos e pausas associadas ao controle do ato respiratório;

4. Ocorre dificuldade mecânica do retorno venoso pelo aumento do abdômen, geralmente de 30%, e pela compressão da veia cava inferior, que após a 20ª semana passa a ser mais significativo. Os exercícios da ginástica laboral podem utilizar um triângulo pequeno para elevação de, no máximo, 10 graus do plano, para facilitar o retorno venoso;

5. Os exercícios em decúbito lateral com padrão Kegel, sem uso de resistência por equipamentos, podem ser usados;

6. A qualquer sinal de dor, palidez, dispneia ou taquicardia, os exercícios da ginástica laboral devem ser suspensos e a trabalhadora encaminhada ao setor médico da empresa, o mais rapidamente possível;

7. Se for possível, os exercícios podem ser realizados em tatames alcochoados para promover mais conforto na movimentação do corpo;

8. Evitar movimentos e posturas que promovam aumento significativo da pressão intra-abdominal, como a flexão de tronco com ação de esvaziamento do esfíncter retal;

9. Dar preferência aos movimentos na diagonal no padrão Kabat, associado ao ato respiratório e com etapas de movimentos lentos e suaves;

10. Manter a observação constante sobre as respostas aos exercícios.

Quando a trabalhadora é praticante de esportes, ou atleta, o cálculo pode ser diferente, com exercícios dentro do padrão de sua capacidade cardiorrespiratória e ajustes de segurança, evitando o esforço que possa provocar alterações no curso normal da gravidez.

No caso de trabalhadoras grávidas com quadro de doença(s) de qualquer causa, estas devem receber tratamento fisioterapêutico de padrão pré-natal de alto risco, de acordo com o acompanhamento médico e de outros profissionais que forem necessários à boa evolução clínica da mãe e da criança. Nesses casos, as trabalhadoras não devem participar da ginástica laboral.

"A principal missão do homem, na vida, é dar luz a si mesmo e tornar-se aquilo que ele é potencialmente."
Erich Fromm (1900-1980)

CAPÍTULO 17

Ginástica Laboral para a Melhor Idade

> "Quando a velhice chegar, aceita-a, ama-a.
> Ela é abundante em prazeres se souberes amá-la.
> Os anos que vão, gradualmente, declinando estão
> entre os mais doces da vida de um homem.
> Mesmo quando tenhas alcançado o limite extremo
> dos anos, estes ainda reservam prazeres."
> *Lucius Annaeus Seneca (4 a.C.-65 d.C.)*

Acreditamos que a ginástica laboral para os trabalhadores com 60 anos ou mais traz muitos benefícios, e é bem aceita por esse grupo de trabalhadores, talvez por compartilhar da ideia que nessa fase da vida essas pessoas possuem experiência, objetividade e maior sabedoria, e acreditam nos exercícios como uma ação para uma vida melhor. Entendemos que os trabalhadores aqui inseridos encontram-se em atividade profissional, mesmo que já tenham completado 60 anos, idade "divisora de águas". Há alguns anos, eles eram os esquecidos que ficavam sentados vendo os acontecimentos, agora fazem acontecer.

Hoje, esses trabalhadores são os que detêm o conhecimento de uma empresa, bem intangível, e devem ser respeitados e bem tratados para manter sua plena atividade. Um resultado prático foi a Política Nacional do Idoso (PNI), instituída pela Lei nº 8.842/1994, aliada ao Estatuto do Idoso pela Lei nº 10.741/2003, que define idoso como a pessoa com 60 anos ou mais e que traz alguns benefícios financeiros.

Mendes e cols. (2005) conceitua o envelhecer como processo natural que caracteriza uma etapa da vida do homem, e dá-se por mudanças físicas, psicológicas e sociais que acometem, de forma particular, cada indivíduo com sobrevida prolongada.

No grupo da ginástica laboral da melhor idade, são excluídas *avaliações de grau de independência e de função*, uma vez que esses trabalhadores encontram-se em plena atividade profissional. Alguns deles com atividade física regular e até esporte máster, o que lhes proporciona a redução do processo de envelhecimento mantendo, inclusive, algumas habilidades em padrões normais. Os exercícios da ginástica laboral para a melhor idade tem como objetivo a redução da involução fisiológica, presente no processo de envelhecimento normal.

Nesse processo, há morbidades que trilham de forma silenciosa e que devem ser enfrentadas. Os principais eventos são:

- *Osteoporose* – muito divulgada para as pessoas do gênero feminino, mas que atinge o homem de forma significativa. Distúrbio osteometabólico com diminuição da densidade mineral da massa óssea e, consequente, enfraquecimento da mesma, facilitando a instalação de fraturas que, na maioria das vezes, são geradas por baixo impacto;
- *Aumento de gorduras plasmáticas* – os exercícios regulares promovem a redução dessas gorduras, prevenindo outros desvios da normalidade;
- *Hipertensão arterial* – as ações contráteis são associativas, estimulando os músculos estriados, lisos e cardíacos;
- *Síndrome metabólica* – os fatores que a compõe são reduzidos até cessar, na dependência da regularidade dos exercícios;
- *Alterações das habilidades resultando em deficiência da independência* – o estímulo dos exercícios regulares promovem a repetição, formam hábitos e o treinamento reduz a perda das habilidades.

A ação específica dos exercícios já foram descritos, mas agora são resumidamente relembrados. A contração muscular promove a deformação transitória do osso, e este a interpreta como estímulo à formação de massa óssea. O maior objetivo dos exercícios preventivos é a redução das perdas de massa óssea e com isso obter a redução das fraturas. Os exercícios, nessa idade, também têm como objetivo a melhora do equilíbrio, do padrão da marcha, das reações de defesa e da propriocepção de uma maneira geral.

Assim, pode-se melhorar a independência e ampliação do estilo de vida.

Os exercícios com melhor resposta para a faixa da melhor idade são aqueles realizados com carga ou resistência, em movimentos globais e resistência na marcha. Esse resistência oferecida no exercício, promove a hipertrofia muscular com ampliação da força, equilíbrio e aumento de massa óssea, reduzindo as fraturas.

Para essa faixa etária, sem presença de morbidades, os exercícios são divididos em duas partes:

INTRAMUROS COM A GINÁSTICA LABORAL PARA MELHOR IDADE

Roteiro de *exercícios intramuros com a ginástica laboral para a melhor idade* serão selecionados com base na resposta à avaliação da Bateria de Fullerton de Baptista e Sardinha (2005). Essa bateria é de fácil aplicação e baixo custo, mas traz respostas rápidas e objetivas. Antes de iniciar a sequência do circuito que compõe a bateria, há necessidade de realizar movimentos para aquecimento por, pelo menos, 8 minutos, e só após é aplicada a bateria.

Os componentes da Bateria de Fullerton são:

1. *Levantar e sentar na cadeira* (número de execuções em 30 segundos sem utilização dos membros superiores) – com os braços cruzados sobre os peitorais à altura dos mamilos. Sendo considerada avaliação da força e resistência dos membros inferiores.
   - Protocolo: inicia-se com o participante sentado ao meio da cadeira, com as costas retas, os pés afastados à largura dos ombros e totalmente apoiados no solo. Um dos pés pode estar ligeiramente avançado em relação ao outro, para ajudar a manter o equilíbrio. Os braços estão fletidos sobre o peito. Ao sinal de "partida", o participante eleva-se até à extensão máxima (posição vertical) e regressa à posição inicial sentado;
   - Resultado: individual – deve completar o máximo de repetições num intervalo de tempo de 30 segundos, que será comparado em sua reavaliação.
2. *Flexão do antebraço* (número de execuções em 30 segundos) – avaliação da força e resistência dos membros superiores.
   - Protocolo: ao sinal de "partida", o participante inicia a prova, realizando o maior número possível de elevações alternadas dos joelhos, no período de tempo estipulado. O avaliador conta o número de elevações efetuadas, auxilia em caso de desequilíbrio e assegura a elevação do joelho à altura adequada. Quando esta altura não puder ser mantida, o participante é informado para parar ou apenas descansar até se recuperar. O teste poderá ser retomado se o período de 2 minutos ainda não estiver terminado. Em caso de necessidade, o participante poderá apoiar uma mão numa mesa ou parede para manter o equilíbrio enquanto efetua o teste;
   - Resultado: individual – a pontuação é calculada a partir do número total de elevações do joelho, realizadas em 2 minutos. Apenas as elevações corretas devem ser contabilizadas, ou seja, aquelas em que o joelho atingiu a altura mínima. Deve ser comparada com sua reavaliação.
3. *Estatura e peso* – avaliação do índice de massa corporal. Cálculo da OMS.
4. *Sentado e alcançar* (distância percorrida pelas mãos em direção à ponta do pé) – avaliação da elasticidade do tronco e dos membros inferiores. Medir a distância e comparar na reavaliação.
5. *Sentado, caminhar 2,44 metros e voltar a sentar* (tempo necessário para levantar de uma cadeira, caminhar 2,44 metros e voltar à posição inicial) – avaliação da velocidade, agilidade e equilíbrio.
6. *Alcançar atrás das costas* (distância mínima alcançada entre as mãos atrás das costas) – avaliação da flexibilidade do ombro.
7. *Andar 6 minutos* (distância percorrida durante 6 minutos) – avaliação da capacidade aeróbia.
8. *Dois minutos de* step *no próprio lugar* (número de passos – elevações do joelho sem deslocamento, durante 2 minutos) – avaliação da capacidade aeróbia, alternativa ao teste de andar durante 6 minutos.
9. *Andar sobre a linha reta* – observar quantas oscilações realiza durante a distência de, pelo menos, 2 metros. Comparar com a reavaliação.
10. Fazer *extensão do tronco na postura de pé* o máximo que puder.

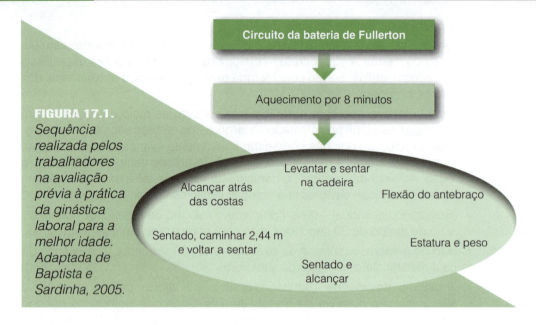

FIGURA 17.1. Sequência realizada pelos trabalhadores na avaliação prévia à prática da ginástica laboral para a melhor idade. Adaptada de Baptista e Sardinha, 2005.

Não fazer demonstração antes do teste. Pedir ao participante para ficar de pé voltado de costas para o avaliador. Com o seu membro superior em elevação e o cotovelo fletido, coloque a palma da sua mão nas costas do participante entre as omoplatas. Peça ao participante para, lentamente, se apoiar atrás contra a sua mão até receber a indicação de "chega". Quando verificar que a força aplicada é suficiente para exigir o movimento dos pés do participante para restabelecer o equilíbrio, passe à ação: rapidamente flita ainda mais o cotovelo, até a sua mão deixar de estar em contato com as costas do participante.

A Figura 17.1 apresenta a sequência que deve ser realizada pelos trabalhadores na avaliação prévia à prática da ginástica laboral para a melhor idade.

Os exercícios podem ter início com os critérios que foram executados com mais facilidade para todo o grupo, sendo acrescentados os exercícios de cada fase do circuito. Lembrando que devem sempre ser associados os comandos do ato respiratório.

Quando a sequência estiver completa, podem ser acrescentadas a resistência com faixas elásticas, sustentação de anilhas, halteres, *medicine ball* ou similares, para aumentar a massa muscular, equilíbrio, resistência à fadiga e melhora das funções globais.

EXTRAMUROS COM SEQUÊNCIA ESPECÍFICA

Os *exercícios extramuros* são orientados com a seguinte sequência:

1. Exercícios por pelo menos 3 vezes por semana em dias alternados, durante no mínimo 30 minutos.
2. Exercícios mais leves podem ser realizados diariamente como, por exemplo, caminhadas no seu próprio ritmo.
3. Quando realizar os exercícios mais pesados com repetições por até quinze vezes, considerados de dificuldade média, sua frequência deve ser intercalada

com exercícios leves e repetidos após 48 horas no primeiro ciclo, ou seja, por quatro semanas.

4. Se não houver sintomas precordiais, tonteiras, dispneias no repouso ou prazo longo para recuperação, poderão ser realizados exercícios mais pesados com repetições por até quinze vezes, considerados de dificuldade média, sua frequência deve ser intercalada com exercícios leves e repetidos após 24 horas no primeiro ciclo, ou seja, por quatro semanas.
5. Os graus de dificuldade poderão ser aumentados, progressivamente, com o tempo de execução, apenas quando assintomáticos.
6. Ao apresentar algum sintoma, não deve realizar os exercícios extramuros e deve procurar o médico para reavaliação; quando liberado, iniciar apenas com a ginástica laboral para melhor idade por, pelo menos, quatro semanas e depois repetir os passos da sequência dos exercícios extramuros.

> "Atiramos o passado ao abismo, mas não nos inclinamos para ver se está bem morto."
> *William Shakespeare (1564-1616)*

CAPÍTULO 18

Biossegurança na Ginástica Laboral

"Quando a tempestade chega, a experiência guia a embarcação, mas apenas aquelas que foram bem projetadas conseguem manter o equilíbrio e encontrar um caminho seguro."
Vitor Hugo Artigiani Filho (2004)

O conteúdo aqui descrito tem sua justificativa vinculada à reunião de pessoas e à probabilidade da transmissão dos agentes biológicos. Soma-se a esse objetivo a ação de prevenção do risco de acidente na prática de exercícios. Esses dois assuntos se tornam mais visíveis quando há identificação de laboratórios, presença de manipulação de animais e coisas similares. Lembrando que, as empresas que realizam a ginástica laboral podem pertencer a qualquer ramo de atividade e, como tal, a sequência de prevenção deve ser orientada, visando o bem-estar dos trabalhadores e a redução dos gastos econômico-financeiros, físicos e emocionais.

Dividimos em três tópicos os conteúdos aqui descritos e relacionados de forma direta com a ginástica laboral:

BIOSSEGURANÇA RELACIONADA AOS AGENTES BIOLÓGICOS

Os agentes biológicos têm sua localização em todos os cantos do planeta, quer no frio, calor, vento, umidade, regiões secas, e com pressão atmosférica variada. E são transportados de diversas maneiras, sendo algumas delas inimagináveis. E todos eles (microrganismos) são capazes de provocar danos à saúde humana, com instalação das mais diversas doenças que podem ser exteriorizadas a curto, médio e longo prazos, passando de uma pessoa para outra com ou sem período de incubação.

TABELA 18.1. Descrição das categorias do risco biológico de acordo com a Norma Regulamentadora 32

RESUMO DAS CARACTERÍSTICAS DE CADA CLASSE DE RISCO	RISCO INDIVIDUAL	RISCO DE PROPAGAÇÃO À COLETIVIDADE	PROFILAXIA OU TRATAMENTO EFICAZ
1	Baixo	Baixo	–
2	Moderado	Baixo	Existem
3	Elevado	Moderado	Nem sempre existem
4	Elevado	Elevado	Atualmente não existem

Fonte: Ministério do Trabalho e Emprego – NR32, 2002.

Diante desse perfil, é mais prudente seguir um roteiro de redução da probabilidade de transmissão de agentes biológicos na prática da ginástica laboral. A Tabela 18.1 apresenta as categorias do risco biológico de acordo com a Norma Regulamentadora 32.

O ser humano é um reservatório vivo de muitas espécies de microrganismos; alguns destes já estabeleceram relação de equilíbrio com o trabalhador mas, ao ser transmitido a outro, pode trazer doença grave ao mesmo.

Os meios de transmissão podem ser classificados e relacionados com a prática de exercícios na ginástica laboral:

Fontes de exposição e reservatórios

Essas fontes de exposição incluem pessoas, animais, objetos ou substâncias que abrigam agentes biológicos, a partir dos quais torna-se possível a transmissão a um hospedeiro ou a um reservatório.

Reservatório é a pessoa, animal, objeto ou substância no qual um agente biológico pode persistir, manter sua viabilidade, crescer ou multiplicar-se, de modo a ser transmitido a um hospedeiro. A transmissão aérea por espirros, tosses e contatos íntimos podem também formar uma rede de transmissão. As relações interpessoais que ocorrem, em algumas situações, nas empresas também envolvem relações íntimas, favorecendo a transmissão de microrganismos.

Neste caso, a ginástica laboral reúne trabalhadores em um determinado ambiente onde as pessoas, de forma social, realizam apertos de mãos, beijos faciais e abraços. Mas, antes, podem ter realizado suas necessidades fisiológicas sem o devido processo de higienização das mãos, preconizado pelos 10 passos da ANVISA (2007).

E também exposição entre trabalhadores usando ornamentos pessoais e objetos (por exemplo, chaveiros), dinheiro retirado no caixa eletrônico da empresa, bem como inúmeras situações que permitem a transmissão de microrganismos de um trabalhador para outro, principalmente, os assintomáticos, incluindo aqui o responsável pela orientação da ginástica laboral, e no uso de acessórios na realização de exercícios na ginástica laboral, tais como faixas elásticas, anilhas, bolas, halteres, *medicine ball*, tatames, tapetes e outros, se não houver a higienização adequada após cada sessão de ginástica laboral.

> **Nota:** Todo local possui possibilidade de exposição a agente biológico e, como tal, deve ter lavatório para higiene das mãos provido de água corrente, sabonete líquido, toalha descartável e lixeira com sistema de abertura sem contato manual. Retirada de capote, máscara, avental e outros acessórios que possam levar e trazer microrganismos, devem ser recolocados para o retorno ao setor de trabalho.

SEGURANÇA PARA PREVENÇÃO DE RISCOS DE ACIDENTES NA PRÁTICA DA GINÁSTICA LABORAL

A realização dos exercícios na ginástica laboral também tem como foco a redução dos eventos de acidentes pessoais e/ou coletivos.

Existem alguns conceitos que devem ser relembrados e evitados durante a realização dos exercícios, tais como:

- *Ato inseguro* é todo comportamento que pode causar acidente. Exemplo: puxar cabelo do colega e alterar seu equilíbrio corporal, assustar, empurrar e outros;
- *Condição insegura* é toda condição permissiva de acidente. Exemplo: objetos no caminho ou na área de realização da ginástica laboral. Propositalmente, o chão é sabotado com óleo para causar escorregões e "ficar" engraçado.

Para que essa meta seja alcançada, devemos obedecer aos seguintes roteiros:

- Retirar pulseiras, relógios, brincos, *piercing*, colares, pregadores de cabelos, anéis, crachás, protetores auriculares e outros adornos, por ocasião da prática da ginástica laboral. O objetivo é prevenir acidentes por raladuras, trações por aprisionamento dos adornos em mobiliário, outro trabalhador e outras situações;
- Não subir em locais fora da orientação para execução dos exercícios;
- Excluir brincadeiras de empurrar, puxar ou de outro tipo, que possa provocar eventos de acidentes por ocasião da prática da ginástica laboral. O respeito à vida deve estar sempre em primeiro plano.

SEGURANÇA QUANTO À INTENSIDADE E FREQUÊNCIA NA SELEÇÃO DOS EXERCÍCIOS APLICADOS NA GINÁSTICA LABORAL

O ambiente destinado a prática da ginástica laboral deve estar compatível com as recomendações de conforto ambiental preconizado pela Norma Regulamentadora 17, para que os benefícios da ginástica laboral possam surtir efeitos.

Os trabalhadores devem ser orientados quanto à necessidade de boa hidratação, alimentação leve e alongamento prévio à prática da ginástica laboral para obter os melhores resultados possíveis.

Os trabalhadores devem ser orientados quanto à necessidade da continuidade de exercícios, mesmo em datas festivas, férias e recessos da empresa.

A execução de exercícios de forma geral aparentam certa facilidade mas, muitas vezes, possuem relação muito próxima com a quebra de equilíbrio orgânico. Ao primeiro sinal de alteração de comportamento, coloração da pele e reclamação, o trabalhador deve ser prontamente levado ao serviço médico da empresa, e se esta não possui serviço próprio, a emergência mais próxima deve ser contactada. O trabalhador pode ter um mal súbito e a única chance será o atendimento rápido. Lembramos que o mal súbito não tem técnica ou método, até agora, que possa prever tal situação do ponto de vista científico.

Todos os exercícios devem ser selecionados com cautela e aplicados de forma progressiva com observação das respostas orgânicas dos trabalhadores.

> **Nota:** Lembrar aos trabalhadores que as avaliações para a prática de ginástica laboral não substituem os exames do médico do trabalho ou dos médicos-assistentes. E esses exames, bem como a avaliação dos profissionais, devem ser realizados.

"Trabalho é ação livre, sentida como real e situada na vida cotidiana, capaz, não obstante, de absorver totalmente o trabalhador. Ação com interesse material, de utilidade e de poder, que se realiza num determinado tempo e num espaço predefinido; desenvolve-se com ordem, segundo regras estabelecidas, envolve o tangível e o intangível. Suscita na vida, relações de grupo que atuam no mundo."
Nadja de Sousa Ferreira (1992)

CAPÍTULO 19

Ética e Sigilo Profissional na Ginástica Laboral

"Nada mais civilizado do que saber conviver com as diferenças."
Gloria Kalil

As ações profissionais devem ser atreladas às condutas éticas e ao sigilo profissional para que haja confiança e respeito mútuos.

A construção profissional traz em si a ética, que é parte da filosofia e tem como objetivo o entendimento dos valores morais e princípios ideais do comportamento humano perante a sociedade. Nesse caso, a prática da ginástica laboral será conduzida por profissional especializado em assuntos de cinesiologia e deve se ater a sua prática, não levando ou trazendo informações colhidas por meio da convivência com os trabalhadores durante a realização da orientação de alongamentos preventivos ou exercícios a serem praticados.

Muitos serão os convites para que haja a emissão da opinião sobre assuntos diversos, que serão solicitados pelos trabalhadores, como se fosse o fortalecimento de uma relação de confiança, mas o profissional responsável pela condução da ginástica laboral deve ter cuidado e obedecer ao código de conduta profissional, evitando emitir opinião sobre assuntos internos das empresas.

Ética profissional adotada na prática diária da condução da ginástica laboral nas empresas deve ser o conjunto de críticas e normas relativas ao comportamento humano, mediante as regras da empresa e que devem ter valor moral e profissional associados.

Sigilo profissional é outro compromisso que o profissional responsável pela ginástica laboral na empresa deve cultivar, uma vez que ele poderá ter a oportunidade de receber informações consideradas de valor comercial ou de produção, por força de seu conhecimento em visitas técnicas com a finalidade de identificar os movimentos e posturas mais utilizadas no processo produtivo. Nessas ocasiões, alguns trabalhadores confiam não só as explicações sobre o processo de produção, mas opiniões pessoais sobre as ações de gestão, níveis salariais e outros assuntos, que devem ser ouvidos e esquecidos, por não fazerem parte das ações preventivas da ginástica laboral.

A atitude ética e o sigilo profissional não excluem as condutas de cortesia, civilidade, misericórdia e solidariedade que devem estar presentes nas condutas do profissional responsável pela ginástica laboral da empresa. A adoção dessas atitudes de humanidade também não excluem o compromisso de excelência técnica na área de cinesiologia.

Para que haja sucesso nas relações interpessoais entre o(s) responsável(eis) pela condução da ginástica laboral, direção da empresa, sindicato dos trabalhadores e os trabalhadores, torna-se necessária a observação detalhada da cultura adotada por essa população e os padrões de organização da empresa, para que não haja enfrentamento desses preceitos.

O respeito deve ser adotado quanto às diferenças religiosas, culturais, de raças, diretrizes políticas, time de futebol e escola de samba e de predileção às filosofias adotadas pelos participantes, como outros pontos divergentes dos integrantes dessa população de praticantes da ginástica laboral. A condução dos exercícios deve ser direta, com exemplos práticos e excluídas as discussões, que muitas vezes se tornam acirradas trazendo conflitos desnecessários.

As descrições aqui relativas à ética e ao sigilo profissional têm como objetivo propor um convívio dentro do equilíbrio emocional, para que esse possa ser de fácil trato e contribua de forma construtiva.

Características a serem adotadas pelo profissional responsável pela condução da ginástica laboral:

- Ser educado;
- Paciente;
- Respeitoso;
- Usar as palavrinhas mágicas, sempre: bom dia, boa tarde, boa noite, por favor, muito obrigado, pode passar, tudo bem?, e outras com mesmo sentido;
- Seguro quanto ao conteúdo profissional que se propõe executar;
- Discreto, sem gritos, piadas sem propósito e outras ações similares;
- Reservado quanto à vida pessoal;
- Usar roupas discretas e dentro do padrão profissional, usando jaleco para a prática dos exercícios;
- Estar sempre asseado e com impecável higiene pessoal;
- Realizar orientaçãoes claras e precisas, de maneira respeitosa;
- Estar atento às dificuldades dos participantes, sem expor suas fraquezas;
- Não chamar a atenção dos praticantes quando houver um erro na execução dos exercícios;
- Não usar palavras de baixo calão;

- Não fazer expressões com a face, ou com as mãos, de reprovação quanto às atitudes inconvenientes de algum participante em relação aos seus pares;
- Reserve uma boa dose de paciência e compreensão.

A imagem do profissional é a recomendação da prática dos exercícios com benefícios para o trabalhador. Nesse caso, o profissional responsável pela ginástica laboral deve respresentar essa situação, apresentando-se de forma discreta, elegante, com o peso corporal dentro do índice normal, com elasticidade e ação nas práticas dos exercícios compatíveis com os objetivos da ginástica laboral.

A cautela, a cerimônia e a formalidade são aliadas para o bom convívio social.

> "Poupar as pessoas de situações involuntariamente vexaminosas é prova de muita educação e civilidade."
> *Gloria Kalil*

CAPÍTULO 20

Etiqueta na Prática da Ginástica Laboral

"O mundo privilegia os bem-educados."
Gloria Kalil

Etiqueta é o conjunto de ações que tem por objetivo evitar constrangimentos entre as pessoas da mesma sociedade facilitando o convívio social. Pode ser definida também como o conjunto de regras de boas maneiras condicionadas à sociedade específica lembrando que, em alguns locais, essas regras mudam conforme a cultura.

Na prática da ginástica laboral, uma das situações que traz conflitos é a necessidade de aumentar as horas de trabalho por aumento da produção e, com isso, o chefe do setor informa que não haverá a ginástica laboral por sobrecarga de trabalho. Esse evento deve ser entendido como transitório e o profissional responsável pela ginástica laboral deverá ficar disponível durante o tempo contratado para a execução dos exercícios, mesmo que sua prática tenha sido suspensa.

Só há dispensa da execução dos exercícios por ocasião dos períodos de férias coletivas e suspensão dos processos produtivos dos setores nos quais são realizados os exercícios. A comunicação deve ser aceita como um fato normal e necessário.

Outra situação que pode trazer interpretações equivocadas são tratamentos pessoais viciosos, como: meu amor, minha linda, gato, amados, meu bem e outros similares, que transmitem o sentido de posse ou de intimidade com pessoas que devem ser tratadas de forma respeitosa e com atenção quanto às orientações a serem prestadas.

Evitar abertura e encerramento da ginástica laboral com frases íntimas, beijos e similares; essas recomendações foram inseridas na cartilha Etiqueta no Trabalho, publicada pela Gerência Executiva do INSS, em São Luís no Maranhão, com acesso em 17 de janeiro de 2014 no site http://www.dpe.ma.gov.br/dpema/documentos/gespublica/ETIQUETA_NO_TRABALHO.

Da mesma forma que palavras podem induzir a interpretações errôneas, tocar, apertar ou segurar as pessoas, também contribui para equívocos. Quando for necessário o toque para ensinar a postura correta, ou auxiliar o movimento para a execução natural do exercício, o profissional deverá solicitar a permissão para realizar o contato físico e deve fazê-lo com cuidado e respeito à pessoa. Na prática, deve ser evitado o contato direto entre as pessoas.

O profissional deve observar, detalhadamente, as atitudes dos grupos e tentar ser "invisível", para não atrair a atenção desnecessária e trazer interpretações equivocadas sobre suas próprias atitudes.

Alguns trabalhadores, e até chefias, criam situações de chacotas persistentes entre colegas com uso de palavras de baixo calão e relato de situações íntimas e vexaminosas, muitas vezes levando ao afastamento desses trabalhadores, de forma definitiva, da prática da ginástica laboral.

Brincadeiras de esconder objetos, como compras e até bolsas e celulares, desencadeiam problemas de relacionamentos interpessoais e que, algumas vezes, sai do ambiente da empresa e invade os lares, causando transtornos desnecessários.

"No trabalho, tem que olhar para o lado e ter os outros como referência,
além de fazer do ambiente de trabalho um local agradável,
já que ele é onde se passa a maior parte do tempo."
Gloria Kalil

CAPÍTULO 21

Elaboração de Contrato Celetista ou Prestação de Serviço para Ginástica Laboral

O homem acredita mais com os olhos do que com os ouvidos. Por isso, longo é o caminho através de regras e normas, curto e eficaz através do exemplo."
Lucius Annaeus Seneca ou
Lucio Aneu Sêneca (4 a.C.-65 d.C.)

O trabalho técnico tem destaque incontestável. Mas sem o justo pagamento não há como manter uma atividade profissional de forma regular. A existência do Programa de Ginástica Laboral é o início das ações práticas, e sem a implantação e manutenção da ginástica laboral os benefícios não serão reais.

TIPOS DE VÍNCULOS COM A EMPRESA

A relação de contratação para elaboração da ginástica laboral pode ser viabilizada por quatro legislações distintas de contrato de trabalho, cada uma com seus níveis salariais, deveres e direitos:

- A primeira, e mais usual, ocorre por *prestação de serviço sem vínculo empregatício*. Neste caso, a maioria das empresas solicita a criação de empresa individual ou de outras modalidades, visando a redução de custo indireto e direto, ou solicitação de reconhecimento de vínculo trabalhista em época futura;
- *Contrato de trabalho pela Consolidação das Leis do Trabalho (CLT)*, na qual existe carga semanal de trabalho com horários pré-determinados, vantagens e desvantagens;
- *Concurso público* para vaga de fisioterapeuta ou outro profissional, que conste no edital essa atribuição. Esse profissional terá os mesmos direitos e deveres que os outros *servidores*;

- *Legislação militar* em quadros permanentes ou temporários que, conforme a Constituição Brasileira de 1988, são as Forças Armadas (Marinha, Exército e Aeronáutica), Polícia Militar, Corpo de Bombeiros Militar, Polícia Rodoviária Federal, Polícia Federal e Polícia Civil, onde o profissional terá os mesmos deveres e direitos que os outros militares, com atribuições administrativas e técnicas, determinadas pelas normas dessas autarquias governamentais.

A grande atuação da ginástica laboral está vinculada à empresa privada. São raras as empresas que desejam implantar um programa de ginástica laboral complexo e extenso, com diversos horários, reavaliações, palestras de esclarecimentos e outras atribuições, mas só aceitam fazer pagamentos mínimos, pois não são capazes de fazer frente ao custo mínimo necessário para esse desempenho.

Outras solicitam programas de ginástica laboral apenas no papel, para fazer frente às fiscalizações. Na maioria das vezes, as solicitações para prestação de serviços de ginástica laboral são vinculadas às histórias de multas reincidentes por causas variadas, mas sempre incluindo excesso de horas extras e ambiente de trabalho sem obediência ao conforto preconizado pela Norma Regulamentadora 17 do MTE.

Sabemos que existem empresários comprometidos com a saúde e com a prevenção, mas o número destes ainda é muito reduzido. Para estes, sabemos que a decisão da contratação do profissional responsável pela ginástica laboral está vinculada a condição técnica, assiduidade, pontualidade e conhecimento sólido e atualizado.

Os aspectos econômicos para a viabilização da ginástica laboral, aqui destacada, são relacionados ao prestador de serviço, ou seja, profissional autônomo ou pessoa jurídica.

CÁLCULO BÁSICO PARA PRESTAÇÃO DE SERVIÇO

O cálculo está relacionado ao custo dessa ação, ou seja, qual o gasto no deslocamento, vestuário, alimentação, estudo e outros critérios, para que o profissional possa ir até a empresa e executar o levantamento do processo produtivo, realizar o planejamento dos exercícios necessários para cada grupo de trabalhadores, quanto tempo deverá destinar à realização dos exercícios e onde será realizado.

A soma das despesas para o profissional prestador de serviços deve ter o acréscimo mínimo estabelecido pelo valor-base, no contexto da Fisioterapia do Trabalho, para a elaboração do programa de ginástica laboral em documento-base, sua implantação e acompanhamento.

Esse valor está contido na Resolução nº 428/2013, do Conselho Federal de Fisioterapia, que fixa e estabelece o *Referencial Nacional de Procedimentos Fisioterapêuticos*, do qual retiramos apenas as descrições que podem ser aplicadas aqui, no cálculo apontado.

Os valores desse referencial são expressos em CHF (Coeficiente de Honorários Fisioterapêuticos), que possuem variação temporal e devem ser aplicados a cada item das tabelas disponíveis no portal do Conselho Federal de Fisioterapia. Na última publicação, cada CHF possui o valor de, no mínimo, R$0,39 (trinta e nove centavos de Real), podendo haver livre negociação. A publicação só permite redução de até 20% em regiões carentes do país.

A ginástica laboral é composta das seguintes etapas para o cálculo orçamentário da prestação de serviços:

- Visita preliminar aos setores produtivos da empresa para cálculo da elaboração do documento "Programa de Ginástica Laboral";
- Elaboração do Programa de Ginástica Laboral com impressão contendo fotografias e cópias em meio magnético;
- Realização das avaliações dos trabalhadores para seleção dos grupos de exercícios;
- Planejamento dos horários previstos para a realização da ginástica laboral propriamente dita;
- Tempo de observação para ratificação ou retificação no período entre 3 a 6 meses de prática da ginástica laboral;
- Reuniões com dirigentes da empresa;
- Orientação de alongamentos e outros recursos aos trabalhadores;
- Comparecimento na empresa para a execução das sessões de ginástica laboral;
- Emissão de nota fiscal com recolhimento de tributos;
- Uso de equipamentos e acessórios para motivação e quebra da rotina na prática da ginástica laboral;
- Elaboração de relatórios, de 6 em 6 meses, sobre os resultados obtidos com a ginástica laboral, após reavaliação dos trabalhadores participantes.

A Tabela 21.1, a seguir, apresenta a transcrição de um item para exemplificação de parte do cálculo orçamentário da ginástica laboral, relativo a exames e testes funcionais.

Quando forem realizadas avaliações específicas, como a exemplificada no código 13106905 com referencial de 300 CHF, deve haver a multiplicação do número de trabalhadores avaliados pelo valor em reais da Dinamometria. Assim, 10 trabalhadores avaliados por 300 CHF cada, totaliza 3.000 CHF, multiplicados por R$ 0,39 (cada CHF) se chega ao valor de R$1.170,00. Esse valor só pode ser cobrado quando houver avaliação.

A prestação de serviço para execução da orientação da ginástica laboral encontra-se no código 13106977 com 200 CHF por hora. Logo, se houver a prática da ginástica laboral por 1 hora, com a frequência de 5 vezes por semana, totalizam 5 horas por semana, que devem ser multiplicadas por 4 semanas, então teremos 20 horas × 200 CHF = 4.000 CHF, multiplicados por R$ 0,39 (cada CHF), resultando no total desse item em R$1.560,00 (reais) por mês.

A Tabela 21.2 apresenta as descrições para consultoria e assessoria geral em fisioterapia do trabalho.

TABELA 21.1. Exemplo de parte do cálculo orçamentário – exames e testes funcionais

CÓDIGO RNPF	DESCRIÇÃO	REFERENCIAL
13106905	Dinamometria (analógica ou computadorizada)	300 CHF

Fonte: Coffito, 2013.

TABELA 21.2. Consultoria e assessoria geral em fisioterapia do trabalho

CÓDIGO RNPF	DESCRIÇÃO	REFERENCIAL
13106971	Análise biomecânica da atividade produtiva do trabalhador – por hora técnica	220 CHF
13106972	Análise e qualificação das demandas observadas através de estudos ergonômicos aplicados – por hora técnica	220 CHF
13106973	Elaboração de relatório de análise ergonômica – por hora técnica	250 CHF
13106976	Prescrição e gerência de assistência fisioterapêutica preventiva – por hora técnica	200 CHF
13106977	Consultoria e assessoria – outras em Saúde Funcional	200 CHF

Fonte: Coffito, 2013.

Assim, outros itens podem ser acrescentados em planilha do Excel, para visualização da importância orçada e também do retorno em benefícios para a empresa. Se há fornecimento da alimentação pela empresa, isso também deve ser demonstrado e reduzido do valor orçado.

Também deve ser incluído o valor dos tributos recolhidos na prestação de serviços.

Há variações significativas na dependência do número de trabalhadores a serem acompanhados, de sessões de ginástica laboral, de membros da equipe e intervalo entre uma sessão e outra.

Nota: Lembrar da existência dos gastos fixos com deslocamentos, alimentação, recolhimento de tributos e outros.

FORMAÇÃO DE EQUIPE

A formação da equipe depende do número de trabalhadores agrupados e do espaço físico disponível para a realização da ginástica laboral. Se a empresa realiza um processo de produção que é o mesmo em todas as linhas, com número elevado de trabalhadores, mas possui área apropriada para a realização dos exercícios para todos em um só horário, o orçamento será reduzido.

Diferente da empresa que tem vários processos produtivos diferentes, com poucos trabalhadores e área muito pequena para o desenvolvimento da prática dos exercícios. A equipe, mesmo que composta por dois profissionais, deve ter o mesmo entendimento quanto aos tipos de solicitações prioritárias das habilidades biológicas dos trabalhadores, e conhecer as técnicas de seleção dos exercícios.

Depois desse passo, os profissionais devem se reunir e elaborar a seleção e sequência dos exercícios para cada grupo, com planejamento de tempo, intensidade, técnicas, recursos utilizados e todos os aspectos que possam envolver essa equipe, composta por dois ou vinte profissionais. Deve ser lembrada também, a preparação de um profissional para substituir membros da equipe em casos de falta prevista e férias. Se for possível, mais de um profissional, para não haver quebra de execução da ginástica laboral.

As revisões periódicas devem ser realizadas com visitas técnicas aos processos produtivos para ratificação ou retificação da seleção de exercícios, dando continuidade à aplicação das matrizes de exercícios e o oferecimento de graus de complexidade maiores, quando houver harmonia nas respostas orgânicas.

CONTROLE DE QUALIDADE NA PRESTAÇÃO DE SERVIÇOS

Todas as prestações de serviço devem gerar mecanismos que realizem a avaliação periódica de qualidade da mesma. A forma mais fácil é a aplicação de questionário bipolar, sem a obrigatoriedade de identificação, levantando situações comuns do dia a dia. As sugestões podem ser solicitadas antes do início da prática da ginástica laboral. Esse controle periódico reduz os impactos de rotina, quebra da formalidade e conduta profissional, serve de sinal de alerta para correção de desvios ou visualização de melhorias.

MODELOS SIMPLES DE PROPOSTAS DE CONTRATOS

Os modelos são variados, incluindo formatação e aspectos de *marketing* que, muitas vezes, estimulam a curiosidade dos leigos, sendo mais importante a condição técnica e a verdade nas relações pessoas e comerciais.

Foi inserido um modelo básico, o qual deverá ser ajustado conforme os critérios da prestação de serviço e tarefas a serem cumpridas. É importante que os detalhes sejam registrados, para que não haja dúvida para ambos os lados, minimizando constrangimentos e até ações judiciais longas e caras.

Modelo de contrato básico

Ver Figura 21.1, a seguir.

REVISÃO DO PROGRAMA DE GINÁSTICA LABORAL E RELATÓRIOS TÉCNICOS

Revisão do programa de ginástica laboral

A revisão deverá ser realizada uma vez ao ano, acompanhando os outros documentos emitidos. Se houver modificações em qualquer um dos critérios do processo produtivo, setor novo ou reformado, este deverá ser revisto e anexado à modificação, com os ajustes necessários à seleção dos exercícios da ginástica laboral. Não sendo necessária a reformulação de todo o programa.

Caso contrário, não havendo nenhuma modificação, poderá ser elaborado um documento ratificando o programa e atribuída nova data de validade ao mesmo.

Relatório técnico

Esse relatório tem como objetivo apresentar, de forma genérica, o comportamento dos trabalhadores quanto à participação, comparação com os perfis biológicos e cinesiofuncionais atribuídos antes da ginástica laboral e reavaliação com período de, pelo menos, um ano. Visa identificar a modificação ou a necessidade específica dos trabalhadores, e readequar a seleção de exercícios.

CONTRATO DE PRESTAÇÃO DE SERVIÇO EM GINÁSTICA LABORAL

CONTRATANTE (tomador(a)) EMPRESA _____ representado pelo(a) Sr(a). ____
_____ função _____ CPF_____, residente
e domiciliado(a) à Rua _____, nº _____, Cidade de _____,
Estado _____.

CONTRATADO (prestador(a) de serviços):

Pessoa: _____ brasileiro(a), residente e domiciliado(a)
à Rua _____, nº _____, Cidade de _____, Estado
_____, CPF_____,

OU

Empresa: _____ CNPJ: _____,
com sede à Rua _____, nº _____, Cidade de _____, Estado
_____.

O presente contrato de Prestação de Serviço para realização de Programa de Ginástica Laboral que será realizada na localidade _____, com frequência de ____ vezes por semana, com duração ____ de tempo por sessão e que será remunerado por ____ reais com reajuste anual pela tabela _____ conforme acordo bilateral.

Ao ser executada avaliação dos postos de trabalho haverá remuneração calculada com base na tabela _____ com prévia autorização da empresa _____.

Pagamento da quantia de R$ _____ (_____) (valor por extenso), será efetuado de forma _____, sempre subsequente à competência.

OU

Pagamento parcelado mensal/semanal de ____ vezes de R$ _____ (_____
_____) (valor por extenso), será efetuado todo dia ____ do mês/semana, sempre subsequente à competência, através de depósito bancário na conta _____.

O contratante fornecerá local, limpeza do ambiente, autorização para a entrada aos postos de trabalho que forem necessários, com autorização prévia.

As partes elegem o foro de _____, ____ para dirimir quaisquer dúvidas decorrentes do presente contrato.

Testemunha 1: _____
Testemunha 2: _____

Contratante e contratado concordam e estão ajustados com todas as normas e cláusulas estipuladas neste contrato, e assim assinam o presente termo em 2 (duas) vias de igual teor, os quais passam a ter força legal entre as partes.

Local e Data: _____,____ de _____ de 20___.

_____   _____
Assinatura do CONTRATANTE   Assinatura do CONTRATADO

FIGURA 21.1. *Modelo de contrato de prestação de serviço em ginástica laboral.*

Nota: O aspecto financeiro deve ser reconhecido como investimento. Deve ser elaborada a soma do pagamento ao prestador e tempo destinado aos exercícios fora da linha de produção.

A liquidez terá lugar na redução dos afastamentos por licença médica, na melhora da agilidade e redução dos quadros álgicos, dos processos trabalhistas e cíveis com solicitação de indenizações por relacionar, muitas vezes, a relação de adoecimento com as ações do trabalho sobre o corpo.

CAPÍTULO 22

Ginástica Laboral e Ações Integradas com a Empresa

"O mundo privilegia os bem-educados."
Gloria Kalil

A ginástica laboral é, ao mesmo tempo, um programa e um elo entre os diversos setores, pessoas, processos e ações da empresa. Sua presença cria um canal de comunicação com os trabalhadores facilitando a educação, informação e participações em eventos específicos das empresas. As empresas possuem formas organizacionais diferentes, mas as ações são similares quando se refere à participação em eventos que possuem relação com a saúde. Todos os profissionais da área da saúde devem estar unidos para a promoção da educação na saúde. As ações integradas possuem abrangência variada. Essa operacionalização tem seu maior movimento focado na CIPA e, consequentemente, na SIPAT, que é uma de suas responsabilidades. A CIPA colhe as sugestões dos trabalhadores, diretores, sindicalistas e profissionais da empresa quanto às ações, atividades e assuntos a serem abordados em acréscimo aos já determinados pela legislação.

COMISSÃO INTERNA DE PREVENÇÃO DE ACIDENTES (CIPA)

Essa comissão interna é estabelecida na dependência do tamanho (porte) da empresa e é enquadrada para esse fim, pela Norma Regulamentadora 5 do MTE (Ministério do Trabalho e Emprego). Sua última atualização foi em julho de 2011 (acesso ao portal do MTE em 04/02/2014) no endereço a seguir: http://portal.mte.gov.br/data/files/8A7C812D311909DC0131678641482340/nr_05.pd).

Nessa norma, há descrição detalhada sobre sua criação, desenvolvimento e a necessidade de treinamento dos seus membros e da população trabalhadora. Esse treinamento não tem o objetivo de substituir as ações técnicas profissionais e, sim, dar subsídios para o "despertar do olhar" sobre as questões que se relacionam com a promoção da saúde, prevenção de doenças e acidentes. A CIPA tem suporte legal no artigo 163 da Consolidação das Leis do Trabalho e na Norma Regulamentadora nº 5 (NR 5), aprovada pela Portaria nº 08/99, da Secretaria de Segurança e Saúde no Trabalho do Ministério do Trabalho e Emprego. A NR 5 trata do dimensionamento, processo eleitoral, treinamento e atribuições da CIPA. Em seu item 5.33 há descrição das tarefas que são obrigações da CIPA, e dentre as responsabilidades estão o treinamento e a realização anual da SIPAT (Semana Interna de Prevenção de Acidentes), na qual devem ser abordados, no mínimo, os seguintes temas:

- Estudo do ambiente, das condições de trabalho, bem como dos riscos originados do processo produtivo;
- Metodologia de investigação e análise de acidentes e doenças do trabalho;
- Noções sobre acidentes e doenças do trabalho, decorrentes de exposição aos riscos existentes na empresa;
- Noções sobre a síndrome da imunodeficiência adquirida (AIDS) e medidas de prevenção;
- Noções sobre a legislação trabalhista e previdenciária, relativas à segurança e saúde no trabalho;
- Princípios gerais de higiene do trabalho e de medidas de controle dos riscos;
- Organização da CIPA e outros assuntos necessários ao exercício das atribuições da Comissão.

Nota: Os assuntos são apontados de forma genérica, podendo haver vários desdobramentos. Lembramos que esses estudos são iniciados pelos trabalhadores, mas devem ser reavaliados por profissionais habilitados e com experiência, para não haver equívoco para desprezo ou supervalorizações de situações ou eventos desagradáveis.

SEMANA INTERNA DE PREVENÇÃO DE ACIDENTES (SIPAT)

A SIPAT é uma das atividades obrigatórias para todas as Comissões Internas de Prevenção de Acidentes (CIPA), tendo sua periodicidade de realização anual. A legislação da SIPAT está prevista na Portaria nº 3.214, NR 5, item 5.16: Atribuições da CIPA – letra O: "promover, anualmente, em conjunto com o SESMT, onde houver, a Semana Interna de Prevenção de Acidentes do Trabalho (SIPAT)".

Para que haja melhor aproveitamento e adesão pela maioria dos trabalhadores, a CIPA deve ser organizada com antecedência, trazendo a participação efetiva dos trabalhadores na escolha de temas, que possa haver melhora na condução individual e coletiva de ações de prevenção não só de acidentes, mas de doenças por contaminantes oriundos de baixa higiene, rejeição às vacinas, à prática de exercícios, controle de peso corporal e outros aspectos alvos do bem-estar de todos. A escolha da data da SIPAT deve ser bem estudada, para não coincidir com datas festivas, recessos escolares e da empresa, provocando redução no número de participantes.

Sugestões de temas para SIPAT relacionados à ginástica laboral:
- Atividade física preventiva com liberação dos neuropeptídios;
- Prevenção da fadiga e alongamento;
- Acidentes por deficiência de força muscular;
- Acidentes por redução da habilidade de coordenação motora;
- Acidentes por deficiência das reações de equilíbrio;
- Exercícios para aumento de massa muscular e prevenção de quedas da própria altura;
- Exercícios para melhora da fixação da massa óssea;
- Exercícios para melhora da elasticidade;
- Exercícios para manutenção da mobilidade corporal.

DIÁLOGOS DIÁRIOS DE SAÚDE E SEGURANÇA (DDS), DIÁLOGOS DIÁRIOS DE SEGURANÇA, SAÚDE, MEIO AMBIENTE E SUSTENTABILIDADE (DDSMS) E OUTRAS SIGLAS QUE POSSUEM O MESMO OBJETIVO

Essa reunião antes de cada jornada de trabalho é a oportunidade de promoção da educação através de informações das áreas envolvidas. Na maioria das vezes, esse encontro é realizado no próprio setor de trabalho e cada um realiza o seu encontro. Em algumas empresas é elaborado um cronograma no qual há reunião de todos no auditório.

O tempo dedicado a essas reuniões é entre 5 e 10 minutos antes do início da jornada, quando há a apresentação, pelos próprios trabalhadores e membros da empresa, de assuntos sugeridos pelos trabalhadores, dirigentes, sindicatos e profissionais consultores. Os assuntos são planejados com antecedência e a ginástica laboral participa efetivamente desses encontros.

As empresas de pequeno porte e microempresas devem estudar a melhor maneira de realizar esse processo educacional de troca de experiências e ampliação de conhecimentos técnicos. Podendo utilizar a rede social, cartazes com informações ou artigos técnicos enviados cada vez por um trabalhador, em um dia da semana, ao grupo, com comentários de todos.

Relação de assuntos que podem ser abordados pelos responsáveis pela ginástica laboral:
- Benefícios resultantes da prática de exercícios;
- Condutas individuais para "movimentar-se";
- Resposta biológica da prática de exercícios;
- Resposta orgânica do sedentarismo;
- Condutas de biossegurança na prática dos exercícios;
- Atitudes seguras na prática da ginástica laboral;
- Controle da respiração durante os exercícios;
- Necessidade do alongamento;
- Início do alongamento com o despertar;

- Alongamento antes de adormecer;
- Ações complementares de exercícios extramuros para trabalhadores em atividades predominantes estáticas (fazer caminhadas intercaladas com alongamentos, caminhar 2 a 3 minutos e repetir os alongamentos no padrão "espreguiçar");
- Ações complementares intramuros à ginástica laboral para trabalhadores com tarefas de transporte manual de cargas (intercalar micropausas para descanso, fazer alongamentos antes e depois de cada transporte de carga, mesmo que demore apenas 2 segundos);
- Ações complementares de exercícios extramuros para trabalhadores em atividades predominantes dinâmicas em caminhadas, longas ou pequenas, por longo tempo (intercalar a cada 30 minutos, se possível, pausas de 2 minutos com alongamentos);
- Ações complementares intramuros à ginástica laboral para trabalhadores com tarefas monótonas (a cada período de 50 minutos, levantar e alongar no padrão " espreguiçar" e andar no mesmo local);
- Preparo por alongamento antes de levantar da cama – espreguiçar para todos os sentidos e, ainda deitado, lentamente, respirar profundamente. Relaxar. Iniciar o pedalar ainda deitado e repetir o alongamento agora sentado e depois em pé. Essa sequência reduz, significativamente, os desconfortos articulares, quadros de "fadiga" que trazem a informação equivocada de doença articular;
- Posturas inadequadas são aquelas que adotadas fora do padrão fisiológico por mais de 4 horas, sem modificação de ângulos ou troca de composições da projeção do corpo no espaço. A melhor postura é a próxima (Nadja Ferreira, 2008). Troque sempre de postura e, entre uma e outra, faça alongamento no padrão "espreguiçar".

Essas sugestões devem ser transmitidas em, no máximo, 5 minutos, para dar tempo a outros assuntos do DDS.

Não esquecer de realizar o comando da respiração em todos os exercícios que forem praticados.

Lembrando que, o melhor é sempre o que é possível fazer.

> "O desejo de ser amigo é um processo rápido, mas a amizade é uma fruta que amadurece lentamente."
> *Aristóteles (384 a.C.-322 a.C.)*

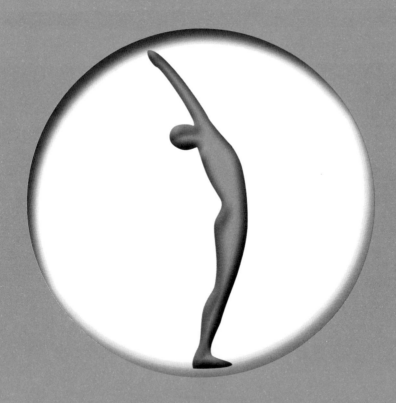

PARTE 3

Ginástica Laboral em Ações sem Fronteiras

CAPÍTULO 23

Introdução

> "Cultiva a concentração,
> Tempera a vontade,
> Faz de ti uma força pensando,
> E, o mais intimamente possível,
> Que és realmente uma força."
> *Fernando Pessoa (1888-1935)*

Essa parte foi inserida e batizada como "Ações Sem Fronteiras", uma vez que os assuntos e aspectos aqui abordados não apresentam delimitações de tempo e espaço ou sequência de tarefas mas, mesmo assim, são reais e trazem frutos para as pessoas e para a sociedade como um todo. Essa decisão de promover orientações aos profissionais sem vínculo empregatício, ou de formas diferentes, recai no objetivo de ampliar o trabalho seguro, com redução de erros humanos, prevenção de doenças e promoção da saúde. Essa vertente traz redução do custo humano de sofrimento e do custo Brasil.

Tudo que um dia imaginamos no futuro nos deparamos com a sua concepção, quer seja, objeto, ações ou tarefas de novos tipos de trabalhos. O mundo será reinventado a cada minuto e algo que parece estranho e impossível dias antes, hoje é rotineiro e "normal", e amanhã será obsoleto.

Nessa terceira parte inserimos de forma resumida a ginástica laboral para:

- *Trabalhador autônomo* – muitas vezes ouvi relatos que não sabiam como fazer para reduzir as contraturas do pescoço ao final de uma jornada longa como taxista, ou ainda como vendedor ambulante de empadas e outros similares. Demonstraram a curiosidade e a vontade de fazer para reequilíbrio de seu organismo. Tendo em vista que ele mesmo é seu empregador, deixei algo sucinto, e ao mesmo tempo genérico, para auxiliar e reduzir o desconforto;

- *Trabalhador informal* – esse grupo tem necessidade de alongamento, exercícios respiratórios e de reequilíbrio das cadeias musculares. Sabemos que eles existem, seus produtos aparecem em todos os locais, mas não temos acesso a estes. Elaborei um roteiro de possibilidades para que haja solidariedade para a orientação desses trabalhadores;
- *Trabalhador doméstico* – recentemente foram reconhecidos do ponto de vista de contrato de trabalho. A lembrança inicial vem para a diarista, mas temos também o jardineiro, motorista, mordomo e a tão conhecida empregada doméstica. Também necessita de orientações que promovam a minimização das cadeias musculares;
- *Trabalhador em regime* home office, flex office, anywere office e *teletrabalho* – são trabalhadores realmente sem fronteiras, trabalham em qualquer lugar, hora e realizam tarefas diferenciadas. Podemos dizer que são, na expressão popular, "pau para qualquer obra";
- *Trabalhador mototaxista, motoboy e motociclista profissional* – nesse grupo de trabalhadores há uma mistura de informais, autônomos, contratados celetistas, mas todos estes não têm lugar, tempo ou dia definidos. A esses aspectos são acrescentados os riscos de acidentes, morte e exposição às intempéries;
- *Trabalhador professor* – essa categoria profissional sofre modificações radicais, poucos são os que possuem horário e local durante uma ou duas jornadas de trabalho. Passou, também, a ser profissional sem fronteiras.

O objetivo dessa parte do trabalho é trazer orientação para minimizações das ações resultantes da falta de horário, transporte que "rouba" e "agride" o trabalhador em geral, mas com maior empenho nos que foram aqui destacados. O horário da refeição é substituído por lanches rápidos, quando possível, ou algo que está há muito tempo na bolsa. Neste mesmo contexto temos as jornadas intermináveis com o compromisso da sobrevivência do trabalhador e daqueles que dependem dele. Razão pela qual as orientações foram inseridas, como forma de contribuição.

Sei que é apenas uma gota no oceano, mas foi construída. Espero que mais gotas possam cair e assim construir uma nova maneira de prevenção.

"O cinema não tem fronteiras nem limites.
É um fluxo constante de sonho."
Orson Welles (1915-1985)

CAPÍTULO 24

Ginástica Laboral para o Trabalhador Autônomo

> "Acreditar é monótono, duvidar é apaixonante, manter-se alerta: Eis a vida!"
> *Oscar Fingal O'Flahertie Wills Wilde ou Oscar Wilde (1854-1900)*

O trabalhador autônomo é reconhecido por Ribeiro de Vilhena (2005) como sendo a pessoa que trabalha por conta própria, em atividade profissional sem vínculo empregatício e com assunção de seus próprios riscos.

Teoricamente, são aqueles que possuem determinadas habilidades técnicas, manuais ou intelectuais e decidem trabalhar por conta própria, sem vínculo empregatício. Relatam ter a vantagem de negociar de forma livre as relações de trabalho, horários e remunerações.

Excluímos desse grupo os trabalhadores informais.

Os autônomos possuem vínculo com a previdência social e, em ocasiões em que possam ser acometidos de incapacidade ou invalidez, são amparados por essa instituição governamental. Alguns mais cuidadosos pagam seguros pessoais e planos de aposentadorias complementares.

São dois grupos de trabalhadores autônomos:

- Os prestadores de serviços de profissões não regulamentadas, ou seja, encanador, digitador, pintor, faxineiro, pedreiro e outros assemelhados.
- Os trabalhadores com profissões regulamentadas, ou seja, advogado, médico, contabilista, dentista, engenheiro, nutricionista, psicólogo e outros registrados nos seus respectivos conselhos regionais.

Os trabalhadores autônomos, sob a ótica da legislação, não são subordinados às chefias das empresas mas, na prática, essa ação existe e muitos deles participam ativamente das atividades da empresa.

Há distribuição de trabalhadores autônomos com a seguinte proporcionalidade:

- *Autônomos que compõem força de trabalho* – exercem suas atividades em ambiente, com horário regular, obedecem às chefias da empresa de forma habitual e participam de todas as funções. São chamados terceirizados e realizam a alimentação, o lazer e até a ginástica laboral. Só não recebem os benefícios de férias e décimo terceiros, mas recebem até cesta de natal. *Nesse grupo pode haver a realização da ginástica laboral de forma excepcional;*

- *Parte deles são autônomos* – realizam tarefas, na maioria, de maior risco ou de técnicas sem domínio dos trabalhadores ditos próprios, sem as vantagens pecuniárias dos celetistas ou servidores públicos. *Esses trabalhadores passam a ser "adotados" pelo grupo e participam da ginástica laboral da mesma forma que os ditos próprios;*

- *Poucos são autônomos* – trabalham em áreas isoladas com tarefas exclusivas por temporadas longas e ficam, na maioria das vezes, em áreas isoladas dos demais. *Raramente aderem a prática dos exercícios da ginástica laboral;*

- *São considerados consultores externos* – trabalham com agendamento prévio de curto prazo, são pouco entrosados com os demais trabalhadores. *Nunca participam da ginástica laboral, festividade ou da SIPAT.*

A maioria dos trabalhadores autônomos, apesar dos conceitos de liberdade, negociação de remuneração e horário flexível para realizar suas tarefas, por mais bem preparado tecnicamente e tido como de extrema necessidade para a empresa, na realidade se tornou um subjugado à vontade da empresa contratante. Com o aumento significativo dos PDV (Plano Voluntário de Demissão) das autarquias e empresas com mesmo porte, com a finalidade de reduzir custos, fez essa ação e reduziu significativamente muitos trabalhadores com experiência e conhecimento técnico de grande valor. Muitos deles construíram empresas que prestam serviços para aquelas de onde foram desligados, cumprindo o mesmo horário, no mesmo local e com as mesmas tarefas, só que agora não recebem hora extra, férias, décimo terceiro, seguro saúde e outras vantagens. Para esse grupo os conflitos psicológicos aumentaram e a carga de trabalho também, e para compensar as perdas, acumulam mais contratos passando praticamente a viver para trabalhar.

Na mesma situação, com as devidas adequações do modo operatório, trabalha a costureira, a manicura, a cabeleira, a professora explicadora, a esteticista, o motorista de táxi, o vendedor de seguros e de outros produtos, e similares.

Todo trabalhador autônomo se relaciona com o tempo insuficiente e algoz de sua vida. Para esses, a vontade e a disciplina são a tábua de salvação, para que estabeleça um compromisso de sobrevivência em duas ações, faça chuva ou faça sol.

ATO DE AMOR PRÓPRIO

- Ao acordar, antes de levantar da cama, realize alongamentos dentro do padrão "espreguiçar" até sentir que seus movimentos estão leves. Respire fundo 2 ou 3 vezes e repita os alongamentos em todo o corpo.

- Mesmo cansado e com sono, repita os mesmos alongamentos realizados ao acordar, antes de dormir.

- Comece a aumentar, gradativamente, o tempo empregado nos alongamentos. Inicie com 5 minutos e chegue aos 30 minutos por dia, 15 pela manhã e 15 minutos à noite. Se sentir facilidade na execução, procure ficar mais tempo no alongamento.
- Preparo por alongamento antes de levantar da cama – espreguiçar para todos os sentidos ainda deitado, lentamente, respirando profundamente. Relaxar. Iniciar o "pedalar" ainda deitado e repetir o alongamento agora sentado, e depois em pé. Essa sequência reduz, de modo acentuado, os desconfortos articulares, quadros de "fadiga" que trazem a informação equivocada de doença articular.

Se puder, pratique um esporte de forma regular 3 vezes por semana.

FORÇAS PARA CONTINUAR

- *Trabalhadores em atividades predominantes estáticas* – devem fazer, ao longo do dia, pequenos períodos de exercícios simples de rodar os pés, braços, mãos e cabeça. Quando puder, fazer caminhadas intercaladas com alongamentos. Caminhar 2 a 3 minutos e repetir os alongamentos no padrão "espreguiçar";
- *Trabalhadores com tarefas de transporte manual de cargas* – intercalar pequenas pausas para descanso, fazer alongamentos antes e depois de cada transporte de carga, mesmo que demore apenas 2 segundos;
- *Trabalhadores em atividades predominantes dinâmicas em caminhadas longas ou pequenas por longo tempo* – intercalar a cada 30 minutos, se possível, pausas de 2 minutos com alongamentos;
- *Trabalhadores com tarefas monótonas* – a cada período de 50 minutos, levantar e alongar no padrão "espreguiçar" e andar no mesmo local;
- *Todos os trabalhadores* devem trocar sempre de postura e, entre uma e outra, faça alongamento no padrão "espreguiçar".

Sabemos que a preocupação em conquistar as tarefas para assinatura de contrato de prestação de serviços é muito grande, e ainda maior cumprir o prazo acordado por várias horas, mas com o compromisso executado. Mas, a execução dos exercícios e a prática de alongamento irão minimizar os desconfortos e dores, trazendo melhora na saúde e na produção dos trabalhos.

> "Fácil é ser colega, fazer companhia a alguém, dizer o que ele deseja ouvir.
> Difícil é ser amigo para todas as horas e dizer sempre
> a verdade quando for preciso. E com confiança no que diz."
> *Carlos Drummond de Andrade (1902-1987)*

CAPÍTULO 25

Ginástica Laboral para o Trabalhador Informal

> "Cultiva a concentração,
> Tempera a vontade,
> Faz de ti uma força pensando,
> E, o mais intimamente possível,
> Que és realmente uma força."
> *Fernando Pessoa (1888-1935)*

O trabalhador informal é aquele que não possui vínculo trabalhista por carteira assinada, não recolhe previdência social como autônomo, não pertence aos vínculos militares ou de servidor civil, apenas começou a trabalhar por necessidade de sustento próprio e de seus dependentes. Realiza as mais diversas tarefas, na maioria das vezes sem o preparo necessário, em qualquer ambiente e com as ferramentas e materiais que tiver.

Aqui o trabalhador informal pode ser agrupado em duas situações, a *primeira* do indivíduo que procura sobreviver do que vier e a *segunda* de empresas que vivem na informalidade.

O IBGE (2003) apresentou o perfil das empresas informais nas cidades brasileiras e foi surpreendido com mais de dez milhões de firmas que ocupavam quase 14 milhões de pessoas, depois de 11 anos esse número deve ter triplicado. Segundo o site www.redebrasilatual.com.br (acesso em 25-05-2015), Hylda Cavalcanti, da RBA, publicou em 22/05/2014 o número de 4,1 milhões de trabalhadores informais em todo o Brasil.

Para todos os trabalhadores informais as orientações são as mesmas, dentro do possível, realizar duas sequências de exercícios, descritas a seguir.

ATO DE AMOR PRÓPRIO

- Ao acordar, antes de levantar da cama, realize alongamentos dentro do padrão "espreguiçar" até sentir que seus movimentos estão leves. Respire fundo 2 ou 3 vezes e repita os alongamentos em todo o corpo. Mesmo cansado e com sono, repita os mesmos alongamentos realizados ao acordar, antes de dormir.
- Comece a aumentar gradativamente o tempo empregado nos alongamentos. Inicie com 5 minutos e chegue aos 30 minutos por dia, 15 pela manhã e 15 minutos à noite. Se sentir facilidade na execução, procure ficar mais tempo no alongamento.
- Preparo por alongamento antes de levantar da cama – espreguiçar para todos os sentidos ainda deitado, lentamente, respirando profundamente. Relaxar. Iniciar o "pedalar" ainda deitado e repetir o alongamento agora sentado, e depois em pé. Essa sequência reduz, significativamente, os desconfortos articulares, quadros de "fadiga" que trazem a informação equivocada de doença articular.

FORÇAS PARA CONTINUAR

- *Trabalhadores em atividades predominantes estáticas* – devem fazer, ao longo do dia pequenos, períodos de exercícios simples de rodar os pés, braços, mãos e cabeça. Quando puder, fazer caminhadas intercaladas com alongamentos. Caminhar 2 a 3 minutos e repetir os alongamentos no padrão "espreguiçar";
- *Trabalhadores com tarefas de transporte manual de cargas* – intercalar pequenas pausas para descanso, fazer alongamentos antes e depois de cada transporte de carga, mesmo que demore apenas 2 segundos;
- *Trabalhadores em atividades predominantes dinâmicas em caminhadas longas ou pequenas por longo tempo* – intercalar a cada 30 minutos, se possível, pausas de 2 minutos com alongamentos;
- *Trabalhadores com tarefas monótonas* – a cada período de 50 minutos, levantar e alongar no padrão "espreguiçar" e andar no mesmo local;
- *Todos os trabalhadores* devem trocar sempre de postura e, entre uma e outra, fazer alongamento no padrão "espreguiçar".

Essas ações ajudarão a reduzir a fadiga, desconforto e ter um sono mais profundo e regular.

"Recorda que no dia em que nasceste
todos riam e só tu choravas.
Vive de tal maneira que, quando morreres,
todos chorem e só tu sorrias."
Provérbio persa

26 CAPÍTULO

Ginástica Laboral para Trabalhadores Domésticos

"É preciso a noite para surgir o dia."
Oscar Niemeyer (1907-2012)

Segundo definição do Ministério do Trabalho e Emprego (2013) considera-se trabalhador doméstico aquele maior de 18 anos que presta serviços de natureza contínua (frequente, constante) e de finalidade não lucrativa à pessoa ou à família, no âmbito residencial destas. Assim, o traço diferenciador do emprego doméstico é o caráter não econômico na atividade exercida no âmbito residencial do empregador. Nesses termos, integram a categoria os seguintes trabalhadores: empregado, cozinheiro, governanta, babá, lavadeira, faxineiro, vigia, motorista particular, jardineiro, acompanhante de idosos, dentre outras. O caseiro também é considerado trabalhador doméstico, quando o sítio ou local onde exerce a sua atividade não possui finalidade lucrativa. Os critérios que norteiam o trabalho doméstico estão amparados na Lei nº 5.859, de 1972, e Emenda Constitucional nº 72, de 2013.

De igual forma, a atividade doméstica é composta por inúmeras variáveis e as orientações para a prática de exercícios e de alongamento do corpo é um compromisso pessoal, para o bem estar e prevenção de doenças e acidentes. E, aqui, repetiremos as orientações básicas que podem ajudar a reduzir a fadiga e o desconforto, sendo necessária a prática da caminhada de 30 minutos no horário que for possível, e a associação das etapas seguintes:

ATO DE AMOR PRÓPRIO

- Ao acordar, antes de levantar da cama, realize alongamentos dentro do padrão "espreguiçar" até sentir que seus movimentos estão leves. Respire fundo duas ou

três vezes e repita os alongamentos em todo o corpo. Mesmo cansado e com sono repita os mesmos alongamentos, realizados ao acordar, antes de dormir.
- Comece a aumentar, gradativamente, o tempo empregado nos alongamentos. Inicie com 5 minutos e chegue aos 30 minutos por dia, 15 pela manhã e 15 minutos à noite. Se sentir facilidade na execução procure ficar mais tempo no alongamento.
- Preparo por alongamento antes de levantar da cama – espreguiçar, lentamente, para todos os sentidos, ainda deitado, respirando profundamente. Relaxar. Iniciar o pedalar ainda deitado, e repetir o alongamento, agora sentado, e depois de pé. Essa sequência reduz, significativamente, os desconfortos articulares, quadros de "fadiga" que trazem a informação equivocada de doença articular.
- Caminhe no mesmo lugar de forma suave toda vez que tiver tarefas de lavagem de roupa de forma manual ou de higienização de louças e panelas. Essa conduta melhora o retorno venoso e reduz o edema nos membros inferiores no final do dia.
- Toda vez que sentir o corpo pesado repita o "espreguiçar" essa ação alonga os grupos musculares e aumenta a circulação, que traz substâncias analgésicas endógenas reduzindo o desconforto.

FORÇAS PARA CONTINUAR

- *Trabalhadores em atividades predominantes estáticas* – devem fazer, ao longo do dia, pequenos períodos de exercícios simples de rodar os pés, braços, mãos e cabeça. Quando puder, fazer caminhadas intercaladas com alongamentos. Caminhar 2 a 3 minutos e repetir os alongamentos no padrão "espreguiçar";
- *Trabalhadores com tarefas de transporte manual de cargas* – intercalar pequenas pausas para descanso, fazer alongamentos antes e depois de cada transporte de carga, mesmo que demore apenas 2 segundos;
- *Trabalhadores em atividades predominantes dinâmicas em caminhadas longas ou pequenas por longo tempo* – intercalar a cada 30 minutos, se possível, pausas de 2 minutos com alongamentos;
- *Trabalhadores com tarefas monótonas* – a cada período de 50 minutos, levantar e alongar no padrão "espreguiçar" e andar no mesmo local;
- *Todos os trabalhadores* devem trocar sempre de postura e, entre uma e outra, fazer alongamento no padrão "espreguiçar".

Essas ações ajudarão a reduzir a fadiga, o desconforto e ter um sono mais profundo e regular.

> "A vida é tão curta e o ofício de viver tão difícil, que quando alguém começa a aprender, já está na hora de morrer."
> *Ernesto Sábato (1911-2011)*

CAPÍTULO 27

Ginástica Laboral para Trabalhadores em *Home Office*, *Flex Office*, *Anywere Office* e Teletrabalho

> "Reunir-se é um começo,
> permanecer juntos é um progresso
> e trabalhar juntos é um sucesso."
> *Henry Ford (1863-1947)*

Essa terceira parte foi dedicada aos trabalhadores que, em sua maioria, não têm acesso a ginástica laboral quando disponibilizada pela empresa. Mesmo possuindo vínculo trabalhista com essa organização esse direito fica postergado pela obrigação de realizar tarefas diversas, em locais diferentes, distantes ou de difícil acesso, transformando o tempo em frações insuficientes para todas as tarefas, dificultando sua participação na ginástica laboral. O tempo muitas vezes é seu inimigo feroz. Muitas empresas destinam o investimento na saúde, incluindo a ginástica laboral, mas vários trabalhadores não conseguem usufruir desse benefício.

Na história da humanidade, o trabalho sempre foi sem amparo ou normas de regulações, e foram recebendo "nomes" diversos. Em nossos dias, os conceitos para a identificação desses trabalhadores em *home office*, *flex office*, *anywere office* e teletrabalho, que entendem essa relação de trabalho como vantagem no aparente grau de "liberdade", que na maioria das vezes, são algemas colocadas com a falta de privacidade, redução do descanso e aumento das tarefas de trabalho sem interrupção, com carga maior de trabalho acumulada com as responsabilidades pessoais e do núcleo familiar.

Teletrabalho é aquele executado conforme descrições prévias, acordadas entre o empregado e a empresa, nas quais as tarefas são realizadas a distância, em caráter contínuo, fora das instalações da empresa empregadora ou em locais distintos pertencentes a uma mesma instituição, utilizando o apoio e as facilidades das TIC (tecnologias de informação e comunicação). Quando executado pelo teletrabalhador na sua própria residência, é também conhecido por trabalho a distância, trabalho remoto ou pela expressão em inglês, *home office*. Ou, ainda, denominado de *atividades remotas*, realizadas com o auxílio de ferramentas avançadas de tecnologia da informação e comunicação, permitindo que atividades anteriormente realizadas de modo presencial sejam feitas remotamente, incluindo o trabalho a distancia realizado *em casa* ou em *realidade virtual*.

FUNDAMENTAÇÃO LEGAL

Os trabalhadores em *home office*, *flex office*, *anywere office*, teletrabalho, bem como todo trabalho a distancia, foram reconhecidos pela Consolidação das Leis do Trabalho com a nova redação em seu artigo 6º pela Lei 12.551 de 15 de dezembro de 2011, deixando de ser um "amparo" ou " favor" de muitos dirigentes e chefes de empresas. Trabalhadores que passavam por problemas pessoais de assistência a familiares por motivo de doença, e não tendo mais condições de fazer deslocamentos para ir ao local de trabalho e cumprir sua jornada, eram obrigados a pedir demissão e serem contratados como prestadores para as mesmas tarefas.

Assim, muitos foram alocados para cumprir suas tarefas em casa, como sendo um favor, por serem excelentes profissionais. Com a nova legislação não há mais essa prerrogativa, os direitos e deveres foram equiparados ao celetista com atividades dentro da empresa, apenas a subordinação jurídica, administrativa e técnica são exercidas por meio telemático e informatizado, no lugar de pessoal e direto.

Na CLT, podemos ler em seu artigo 6º: "Não se distingue entre o trabalho realizado no estabelecimento do empregador, o executado no domicílio do empregado e o realizado a distância, desde que estejam caracterizados os pressupostos da relação de emprego."

Parágrafo único. "Os meios telemáticos e informatizados de comando, controle e supervisão se equiparam, para fins de subordinação jurídica, aos meios pessoais e diretos de comando, controle e supervisão do trabalho alheio."

Somado ao artigo 6º o artigo 3º da CLT, temos quatro itens que reconhecem esse tipo de trabalho:

- Pessoalidade – "considera-se empregado toda pessoa física";
- Não eventualidade – "que prestar serviços de natureza não eventual";
- Subordinação – "sob dependência deste";
- Onerosidade – "e mediante salário".

A legislação de reconhecimento a essa modalidade de trabalho, também traz outras ações que devem ser realizadas em comum acordo com o trabalhador, sob supervisão e ônus da empresa. Deve ter escala de dias na empresa para evitar a " exclusão" do membro da equipe por parte dele e dos outros trabalhadores, promovendo o equilíbrio social e emocional entre eles.

Essa relação de trabalho não exclui os deveres da empresa quanto às orientações ergonômicas no planejamento, preparo e adequação do posto de trabalho. E devem ser obedecidos os critérios de conforto que constam na Norma Regulamentadora 17, do Manual de Aplicação da Norma Regulamentadora 17, características do mobiliário do teletrabalhador, com base nas normas Brasileiras – NBR 13.962/2006, a NBR 15.786/2010 que substituiu a NBR 13.965/1997, a NBR 13.966/1997 e a NBR 13.967/1997 – da ABNT (Associação Brasileira de Normas Técnicas).

O grupo de trabalhadores em *home office*, *flex office*, *anywere office* e teletrabalho deve ter seu agendamento para avaliação individual e planejamento da ginástica laboral, pelo menos uma sessão de seis em seis meses, para controle, adaptação, orientações e ajuste dos exercícios. Esses trabalhadores são pessoas com nível de instrução elevado e após avaliação individual, podem, com boa vontade e disciplina, realizar as orientações em qualquer horário, dentro do que for possível.

Rotina diária de 20 minutos é a sugestão para promoção da saúde e prevenção de diversas doenças que acompanham a neuroinvolução presente no processo de envelhecimento:

- Ao acordar, antes de levantar, realizar alongamentos no padrão "espreguiçar" coordenados com a respiração, ou seja, toda vez que o corpo for "esticado" ao mesmo tempo o ar deve entrar nos pulmões, e quando o corpo "encolher", o ar deve sair;
- Ainda deitado em decúbito dorsal (supino) deve iniciar o "pedalar", ou seja, pé fletido e outro em extensão fazendo a alternância repetidas vezes. Esses movimentos auxiliam o preparo do corpo para as posturas sentada e de pé;
- Ficar sentado apoiando os glúteos à direita e depois à esquerda, repetindo algumas vezes. Sentado, elevar os braços em todas as direções e tentar alcançar algo distante;
- De pé, alternar o apoio em um pé só cada vez mais alto deixando o joelho fletido, ora com o pé direito e depois com o esquerdo. A seguir, "andar" no mesmo lugar controlando a respiração;
- Realizar alongamentos no padrão Kabat, orientados previamente;
- Alongamentos específicos e individualizados, bem como os exercícios de reequilíbrio das cadeias musculares associados à respiração, deverão ser orientados pelo responsável pela ginástica laboral.

Essa rotina é de fácil execução, possui orientação especializada e depende exclusivamente do trabalhador. A organização e o compromisso de instituir a si mesmo períodos de tempo para suas tarefas, pausas e realização rotineira de exercícios e alongamentos, para que haja manutenção de seu maior patrimônio, o biológico, é orientado, mas deve ser introjetado por cada um dos trabalhadores, para seu próprio bem.

Muitos esquecem que são seres humanos e com necessidades de trabalhar, ter "ócio" para que o cérebro possa analisar as informações e responder aos diversos estímulos, incluindo aqui as ações de criação e trabalhos com múltiplas tarefas. Alguns só param quando são "parados" pelo organismo, com a decisão de afastá-los de suas atividades de forma brusca e por longo tempo com internação e alta, para alguns com sequelas físicas e/ou mentais. Oferecendo a essa pessoa um "tempo" para que possa vencer várias batalhas, até chegar a vitória da "guerra" com a recuperação total, quando possível.

Se o teletrabalhador também for pessoa com deficiência, esta deve ser previamente estudada e o planejamento adequado às condições dessa pessoa. As características para ginástica laboral do teletrabalhador deficiente devem ser as mesmas da ginástica laboral adaptada na Parte II, no Capítulo 9.

> "Eu fui inundado com tantas dúvidas e tantos erros e, aparentemente, o único benefício que tive através da educação e instrução, é que cada vez mais eu continuo a descobrir a minha própria ignorância."
> *René Descartes (1596-1650)*
> *também conhecido por Renatus Cartesius*

CAPÍTULO 28

Ginástica Laboral para Mototaxista, Motoboy e Motofretista

> "Cultiva a concentração,
> Tempera a vontade,
> Faz de ti uma força pensando,
> E, o mais intimamente possível,
> Que és realmente uma força."
> *Fernando Pessoa (1888-1935)*

As motocicletas com a estrutura conhecida atualmente foram criadas para utilização em operações de guerra, mas passaram a representar, na vida civil, um modo peculiar de transporte, traduzindo uma forma de originalidade, do perigoso prazer pela velocidade, muitas vezes como forma de rebeldia, manifestação da imaturidade dos jovens e dos grupos de protesto. Daí, em geral, estarem aliadas a uma alta probabilidade de acidentes graves que chegam muitas vezes à morte, como ainda acontece hoje.

Os problemas da urbanização acelerada e desorganizada que estão presentes na maioria dos centros urbanos brasileiros resultaram na aglomeração de veículos nas principais vias de trânsito. Esse congestionamento, somado à necessidade de transporte rápido para o sucesso das comunicações e transações comerciais, criou as condições que favoreceram o aparecimento da atividade de "motoboy", que agora passou a denominar-se de "motofrete" na regulamentação para seu exercício, já aprovada no Estado de São Paulo. Entretanto, ela é popularmente conhecida como "mototáxi". Nessa ocupação, durante a jornada de trabalho, podemos identificar uma grande diversidade de tarefas que lhes são conferidas, mas a ação preponderante e comum para todos é o ato de conduzir a motocicleta pelas diversas vias da cidade, no meio do tráfego intenso, como verdadeiros malabaristas. O uso da motocicleta vem aumentando significativamente.

São vários os nomes atribuídos aos condutores de motocicletas. Quando condutor particular com a finalidade de transporte individual, sem fins lucrativos, é apenas motociclista. Se a condução veicular envolve baixa cilindrada é condutor de ciclomotor e possui ACC (Autorização para Conduzir Ciclomotor) conforme a Resolução 168/2004 atualizada pela Resolução 422, de 2012. A lei 12.009/2009 regulamentou o exercício dos profissionais em transporte de passageiros denominados de mototaxistas e os que realizam entrega de mercadorias, serviço comunitário de rua, como motoboy.

Essa atividade está em expansão em sua maneira formal e, principalmente, informal, deixando um rastro crescente de lamentáveis lesões que marcam as estatísticas com uma realidade alarmante. Segundo relatório elaborado pelo Observatório das Metrópoles com dados do DENATRAN, com data de outubro de 2013, a frota brasileira de motocicletas era de 19,9 milhões de unidades. Podemos pensar que 20 milhões são condutores de motocicletas e que, sendo trabalhadores formais ou informais, os exercícios aqui preconizados podem ser aplicados com o objetivo de promoção da saúde. Quanto aos acidentes, só podemos indicar primeiro prudência e depois o uso de equipamentos de segurança, e torcer para que não ocorram lesões corporais.

MOVIMENTOS E POSTURAS PREDOMINANTES

A condução veicular da motocicleta é um ato que tem como prioridade a postura sentada. Para sua realização há necessidade de:

- Mobilidade da coluna cervical e lombar dentro dos ângulos normais, região dorsal com redução de, no máximo, 20% dos ângulos;
- Articulações dos membros superiores e inferiores com redução máxima de 15% dos ângulos de movimentos;
- Elasticidade do tronco com redução mínima;
- Coordenação motora boa;
- Equilíbrio estático e dinâmico excelentes;
- Força muscular de tronco, escapular, MMII e MMSS dentro do padrão da normalidade. A resolução do DENATRAN especifica que a dinamometria para candidatos à ACC e à direção de veículos das categorias A e B será exigida força igual ou superior a 20 kgf em cada uma das mãos, e para candidatos à direção de veículos das categorias C, D e E, força igual ou superior a 30 kgf em cada uma das mãos;
- Ação telemétrica (cálculo das distâncias para realização das tarefas) normal;
- Esquema corporal dentro do reconhecimento real;
- Habilidades mentais e psicossociais associadas a um comportamento responsável com rígida obediência às leis de trânsito.

Essas características necessárias para a condução veicular da motocicleta induz ao edema de membros inferiores. Soma-se a necessidade de realizar transporte de objetos muitas vezes volumosos e pesados que provoquem tração em toda a coluna vertebral, estimulando a fadiga muscular nessa região. A manutenção dos membros superiores por longos períodos para a condução da motocicleta traz fadiga que pode evoluir para dores musculares.

PADRÕES GERAIS PARA A GINÁSTICA LABORAL

Nesse tipo de seleção, o foco é o aparelho locomotor e, em especial, o alongamento frequente das cadeias musculares posteriores, que aparentemente simulam postura cifótica e necessita ser alongada. Muitas vezes encontra-se em contratura, pela sustentação do tronco por muitas horas de trânsito, sendo a maior concentração de tração contra a ação da gravidade na região cervical e, em segundo lugar, a lombar.

Associada a essa sequência de alongamentos, deve ser estimulada a coordenação com o ato respiratório, ou seja, ao alongar o tronco, inspirar demoradamente, e ao encurtar, expirar também por um tempo longo.

Estimular o padrão extensor de todo o corpo para promover o reequilíbrio do aparelho locomotor. Essas manobras de alongamento devem ser orientadas para sua realização diversas vezes ao dia, sobretudo quando sentir "peso" em alguma parte do corpo.

Lembrando que o edema dos pés e pernas, muitas vezes, está presente e deve ser auxiliado com exercícios de "bombeamento", na postura sentada, de pé e, se possível, deitada com os pés elevados em 10 graus. O "bombeamento" é realizado com o "pedalar", ou seja, pé fletido alternando com o outro em extensão e vice-versa. Repetindo várias vezes para auxiliar o retorno venoso dos membros inferiores. Lembrando também que, quando for possível, deve alternar a posição sentada com a de pé, mesmo que sobre a motocicleta.

Recomendam-se exercícios resistidos para todo o corpo com o objetivo de manter a força muscular, para sustentação do veículo e do seu próprio corpo, em algumas manobras em situações de emergência.

> "Aquilo que se vê depende de onde nos situamos e quando.
> O que pretendemos pela visão é função
> da nossa posição no tempo e no espaço."
> *Berger (1988)*

CAPÍTULO 29

Ginástica Laboral para Professores

"Feliz aquele que transfere o que sabe e aprende o que ensina."
Cora Coralina (1889-1985), pseudônimo de Ana Lins dos Guimarães Peixoto Bretas

Os professores possuem variadas atividades, as quais são associadas às habilidades mentais, emocionais e físicas. Aqui nos deteremos ao aparelho locomotor, que tem grande solicitação em algumas disciplinas ministradas e em outras, há menor solicitação física. Mas, em todas há a presença da permanência na postura de pé por períodos prolongados. Na população estudada no período entre junho de 2004 a fevereiro de 2008, a categoria teve 60% da jornada na postura de pé, independente do nível educacional. Em funções/atividades do ensino fundamental, médio e superior da rede pública e privada em 180 instituições com 1.446 salas de aula, 1.634 professores e 63.677 alunos, na cidade do Rio de Janeiro.

Quanto aos movimentos e posturas observadas nesses professores, além do ortostatismo, os movimentos dos membros superiores acima dos ombros tinham destaque nas reclamações. As medidas antropométricas dos professores são bastante diferenciadas entre si, dentre essas medidas deve-se ressaltar aquela correspondente à altura dos ombros. A linha da altura dos ombros é o ponto necessário para o ajustamento da pessoa ao quadro negro. Com essa referência devem ser implantadas as modificações quanto a regulagem da altura do quadro para prevenção de desconforto em ombros.

A posição do membro superior em elevação acima da linha dos ombros, com permanência por alguns minutos ou horas, leva a compressão das estruturas moles, em especial o músculo supraespinhoso, gerando dor e incapacidade funcional e consequente afastamento dos professores de suas funções.

A lesão não pode ser causada pelo movimento ou pela postura, mas pode ser agravada causando dor. Bigliani (1986), procurando estabelecer critérios de classificação para o tema, apresentou trabalho de classificação da forma do acrômio:

- Tipo I, plano, que traz a função do ombro dentro da normalidade;
- Tipo II, denominado de curvo;
- Tipo III, chamado de ganchoso, o pior deles.

Quando o professor é portador de acrômio tipos II e III, a posição do quadro negro não regulável será fator agravador na tarefa da escrita.

A postura de cabeça dos professores é estimulada, em suas atividades diárias, a realizar a extensão, colocando-a para trás. Essa projeção contribui para a compressão de raízes nervosas da coluna vertebral, trazendo quadros de parestesia das mãos, dores nos ombros e tonteira ao movimentar a cabeça. Essa ação mecânica sobre as raízes nervosas tem como resposta a diminuição da percepção sensorial, alterando também a percepção tátil, que produz a sensação de peso, formigamento, desconforto e, se for de longa duração, traz dor e redução dos movimentos, incluindo as mãos. Essas alterações dificultam a realização da escrita no quadro e correção de trabalhos escolares, em alguns casos leva a modificação transitória da forma da letra.

A permanência da postura de pé ou ortostatismo está presente em 87% dos professores em salas de aula em 60% da jornada. O ortostatismo prolongado, por duas horas seguidas com 15 minutos de intervalo e mais duas horas, traz sobrecarga ao sistema venoso dos membros inferiores dos professores. Se os professores forem portadores de insuficiência venosa, diabetes melito e hipertensão arterial, essa postura será fator contribuinte para o agravamento de suas patologias.

A postura, por si só, não causa a doença, mas agrava o quadro da mesma (Maffei, 2002).

O processo educacional é dinâmico e tem como ambientação principal a sala de aula, razão pela qual o olhar para esse ambiente foi o objetivo principal. Lembramos que os professores, na busca de reparo para seus baixos salários, realiza até quatro jornadas de trabalho, fato identificado nessa mesma pesquisa na tese de doutorado. Na maioria das vezes, possuem duas matrículas, um contrato à noite e um nos finais de semana, quando participam de cursos de aperfeiçoamento ou similares.

Ferreira e Robson (2012) publicaram artigo na Revista Sapientia, onde descrevem a prática da ginástica laboral na instituição CINTRA (Centro Integrado do Rio Anil, São Luís, MA). Citam esses autores que a ginástica laboral é também estendida para os alunos e administrativos, que "Portanto a ginástica laboral no âmbito escolar vem proporcionar, ao profissional educador e aos administrativos, momentos de lazer e reflexão da sua jornada de trabalho, minimizando o desequilíbrio da vida inativa de muitos funcionários".

Lembramos que a ginástica laboral tem seu foco nos trabalhadores, independentemente de sua categoria, que devem ser avaliados para uma seleção de exercícios e procedimentos que estimulem o equilíbrio orgânico, favorecendo a saúde.

CARACTERÍSTICAS DA GINÁSTICA LABORAL PARA OS PROFESSORES

Essa categoria profissional permanece em maior tempo de pé, alternando com a postura sentada.

Usa os membros superiores para a escrita no quadro, prancheta, mural, explicações em projeção de imagens ou de redes sociais.

Os pontos mais importantes para a realização do reequilíbrio das cadeias musculares para esses profissionais são:

Preparo antes de sair para trabalhar e antes de dormir

Uma rotina diária de 20 minutos é a sugestão para promoção da saúde, prevenção de diversas doenças e redução das perdas impostas pelo processo da neuroinvolução presente no processo de envelhecimento:

- Ao acordar e antes de levantar realizar alongamentos no padrão "espreguiçar" coordenados com a respiração, ou seja, toda vez que o corpo for "esticado" ao mesmo tempo o ar deve entrar nos pulmões e quando o corpo "encolher", o ar deve sair.
- Ainda deitado em decúbito dorsal (supino) deve iniciar o "pedalar", ou seja, pé fletido e outro em extensão fazendo a alternância repetidas vezes. Esses movimentos auxiliam o preparo do corpo para a postura sentada e de pé.
- Ficar sentado apoiando os glúteos mais à direita e depois à esquerda, para frente e para trás, repetindo algumas vezes. Sentado, elevar os braços em todas as direções, tentando alcançar algo distante e após cada movimento de alcançar, fazer um "abraço de si mesmo", bem longo e apertado. Esse abraço promove o alongamento dos ligamentos, fáscias e tendões dos ombros e escápulas, relaxando a cintura escapular.

Sequência de alongamentos nos intervalos das aulas ou em "janelas"

- Sentado no intervalo de aula ou na sala de professores, deve iniciar o "pedalar", ou seja, pé fletido e outro em extensão, fazendo a alternância repetidas vezes, promovendo o retorno venoso e evitando o edema nos membros inferiores. Essa manobra deve ser repetida várias vezes durante o dia.
- De pé, alternar o apoio em um pé só cada vez mais alto, deixando o joelho fletido, ora com o pé direito e depois com o esquerdo. A seguir "andar" no mesmo lugar controlando a respiração.
- Realizar alongamentos no padrão Kabat, ou seja, em diagonal do corpo, como os movimentos do Tai Chi Chuan.
- Toda vez que sentir desconforto deve fazer o "espreguiçar", iniciando para dentro do corpo como se fosse fazer um abraço em si mesmo, em seguida abra os braços e estique todo o corpo em todas as direções de forma lenta e continuada até sentir o "esticar". Essa manobra pode ser repetida diversas vezes ao dia.
- Ao sentir que os ombros e as pernas pesam, devem ser realizados os alongamentos. Assim, ocorrerá melhora da circulação necessária trazendo conforto aos movimentos.

> "O que vale na vida não é o ponto de partida, e sim a caminhada.
> Caminhando e semeando, no fim terás o que colher."
> *Cora Coralina (1889-1985)*

CAPÍTULO 30

Conclusão

*"Tenho prazer em ser vencido quando quem me vence
é a razão, seja quem for o seu procurador."*
Fernando Pessoa (1888-1935)

Toda a sociedade deve ter o compromisso com a prevenção e promoção da saúde, iniciando em si mesma, e depois, em outras pessoas, no meio ambiente, quer na área urbana, rural ou em postos de trabalho. A empresa que possui esse cuidado de forma explícita traz a redução de custo não só para ela mesma como para a sociedade como um todo. Em algumas delas há critérios de pausas, roteiros de processos produtivos explícitas com carga física, conteúdos de carga mental e até psicológicos. Em todas, há o objetivo focado na saúde, quer em ações de promoção como o é no programa de ginástica laboral, como é na ação real da prevenção dessa mesma prática.

O valor destinado a esse programa deve ser classificado como *investimento* em saúde do trabalhador. Lembrando que o maior patrimônio é o *imaterial ou intangível* em uma empresa e na sociedade. E é o trabalhador que "*abastece*" essa empresa com sua mão de obra, criatividade, conhecimento específico da matéria na qual trabalha e destina o zelo diário, para que a produção possa atingir sua meta. Essa pessoa (trabalhador) é de fundamental importância na produtividade da empresa pelo acúmulo do *conhecimento prático não descrito nos manuais ou livros técnicos*, isso é comprovado no momento em que há seu afastamento temporário ou definitivo por causas variadas. Quando há a ausência ou perda, a identificação do seu real valor e os desequilíbrios na produção e organização vem à tona.

Razão por si só que justifica a necessidade da prática diária de sessões de exercícios da ginástica laboral no horário da jornada de trabalho, previamente planejados e com revisão periódica dos seus objetivos e conteúdos.

A saúde é o bem maior de todos os seres humanos, e como tal, é também, o seu maior patrimônio. A inteligência gerencial das empresas deve estar vinculada ao maior patrimônio, nas mobilizações para transformação das matérias-primas em produtos e bens de consumo, na preservação das habilidades de seus trabalhadores no processo natural do envelhecimento.

A empresa que adotar essa ideia, ou seja, implantação de programas de prevenção e promoção da saúde através da prática da ginástica laboral em todos os níveis de sua organização possui gestão pró-ativa. Terá sem dúvida, retorno dos valores destinados a esse fim, com redução do absenteísmo, da perda natural de força e habilidades no processo natural do envelhecimento e, principalmente, redução nos afastamentos por agravamento de doenças comuns, redução dos erros humanos e consequentes acidentes, redução dos fatores contributivos relacionados às doenças do colágeno e no processo degenerativo, como é na artrose ou osteoartrose natural em todas as pessoas acima da quarta década, redução dos quadros de fadiga por sedentarismo e melhora do perfil emocional da equipe como um todo. Além disso, essa empresa terá benefícios diretos e indiretos, com a redução das licenças médicas por descompensação clínica de *doenças não relacionadas ao trabalho* como o diabetes, hipertensão, depressão, lombalgias, lombociatalgias, dores articulares e musculares de outras origens.

Na melhora resultante da prática sistematizada da ginástica laboral, ou também denominada ginástica funcional, haverá melhora da saúde e do estilo de vida em curto prazo. Essa modificação é visualizada com adesão cada vez maior e compromissada dos trabalhadores com essa prática no processo produtivo e a procura de "fazer" do relacionamento interpessoal um alvo da harmonia.

Essa técnica é de fácil aplicação, baixo custo, pode ser implantada sem equipamentos e/ou acessórios e, quando há uso desses equipamentos, os mesmos possuem duração de longo prazo. Sua ambientação é de fácil adequação.

Aqui, utilizamos de forma proposital a repetição de ideias com "vestimentas" iguais e diferentes para que fosse fixada a forma de vínculo entre os diversos capítulos. Bem alicerçada em semiologia, fisiologia e biomecânica aplicando a correlação entre os exercícios e seu objetivo na prática profissional de trazer o bem-estar diário. Esse mecanismo teve como mola mestra o compromisso de reequilíbrio cinesiológico e não treinamento físico, como muitos querem atribuir à ginástica laboral. Os trabalhadores podem praticar a ginástica laboral, esportes, danças e outros tipos de movimentos a que se propuserem, mas a relação de reequilíbrio está ligada a ginástica laboral pelos vínculos de compensação de formação de gestos profissionais dentro da Fisioterapia do Trabalho.

Razão pela qual inserimos o planejamento e classificação das matrizes de movimentos com hierarquia neurofisiológica aplicada a ginástica laboral, relembramos a fisiologia muscular básica relacionada diretamente aos exercícios, com tabelas e classificações das seguintes habilidades: *sensibilidade, tônus, contratilidade, trofismo, arco de movimento, força muscular, elasticidade, flexibilidade, equilíbrio dinâmico e estático, coordenação motora* e *percepção háptica*. Sugerimos a ambientação da ginástica laboral nas empresas, a construção da relação administrativo-financeira dos contratos de prestação de serviços, formação de equipe para operacionalização dos projetos de ginástica laboral, com inclusão dos critérios de sigilo, ética e etiqueta no trabalho. Foram descritos os princípios para estruturação dos exercícios específicos para trabalhadores ditos normais, autônomos, grávidas, informais, deficientes e melhor idade, aliadas às orientações de biossegurança na prática dos exercícios.

Não tivemos a pretensão de esgotar o assunto ou de abordar todos os modos operatórios de todos os processos produtivos, atividades/ocupações/funções, e sim aquelas que apresentam especificidades diferentes entre si, proporcionando a aplicação das técnicas aqui propostas na seleção de exercícios para compor a ginástica laboral. Os exercícios em si encontram-se descritos de forma detalhada em vasta literatura. A preocupação maior foi a adequação dos critérios semiológicos, fisiológicos e de biomecânica norteando essa seleção de movimentos e posturas.

A ginástica laboral não é uma prática de assistência fisioterapêutica, e sim, ação diária de prevenção que reduz custos biológicos, emocionais e financeiros das pessoas, empresas e sociedade como um todo.

"O bom senso é a coisa mais bem distribuída no mundo."
René Descartes (1596-1650)

Bibliografia

Abbott A. A post-genomic challenge: learning to read patterns of protein synthesis. Nature. 1999;402(16):715-720.

Abdalla LM, Brandão MCF. Força de preensão palmar e digital. In: Sociedade Brasileira de Terapeutas da Mão e do Membro Superior. Manual: recomendações para avaliação do membro superior. 2 ed. São Paulo: SBTM 2005.

Adam C, Klissouras V, Ravazzlo M et al. Eurofit: European test of physical fitness. Rome: Council of Europe and Italian National Olympic Committee 1988.

Afani AS, Jiusán LL, Raby PA et al. Restauración de la inmunidad innata em pacientes con infección por VIH/SIDA después de inicio de terapia antiretroviral. Rev Med Chile 2006;134(6):689- 696.

Aguiar A. DPOC – Avaliação multidimensional em doentes com DPOC. Dissertação para a obtenção do grau de Mestre em Medicina 2010.

Aguiar RSD. Osteoporose, exercício físico e sua influência na densidade mineral óssea. Goiânia: Rev Estudos. 2004;31(1):67-80.

Alberts B, Johnson A, Lewis J et al. Biologia molecular da célula. 4 ed. Porto Alegre: Artmed 2004.

Alés Martínez J, Alvarez-Mon M, Merino F et al. Decreased TcR CD3+ cell numbers in healthy aged humans. Evidence that T cell defects are masked by a reciprocal increase in TcR CD3 CD+ natural killer cells. Eur J Immunol 1988;8:1827-1830.

Alexandre NMC, Moraes MAA, Guirardello EB. Equipe multiprofissional reduzindo as queixas relacionadas ao sistema músculo-esquelético em costureiras. Revista de Enfermagem. Rio de Janeiro: UERJ 1999 jan./jun.;7(1):19-26.

Alexandre NMC, Moraes MAA. Modelo de avaliação físico-funcional da coluna vertebral. Revista Latino-Americana de Enfermagem 2001;9(2):67-75.

Alizadehkhaiyat O, Fisher AC, Kemp GJ et al. Upper limb muscle imbalance in tennis elbow: a functional and electromyographic assessment. J Orthop Res 2007;25:1651-1657.

Allan CM, Campbell WN, Guptill CA et al. A conceptual model for interprofessional education: the international classification of functioning, disability and health (ICF). J Interprof Care 2006.

Allet L, Burge E, Monnin D. ICF: clinical relevance for physiotherapy? A critical review. Adv Physiother 2008.

Alvarez-Mon M, Kehrl JH, Fauci AS. A potential role for adrenocorticotropin in regulating human B lymphocyte functions. J Immunol 1985;135:3823-3826.

Alves JHF. Ginástica laborativa – método para prescrição de exercícios terapêuticos no trabalho. Revista Fisioterapia Brasil 2000 set./out.;1:1.

Alves S, Vale A. Ginástica laboral – caminho para uma vida mais saudável no trabalho. Revista CIPA [S.l.] 1999;232:30-44.

Amadio AC, Duarte M. Fundamentos biomecânicos para análise do movimento humano. São Paulo: Laboratório de Biomecânica/EEF/USP 1996.

Amadio AC. Fundamentos biomecânicos para análise do movimento humano. São Paulo: Laboratório de Biomecânica/EEFUSP 1996.

Amadio AC, Serrão JC. Instrumentação em cinética. In: Saad M (ed). Análise marcha: manual do CAMO-SBMFR. São Paulo: Lemos Editorial 1997;53-68.

American Academy of Orthopaedic Surgeons. The clinical measurement of joint motion. Rosemont: AAOS 1994.

American Alliance for Health, Physical Education, Recreacion and Dance (AAHPERD). Health Related Physical Fitness Test Manual. Reston: AAHPERD 1980.

American Association of Clinical Endocrinologists – 2001 Medical Guidelines for Clinical Practice for the Prevention and Management of Postmenopausal Osteoporosis. Endoc Pract 2001;7:293.

American College of Sport Medicine (ACSM). Health & Fitness Summit & Exposition 2005.

American College of Sport Medicine (ACSM). Position stand on osteoporosis and exercise. Med Sci Sports Exerc 1995;27(4):i-vii.

American Society of Hand Therapists. Clinical assessment recommendations. Chicago 1992.

American Thoracic Society. Dyspnea: mechanisms, assessment, and management: a consensus statement. Am J Respir Crit Care Med 2000.

American Thoracic Society. Statement on home care for patients with respiratory disorders. Am J Respir Crit Care Med 2005;171:1452.

Anakwe RE, Huntley JS, McEachan JE. Grip strength and forearm circumference in a healthy population. J Hand Surg Eur 2007.

Anderson B. Alongue-se. São Paulo: Summus 1996.

Anderson JM. Industrial recreation. New York: McGrawHill 1955.

Anderson NL, Matheson AD, Steiner S. Proteomics: applications in basic and applied biology. Cur Opin Biotech 2000;11(4):408.

Anton D, Gerr F, Meyers A et al. Effect of aviation snip design and task height on upper extremity muscular activity and wrist posture. J Occup Environ Hyg 2007;4:99-113.

Antunes HKM, Santos RF, Heredia RAG et al. Alterações cognitivas em idosas decorrentes do exercício físico sistematizado. Revista da Sobama 2001.

Apostoli PI. Disturbi musculo scheletrici da traumi ripetuti agli artisuperiori: paradigma della evoluzione delle patologie da lavoro e della medicina del lavoro. La Medicina del Lavoro 2001;23:2.

Aquino MA, Leme LEG, Amatuzzi MM et al. Isokinetic assessment of knee flexor/extensor muscular strength in elderly women. São Paulo: Rev Hosp Clin Fac Med Univ 2002.

Araújo MP, Araújo PMP, Caporrino FA, Faloppa F, Albertoni WM. Estudo populacional das forças das pinças polpa-a-polpa, trípode e lateral. Rev Bras Ortop 2002.

Araújo MP, Araújo PMP, Caporrino FA et al. Estudo populacional das forças das pinças polpa-a-polpa, trípode e lateral. Rev Bras Ortop 2002.

Arlt W, Hewison M. Hormones and immune function: implications of aging. Aging Cell 2004.

Armstrong CA, Oldham JA. A comparison of dominant and non-dominant hand strengths. J Hand Surg Br 1999;24:421-425.

Ashe MC, Khan KM. Exercise prescription. J Am Acad Orthop Surg 2004 jan./feb.;12(1):24-27.

Assunção AA. Agora... até namorar fica difícil: uma história de lesões por esforços repetitivos. In: Rocha LE, Rigotto RM, Buschinelli JTP (ed). Isto é trabalho de gente? Vida, doença e trabalho no Brasil. São Paulo: Vozes 1993.

Assunção AA. As modalidades de gestão das situações de trabalho para compensar as deficiências dos membros do coletivo. Belo Horizonte: UFMG 2001.

Assunção AA. Os aspectos biomecânicos explicam as lesões por esforços repetitivos? Belo Horizonte: ANAMT 2000.

Assunção AA. Os DORT e a dor dos DORT. Conferência apresentada no XI Congresso da Associação Nacional de Medicina do Trabalho, Belo Horizonte, 29 de abril a 3 de maio, 2001.

Assunção AA. Sistema músculo-esquelético: lesões por esforços repetitivos (LER). In: Patologia do trabalho. Mendes R (ed). Rio de Janeiro: Atheneu 1995.

Assunção AA, Lima FPA. A nocividade no trabalho: contribuição da ergonomia. In: Patologia do trabalho – atualizada e ampliada. Mendes R (ed). 2 ed. Vol. II. Parte IV. Rio de Janeiro: Atheneu 2002.

Astrand PO, Rodahl K. Tratado de fisiologia do exercício. Rio de Janeiro: Interamericana 1980.

Attaix D, Mosoni L, Dardevet D et al. Altered responses in skeletal muscle protein turnover during aging in anabolic and catabolic periods. The International Journal of Biochemistry & Cell Biology 2005;37:1962-1973.

Ay A, Yurtkuran M. Influence of aquatic and weight-bearing exercises on quantitative ultrasound variables in postmenopausal women. Am J Phys Med Rehabil 2005 Jan.;84(1).

Ayuso-Mateos JL, Nieto-Moreno M, Sánchez-Moreno J et al. Clasificación Internacional del Funcionamiento, la Discapacidad y la Salud (CIF): aplicabilidad y utilidad en la práctica clínica. Med Clin 2006;126:461-466.

Bacurau AVN. Caracterização fenotípica do músculo esquelético na cardiomiopatia induzida por hiperatividade simpática. São Paulo: Dissertação (mestrado em educação física), Universidade de São Paulo 2007.

Baptista F, Sardinha LB. Baterias de Fullerton Faculdade de Motricidade Humana Serviço de Edições 1495-688 Cruz Quebrada, Lisboa 2005.

Bar A, Pette D. Three fast myosin heavy chains in adult rat skeletal muscle. FEBS Letters 1998;235:153-155.

Barany K, Barany M, Giometti CS. Polyacrilamide gel electrophoretic methods in separation of structural muscle proteins. J Chromatography A 1995;698:301-332.

Barbosa AR, Souza JMP, Lebrão ML et al. Anthropometry of elderly residents in the city of São Paulo, Brazil. Cad Saúde Pública 2005;21(6):1929-1938.

Barreira THC. Fatores de Risco de lesões por esforços repetitivos em uma atividade manual. Dissertação de Mestrado em Psicologia. Universidade de São Paulo – Instituto de Psicologia 1994.

Barreto SJ, Nunes CRO, Baechtold AP. Ergomotricidade: uma proposta para a humanização do trabalhador. Blumenau: FURB, Dynamis – Revista Tecno-científica. v. 7, n. 26, jan./mar., 1999.

Barreto SM, Santos Filho SB. Atividade ocupacional e prevalência de dor osteomuscular em cirurgiões-dentistas de Belo Horizonte, Minas Gerais, Brasil: contribuição ao debate sobre os distúrbios osteomusculares relacionados ao trabalho. Rio de Janeiro: Cad Saúde Pública 2001 jan./feb.;17:1.

Barros Neto TL. Exercício, saúde e desempenho físico. São Paulo: Atheneu 1997.

Barros R. Metalúrgico da Ishibras faz ginástica antes do trabalho. Rio de Janeiro: Jornal do Brasil Caderno 1, 25 de maio de 1984.

Barros SA, Perin K. Influência da força e endurance musculares do abdômen na capacidade de mobilidade articular do quadril. Anais do VII Congresso Brasileiro de Biomecânica. Campinas: Unicamp 1997;360-363.

Barton PJ, Buckingham ME. The myosin alkali light chain proteins and theirgenes. Biochemical J 1985;231(2):249-61.

Bassey JE. Exercise for prevention of osteoporotic fracture. Age and Aging 2001;30-S4.

Basso AL. Ginástica laboral: perspectiva de difusão no pólo industrial de Piracicaba. Rio Claro: Faculdade de Educação Física, UEP 1989.

Baú LMS. Fisioterapia do trabalho: ergonomia, legislação, reabilitação. Curitiba: Ed. Cladosilva 2002.

Baumann W. Métodos de medição e campos de aplicação da biomecânica: estado de arte e perspectivas. Anais do VI Congresso Brasileiro de Biomecânica. Brasília: UNB 1995.

Baumgartner RN, Wayne SJ, Waters DL et al. Sarcopenic obesity predicts instrumental activities of daily living disability in the elderly. Obes Res 2004.

Bawa J. Computador e saúde. São Paulo: Summus 1997.

Bean JF, Kiely DK, Herman S et al. The relationship between leg power and physical performance in mobility-limited older people. J Am Geriatr Soc 2002;50(3):461-467.

Behrman AL, Bowden MG, Preeti MN. Neuroplasti city aft er spinal cord injury and training: an emerging paradigm shift in rehabilitati on and walking recovery. Physical Therapy 2006.

Beigton P, Grahane R, Bird H. Hypermobility of joints. 3 ed. London: Springer Verlag 1999.

Beigton P, Salomn L, Soskolne L. Articular mobility in as african population. Ann Rheu Dis 1973.

Bellantii JA. Immunology III. Philadelphia: Saunders 1985.

Bellaver LH, Vital MA, Arruda AM et al. Efeitos da dietilpropiona, energia da dieta e sexo sobre o ganho de peso corporal, peso dos órgãos e deposição de tecidos em ratos. Arq Bras Endocrinol Metab 2001;45(2):167-72.

Bemben DA, Fetters NL, Bemben MG et al. Musculoskeletal responses to high- and low-intensity resistance training in early postmenopausal women. Med Sci Sports Exerc 2000;32:1949-1957.

Benoni G, Bellavite P, Adami A et al. Changes in several neutrophil functions in basketball players before, during and after the sports season. Int J Sports Med 1995.

Benseñor IM, Atta JA, Martins MA. Semiologia clínica. 1 ed. São Paulo: Sarvier 2002.

Berg KO, Maki BE, Willians JI et al. Clinical measures of postural balance in an elderly population. Chicago: Arch Phys Med Rehab 1992;73:1073-1080.

Berger J. Modos de ver. São Paulo: Martins Fontes, 1988.

Bernard BP. Musculoskeletal disorders and workplace factors: a critical review of epidemiologic evidence for work-related disorders of the neck, upper extremity, and low back. Cincinnati: DHHS 2000.

Berne R, Levy M. Fisiologia. Guanabara Koogan 2009.

Beunes G, Borms J. Cineantropometria: raízes, desenvolvimento e futuro. Revista Brasileira de Ciência e Movimento 1990;4(3):76-97.

Bezerra TAR. Contribuição ergonômica à carreira dos oficiais aviadores do esquadrão de demonstração aérea. Esquadrilha da Fumaça da Força Aérea Brasileira [trabalho de conclusão de curso]. São Carlos: Universidade Federal de São Carlos 2002.

Bicer S, Reiser PJ. Myosin light chain isoforms expression among single mammalian skeletal muscle fibers: species variations. J Muscle Res Cell Motility 2004;25.

Bickel CS, Slade J, Mahoney E et al. Time course of molecular responses of human skeletal muscle to acute bouts of resistance exercise. J Appl Physiol 2005;98:482-488.

Bienfait M. Fáscias e pompages: estudo e tratamento do esqueleto fibroso. Ed Summus 1999.

Blackstock WP, Weir MP. Proteomics: quantitative and physical mapping of cellular proteins. Trends Biotechnology 1999;17(3):121-127.

Blake DJ, Weir A, Newey SA, Davies KE. Function and genetics of dystrophin and dystrophin-related proteins in muscle. Physiol Rev 2002;82:291-329.

Blalock JE. A molecular basis for bidirectional communication between the immune and neuroendocrine systems. Physiol Rev 1989;69:1-32.

Blalock JE. Neuroendocrine peptide receptors on cells of the immune system. In: Neuroimmunoendocrinology. 2 ed. Basel, Switzerland: Karger 1992;84-105.

Blanke D. Flexibilidade. In: Segredos em Medicina Desportiva. Mellion MB (ed). Porto Alegre: Artes Médicas 1997;87-92.

Bloomfield SA. Cuidando da saúde dos ossos: impacto da nutrição, dos exercícios e dos hormonios. GSSI, Sports Science Exchange, 2002 Abril/Jun.; n. 33.

Boaventura GL, Silva RHL, Tostes LF. Ganho de peso, hemoglobina e hematócrito de ratos recebendo dieta de Quissama, RJ, com ou sem suplemento alimentar alternativo. Rev Nutr Campinas 2003;16(3):321-31.

Bob A. Alongue-se. São Paulo: Summus 1983.

Bogden JD, Oleske JM, Lavenhar MA et al. Effects of one year of supplementation with zinc and other micronutrients on cellular immunity in the elderly. J Am Col Nutr 1990;9:214-225.

Bohannon RW, Bear-Lehman J, Desrosiers J et al. Average grip strength: a meta-analysis of data obtained with a Jamar Dynamometer from Individuals 75 years or more of age. J Geriatr Phys Ther 2007;30(1):28-30.

Bohannon RW, Smith MB. Interrater reliability of a modified Ashworth scale of muscle spasticity. Phys Ther 1987;67:206-207.

Boisseau N, Delamarche P. Metabolic and hormonal responses to exercise in children and adolescents. Sports Med 2000;30:405-422.

Bompa TO. Periodização: teoria e metodologia do treinamento. 4 ed. São Paulo: Phorte Editora 2002.

Bonvicine C, Gonçalves C, Batigália F. Comparação do ganho de flexibilidade isquiotibial com diferentes técnicas de alongamento passivo. Acta Fis 2005;12(2):43-47.

Boonyarom O, Inui K. Atrophy and hypertrophy of skeletal muscles: structural and functional aspects. Acta Physiol 2006;188:77-89.

Booth FW, Baldwin KM. Muscle plasticity: energy demanding and supply processes. In: Rowell L, Shepherd J (eds). Handbook of physiology. Bethesda: American Physiology Society 1996.

Borelli A. Envelhecimento ósseo: osteoporose. In: Papaleo Neto M, Carvalho Filho E (eds). Geriatria, fundamentos, clínica e terapêutica. Editora Atheneu 2000.

Borg G. Perceived exertion as on indicator of somatic stress. Scand J Rehab Med 1970.

Borg G. Psychophysical bases of perceived exertion. Med Sci Sports Exerc 1982.

Boskis B, Lerman J, Perosio A. Manual de ergometria e reabilitação cardiológica. Tradução de Rosemaryn Goldkam. Rio de Janeiro: Publicações Científicas,1977. Lei 6514/77 – Portaria 3214/77.

Bottinelli R. Functional heterogeneity of mammalian single muscle fibers: do myosin isoforms tell the whole story. Pflugers Arch 2001;443:6-17.

Bower JJ, Chi X. Environmental health research in the post-genome era: new fields, new challenges, and new opportunities. J Tox Env Health B Critl Rev 2005;8(2):71-94.

Bradford MM. A rapid and sensitive method for the quantitation of microgram quantities of proteins utilizing the principle of protein-dye binding. Anal Biochem 1976;72(7):248-254.

Brasil. Agência Nacional de Vigilância Sanitária. Higienização das mãos em serviços de saúde. Agência Nacional de Vigilância Sanitária. Brasília: Anvisa 2007.

Brasil. II Diretrizes da Sociedade Brasileira de Cardiologia para o Diagnóstico e Tratamento da Insuficiência Cardíaca. Arq Bras Cardiol 2002.

Brasil. II Diretrizes da Sociedade Brasileira de Cardiologia sobre Teste Ergométrico. Arq Bras Cardiol 2002.

Brasil. II Diretrizes de Avaliação Perioperatória da Sociedade Brasileira de Cardiologia. Arq Bras Cardiol 2011.

Brasil. IV Diretrizes Brasileiras de Hipertensão Arterial. Arq Bras Cardiol 2004;82(supl IV):1-14.

Brasil. Ministério da Saúde. Secretaria de Atenção à Saúde. Departamento de Ações Programáticas Estratégicas. Diretrizes de Atenção à Pessoa com Lesão Medular. Ministério da Saúde, Secretaria de Atenção à Saúde, Departamento de Ações Programáticas Estratégicas e Departamento de Atenção Especializada. Brasília: Ministério da Saúde 2013.

Brasil. Ministério da Saúde. Secretaria de Atenção à Saúde. Departamento de Atenção Básica. Diretrizes do NASF: Núcleo de Apoio à Saúde da Família. Brasília 2009.

Brasil. Organização Pan-Americana da Saúde. Envelhecimento ativo: uma política de saúde. Brasília 2005.

Brasil. Secretaria de Direitos Humanos. Secretaria Nacional de Promoção dos Direitos da Pessoa com Deficiência História do Movimento Político das Pessoas com Deficiência no Brasil. Compilado por Mário Cléber Martins Lanna Júnior 2010.

Braune W, Fischer O. The center of gravity of the human body ad related to the German infontryman. ATI138452. Leiprig: National Technical Information Service 1889.

Bravo G, Gauthier P, Roy PM et al. A weightbearing, water-based exercise program for osteopenic women: its impact on bone, funcional fitness, and well-being. Arch Phys Med Rehabil 1997;78(12): 1375-1380.

Bredaa CA, Rodackia ALF, Leiteb N et al. Nível de atividade física e desempenho físico no teste de caminhada de 6 minutos em mulheres com fibromialgia. Rev Bras Reumatol 2013;53(3):276-281.

Broberg C, Aars M, Beckmann K, Vandenberghe R, Emaus N, Lehto P, et al. A conceptual framework for curriculum design in physiotherapy education: an international perspective. Adv Physiother. 2003.

Brown MD. Execise and coronary vascular remodelling in healthy heart. Exp Physiol 2003;88:645-658.

Brunnstrom S, Dennen M. Round Table on Muscle Testing, Annual Conference of American Physiotherapy Association, Federation of Crippled and Disabled, Inc. New York 1931;1-12.

Bruton A. Muscle plasticity. Response to training and detraining. Physiotherapy 2002;88(7):398-407.

Bruyère S, van Looy S, Peterson D. The International Classification of Functioning, Disability and Health: contemporary literature overview. Rehabil Psychol 2005.

Buchener C, Ettinger W, Haeth GW et al. Physical activity and public heath. A recommendation from the Centers for Disease Control and Prevention and the American College of Sports Medicine. JAMA 1995;273(5):402-407.

Buckle P. Work factors and upper limb disorders. BMJ 1997;1360-1363.

Buckworth J, Dishman RK. Exercise psychology. Champaign: Human Kinetics 2002.

Bukowski E. Análise muscular de atividades diárias. Manole 2000.

Bulbena A, Martins-Santos R, Porta M et al. Somatotype in panic patientes. Anxiety 1996.

Bunt JC. Hormonal alterations due to exercise. Sports Med 1986;3:331-345.

Burniston JG. Changes in the rat skeletal muscle proteome induced by moderate-intensity endurance exercise. Biochimica et Biophysica Acta 2008;1784.

Butcher SK, Killampalli V, Lascelles D et al. Raised cortisol: DHEAS ratios in the elderly after injury: potential impact upon neutrophil function and immunity. Aging Cell 2000.

Cabral FJSP et al. Revisão de artroplastia total de quadril utilizando haste femoral de Wagner. Rev Bras Ortop v. 41 nº 10, out/2006.

Cacho EWA, Melo FRLV, Oliveira R. Avaliação da recuperação motora de pacientes hemiplégicos através do protocolo de desempenho físico de Fugl-Meyer. Rev Neur 2004;12(2):94-102. Errata 2004;12(4):221.

Cade WT, Reeds DN, Mittendorfer B et al. Blunted lipolysis and fatty acid oxidation during moderate exercise in HIV-infected subjects taking HAART. Am J Physiol Endocrinol Metab 2007; 292(3):E812-E819.

Cadore EL, Bretano MA, Kruel LFM. Efeitos da atividade física na densidade mineral óssea e na remodelação do tecido ósseo. Niterói: Rev Bras Med Esporte 2005 Nov./Dez.;11:6.

Caillet R. Doenças dos tecidos moles. 3 ed. Porto Alegre: Artmed 2000;467-475.

Callard D, Davenne D, Lagarde D et al. Nycthemeral variations in core temperature and heart rate: continuous cycling exercise versus continuous rest. Int J Sports Med 2001.

Camargo Filho JCS, Vanderlei LCM, Camargo RCT et al. Análise histológica, histoquímica e morfométrica do músculo soleo de ratos submetidos a treinamento físico em esteira rolante. Arq Ciênc Saúde 2005;12(3):196-199.

Camargo Filho JCS, Vanderlei LCM, Camargo RCT et al. Efeitos do esteróide anabólico nandrolona sobre o músculo soleo de ratos submetidos a treinamento físico através de natação: estudo histológico, histoquímico e morfométrico. Rev Bras Med Esporte 2006;12(5):243-247.

Campbell WN, Skarakis-Doyle E. School-aged children with SLI: the ICF as a framework for collaborative service delivery. J Commun Disord 2007.

Cañete I. Desafio da empresa moderna: a ginástica laboral como um caminho. 2 ed. São Paulo: Ícone 2001.

Cañete I. Humanização: desafio da empresa moderna – a ginástica laboral como um novo caminho. Porto Alegre: Foco 1996.

Caporrino FA, Faloppa F, Santos JBG et al. Estudo populacional da força de preensão palmar com dinamômetro Jamar. Rev Bras Ortop 1998.

Cardle WD, Katch FI, Katch VL. Fisiologia do exercício: energia, nutrição e desempenho humano. 5 ed. Rio de Janeiro: Guanabara Koogan 2003.

Carlos PS, Vasconcelos JPL, Ferraz ASM et al. Comparação do ganho funcional a partir de um teste de esforço máximo em ratos Wistar submetidos a treinamento aeróbio de baixa e alta intensidade. Coleção Pesquisa em Educação Física 2008;7(2):173-180.

Carrol MC. The role of complement and complement receptors in induction and regulation of immunity. Ann Rev Immunol 1998;16:545-568.

Carvalho CC, Moraes SRA, Chalegre ST et al. Quantificação de capilares no tecido muscular esquelético em animais com insuficiência arterial periférica induzida submetidos a treinamento de endurance. Acta Cir Bras 2004;19:5.

Carvalho CMC, Moreno CRC. Efeitos de um programa de ginástica laboral na saúde de mineradores. Cad Saúde Colet 2007;15(1):117-130.

Carvalho JF, Masuda MO, Pompeu FAMS. Method for diagnosis and control of aerobic training in rats based on lactate threshold. Comparative Biochemistry and Physiology Part A, 2005;140:409-413.

Carvalho M. Fisioterapia respiratória: fundamentos e contribuições. 5 ed. São Paulo: Revinter 2001.

Carvalho PC, Fischer JSG, Silva MSM et al. Detection of potential serum molecular markers for Hodgkin's disease. J Bras Patol Med Lab 2005;41(3):99-103.

Carvalho SHF. Ginástica laboral. Disponível em: http://www.saudeemmovimento.com.br. Acessado em agosto de 2009.

Carvalho T, Nobrega ACL, Lazzoli JK et al. Posição oficial da Sociedade Brasileira de Medicina do Esporte: atividade física e saúde. Revista Brasileira Medicina Esportiva. 1996;2(4):79-81.

Castilho WC. Ginástica laboral e compensatória. Maringá: Copiadora Tavarez 2001.

Castro-Piñero J, Artero EG, España-Romero V t al. Criterion-related validity of field-based fitness tests in youth: a systematic review. Br J Sports Med 2009;12 [in press].

Catarino Filho, Ribeiro MP, Negri E. Ginástica de pausa, trabalho e produtividade. Brasilia: Revista Brasileira de Educação Física e Desporto (20) Marco/Abril 1974.

Cesari M, Kritchevsky SB, Penninx BW et al. Prognostic value of usual gait speed in well-functioning older people – results from the Health, Aging and Body Composition Study. J Am Geriatr Soc 2005;53(10):1675-1680.

Chacón CGA. Estudo clínico e epidemiológico dos casos suspeitos de LER/DORT na indústria de alimentos nutrimental: ginástica laboral como medida preventiva. Trabalho Monográfico de Conclusão de Curso de Especialização em Saúde do Trabalhado da UFPR. Curitiba: Setor de Ciências da Saúde – UFPR 1999.

Chacon DD. apud dinamógrafo de Chéron e Verdin. Revista da Universidade do Porto. Segundo Volume. Coimbra: Portugal 1913.

Chaffin DB. Biomecânica ocupacional. Editora Ergo 2001.

Challoner J. 1001 invenções que mudaram o mundo. Editora Sextante 2004.

Chan KM, Anderson M, Lau EMC. Exercise interventions: defusing the world's osteoporosis time bomb. Bull World Health Org 2003;81:11.

Chau N, Pétry D, Bourgkard E et al. Comparison between estimates of hand volume and hand strengths with sex and age with and without anthropometric data in healthy working people. Eur J Epidemiol 1997;13:309-316.

Cheng S, Sipilã S, Taaffe DR et al. Change: in bone mass distribution induced by hormone replacement therapy and high-impact physical exercise in post-menopausal women. Bone 2002;31(1):126-135.

Chien MY, Wu YT, Hsu AT et al. Efficacy of a 24-week aerocib exercise program for osteopenic postmenopausal women. Calcif Tissue Int 2000;67:6.

Choi YM, Kim BC. Muscle fiber caracteristics, myofibrillar protein isoforms, and meat quality. Livestock Science 2009;122:105-118.

Christmas C. Fitness for reducing osteoporosis. The Physician and Sportsmedicine. 2000;28:10.

Chung EH, Gaasch WH. Exercise testing in aortic stenosis. Curr Cardiol Repor 2005.

Ciero L, Bellato CM. Proteoma: avanços recentes em técnicas de eletroforese bidimensional e espectrometria de massa. Biotecnologia Ciência e Desenvolvimento. 2002;5(29):158-164.

Cieza A, Ewert T, Ustün TB et al. Development of ICF Core Sets for patients with chronic conditions. J Rehabil Med 2004.

Cieza A, Stucki G. Content comparison of health – related quality of life (HRQOL) instruments based on the international classification of functioning, disability and health (ICF). Qual Life Res 2005; 14:1225-1237.

Cieza A, Stucki G. The International Classification of Functioning Disability and Health: its development process and content validity. Eur J Phys Rehabil Med 2008.

CIPA (Caderno Informativo de Prevenção de Acidentes). LER: Mal-estar no trabalho. 2000;21:252.

Cipriano JJ. Manual fotográfico de testes ortopédicos e neurológicos. Atlanta: Georgia. Tradução Ed. Manole 1999.

Clark BC, Manini TM. Sarcopenia X Dynapenia. J Gerontol A Biol Sci Med Sci 2008.

Clark M. Fadiga: mal do século. São Paulo: Linográfica 1962.

Clauser CE, Carville JT Young J. Weight, volume and COM of segments of the human body. AMRL-TR-69-70. Ohio: Aerospace Medical Reserch Laboratory, Wright-Patterson Air Force Basw 1969.

Clínicas Médicas da América do Norte. Aspectos Médicos do Exercício, vol. 1, 1995.

Codo W, Almeida MCG. LER – Diagnóstico, tratamento e prevenção: uma abordagem interdisciplinar. 4 ed. Petrópolis: Vozes 1998.

Coelho FGM, Santos-Galduroz RF, Gobbi S et al. Atividade física sistematizada e desempenho cognitivo em idosos com demência de Alzheimer: uma revisão sistemática. Rev Bras Psiquiatr 2009;31(2):163-70.

Coelho MMB, Reis RJ. Doenças músculo-esqueléticas de origem ocupacional dos membros superiores. Belo Horizonte: Health 1998;86.

Coffey VG, Hawley JA. The molecular basis of training adaptation. Sports Med 2007;37(9):737-763.

Consortium for Spinal Cord Medicine. Early acute management in adults with spinal cord injury: a clinical practice guideline for health-care professionals. J Spinal Cord Med 2008.

Cord C et al. Trabalho e realização. In: Para Filosofar. São Paulo: Supreme 1999;149-165.

Córdova A. Compendio de fisiologia para ciencias de la salud. Madrid: Interamericana-McGraw-Hill 1994.

Córdova A. La fatiga muscular en el rendimiento deportivo. Madrid: Sintesis 1997.

Córdova A, Alvarez-Mon M. Behaviour of zinc in physical exercise: a special reference to immunity and fatigue. Neurosci Biobehav Rev 1995;19:439-453.

Córdova A, Alvarez-Mon M. Serum magnesium and immune parameters after maximal exercise in elite sportmen. Are they related? Magnesium Bul 1996;18:1-5.

Córdova A, Navas FJ, Seco J. Aspectos metabólicos de la fatiga muscular durante el ejercicio. Arch Med Dep 1995;48:283-291.

Córdova A, Sada G, Villarrubia V et al. Effects of training on serum zinc in CD+3 and CD+19 lymphocytes in sportsmen along a season. In: Metal ions in biology and medicine. Collery PH, Cobella J, Domingo JL, Etienne JC, Llobet JM (eds). Paris: John Libbey 1996;667-669.

Corrêa SC, Amadio AC, Glitsch U et al. Análise de variações na energia mecânica do andar na esteira rolante e no piso fixo: um estudo de caso. Anais do VII Congresso Brasileiro de Biomecânica. Campinas: Unicamp 1997;234-239.

Corrêa SC, Amadio AC, Glitsch U et al. Differences in the calculation of mechanical energy using two diferente anthropometrical models. Anais do VI Congresso Brasileiro de Biomecânica. Brasília: UNB 1995;215-221.

Corthals GL, Nelson PS. Large-scale proteomics and its future impact on medicine. Pharmacogenomics J 2001;1(1):15-19.

Costa D. Fisioterapia respiratória básica. São Paulo: Atheneu 2004;127 p.

Costa Filho I. Ginástica laboral. Disponível em: http://pessoal.onda.com.br/Kikopers.2005. Acessado em Julho de 2009.

Costill DL, Wilmore JH. Fisiologia do esporte e do exercício. 2 ed. São Paulo: Manole 2001.

Couto HA. A epidemia atual de tenossinovite e LER no Brasil. Fascículos de Atualização em Doenças Profissionais 1994.

Couto HA. Ergonomia aplicada ao trabalho: manual técnico da máquina humana. Belo Horizonte: Ergo Editora 1995, vol I e II.

Cunha RB, Castro MS, Fontes W. Espectrometria de massa de proteinas. Biotecnologia, Ciência e Desenvolvimento 2006;36:40-46.

Cuoco A, Callahan DM, Sayers S et al. Impact of muscle power and force on gait speed in disabled older men and women. J Gerontol A Biol Sci Med Sci 2004;59(11):1200-1206.

Cureton KJ, Collins MA, Hill DW e tal. Muscle hypertrophy in men and women. Med Sci Exerc 1988; 20:338-344.

Cutrera JC. Curso de recreação escolar e comunitária. Buenos Aires: Mimeo 1983.

Dampster WT. Space requeritments of Seated Operator.WADC'TR-55-159-Ohio: Wright Air Development Center, Wright'Petterson Air Force Base 1955.

Daniels & Worthingham's Muscle Testing. Philadelphia, PA. Tradução Ed.Guanabara Koogan 1996.

Darrah J, Loomis J, Manns P et al. Role of conceptual models in a physical therapy curriculum: application of an integrated model of theory, research, and clinical practice. Physiother Theory Pract 2005.

Davies A, Brakeley Asa GH, Kikk C. Fisiologia humana. Porto Alegre: Artmed 2002.

Davis SN, Galassetti P, Wasserman DH et al. Effects of gender on neuroendocrine and metabolic counterregulatory responses to exercise in normal man. J Clin Endocrinol Metab 2000;85:224-230.

De Caro E, Fioredda F, Calevo MG et al. Exercise capacity in apparently healthy survivors of cancer. Arch Dis Child 2006;91:47-51.

De Roe EH, Pigatto E, De Rose RCF. Cineantropometria, educação física e treinamento desportivo. Rio de Janeiro: SEED/MEC 1984.

De Smet L, Fabry G. Grip force reduction in patients with tennis elbow: influence of elbow position. J Hand Ther 1997;10:229-231.

Dejours C. A loucura do trabalho. São Paulo: Oboré 1987.

Dejours C. Conférence d'introduction. In: Acts: colloque international de psycodynamique et psychopathologie du travail (Tome II., p. 4). Paris: Conservatorie Nátional des Arts et Métiérs 1997.

Dejours C. Que sais-je? Le facteur humain. Paris: PUF 1995.

Dejours C. Souffrance en France: la banalisation de l'injustice sociale. Paris: Éditions du Sevil 1998.

Delbin MA, Moraes C. Por que implantar um programa de ginástica laboral na empresa? Espírito Santo do Pinhal: Revista de Administração 2005;5(9):7-9.

Deliberato PCP. Fisioterapia preventiva: fundamentos e aplicações. Rio de Janeiro: Ed. Manole 2002.

Delmonico MJ, Kostek MC, Doldo NA et al. Effects of moderate-velocity strength training on peak muscle power and movement velocity: do women respond differently than men? J Appl Physiol 2005.

Demasi D. Desenvolvimento sem trabalho. 3 ed. São Paulo: Esfera 1999.

Deming We. Out of the crisis. MIT Center for Advanced Engineering Study 1986.

Denipoti CH, Moraes SMF, Hernandes L. Angiogenese e exercício. Arq Mudi 2006;10(2):17-22.

Deresz LF, Lazzarotto AR, Manfroi WC et al. O estresse oxidativo e o exercício físico em indivíduos HIV positivo. Rev Bras Med Esporte 2007.

Deschenes MR. Effects of aging on muscle fibre type and size. Sports Med 2004;34(12):809-824.

Desrosiers J, Herbert R, Dutil E et al. Development and reliability of an upper extremity function test for the elderly: the TEMPA. Can J Occup Ther 1993;60:9-16.

Dias AM, Universidade do Vale do Itajai. O processo de envelhecimento humano e a saúde do idoso nas práticas curriculares do curso de fisioterapia da UNIVALI campus Itajaí: um estudo de caso. 2007;189 f. Dissertação de Mestrado – Universidade do Vale do Itajai, 2007.

Dias MFM. Ginástica laboral. Revista Proteção 1994;29:124-125.

Dickey C, Henkel D. Pilates research offers new information on popular technique: exercise beneficial for flexibility. In: Invited review: aging and sarcopenia. Doherty TJ (ed). J Appl Physiol 2003;95(4): 1717-1727.

Dieppe PR et al. Atlas of Clinical Rheumatology. Gower Medical Pub 1986.

Diretrizes de Doença Coronariana Crônica – Angina Estável. Arq Bras Cardiol 2004.

Diretrizes para a Conduta nos Pacientes com Doença das Valvas Cardíacas. Sociedade Brasileira de Cardiologia 2003.

Dohi K, Mastro AM, Miles MP et al. Lymphocyte proliferation in response to acute heavy resistance exercise in women: influence of muscle strength and total work. Eur J Appl Physiol 2001;85:367-373.

Dolan SE, Frontera W, Librizzi J et al. Effects of a supervised home-based aerobic and progressive resistance training regimen in women infected with human immunodeficiency virus: a randomized trial. Arch Intern Med 2006; 166(11):1225-1231.

Donoghue P, Doran P, Dowling P et al. Differential expression of the fast skeletal muscle proteome following chronic low-frequency stimulation. Biochimica et Biophysica Acta 2005;1752:166-176.

Dorf ER, Chhabra AB, Golish SR et al. Effect of elbow position on grip strength in the evaluation of lateral epicondylitis. J Hand Surg Am 2007;32:882-886.

Dourado I, Veras MASM, Barreira D et al. Tendências da epidemia da Aids no Brasil após a terapia anti-retroviral. Rev Saúde Pública 2006;40(Supl): 9-17.

Driusso P, Oishi J, Rennó ACM et al. Efeitos de um programa de atividade física na qualidade de vida de mulheres com osteoporose. Rev Fisioter Univ São Paulo 2000 jan./dez.;7(1/2):1-9.

Driver HS, Taylor S. Exercise and sleep. Sleep Med Rev 2000.

Drouin JM, Valovich-McLeod TC, Shultz SJ et al. Reliability and validity of the Biodex system 3 pro isokinetic dynamometer velocity, torque and position measurements. Eur J Appl Physiol 2004.

Duarte M, Amadio AC. Revisão sobre o formalismo lagrangeano. Anais do V Congresso Brasileiro de Biomecânica. Santa Maria: UFSM 1993;163-169.

Duchan JF. Commentary: where is the person in the ICF? Advances in Speech-Language Pathology 2004.

Ducher G, Jaffre C, Arlettaz A et al. Effects of long-term tennis playing on the muscle bone relationship in the dominant and nondominant forearms. Can J Appl Physiol 2005.

Dufor M, Pierron G, Leroy A et al. Cinesioterapia – 1, 2, 3 e 4 volume. Panamericana 1987.

Edwards B, Waterhouse J, Atkinson G et al. Exercise does not necessarily influence the phase of the circadian rhythm in temperature in healthy humans. J Sports Sci 2002.

Eidam CL, Lopes AS, Oliveira OV. Prescrição de exercícios físicos para portadores do vírus HIV. Rev Bras Cie Mov 2005;13(2):7-15.

Ekman LL. Neurociência – Fundamentos para a Reabilitação. Philadelphia 1998. Tradução.

Enoka RM. Bases neuromecânicas da cinesiologia. 2 ed. São Paulo: Manole 2000.

Enoka RM, Christou EA, Hunter SK et al. Mechanisms that contribute to differences in motor performance between young and old adults. J Electromyogr Kinesiol 2003;13:1-12.

Enseñor IM, Atta JA, Martins MA. Semiologia Clínica. 1 ed. São Paulo: Sarvier 2002.

Erickson SM, Sevier TL. Osteoporosis in active women: prevention, diagnosis, and treatment. The Physician and Sports Medicine 1997;25:11.

Erlandsen H, Abola EE, Stevens RC. Combining structural genomics and enzymology: completing the picture in metabolic pathways and enzyme active sites. Curr Opin Struct Biol 2000;10(6):719-730.

Esbérard CA. Postura Corporal – Um Problema que aflige os Trabalhadores. Rio de Janeiro: Guanabara Koogan 2000.

Esnault M, Viel E. Alongamento: automanutenção muscular e articular. Rio de Janeiro: Ed. Revinter 2002.

Esposito JG, Thomas SG, Kingdon L et al. Anabolic growth hormone action improves submaximal measures of physical performance in patients with HIV associated wasting: a randomized, double--blind, placebo-controlled crossover trial. Am J Physiol Endocrinol Metab 2005; 289(3):E494-E503.

Evangelista FS, Brum PC, Krieger JE. Duration-controlled swimming exercise training induces cardiac hypertrophy in mice. Braz J Med Biol Res 2003;36:12.

Ewert T, Fuessl M, Cieza A et al. Identification of the most common patient problems in patients with chronic conditions using the ICF checklist. J Rehabil Med 2004.

Falk B, Bronshtein Z, Zigel L et al. Higher tibial quantitative ultrasound in young female swimmers. J Sports Med 2004;38:461-465.

Faria Junior AG. Ginástica de pausa para datilógrafos, comunidade esportiva. Rio de Janeiro: IV- jul/out. 1984.

Farias MLF. Fratura osteoporótica de fêmur: um desafio para os sistemas de saúde e a sociedade em geral. Arq Bras Endocrinol Metab 2005;49:6.

Febbraio M, Koukoulas I. Hsp72 gene expression progressively increases in human skeletal muscle during prolonged, exhaustive exercise. J Appl Physiol 2000;89:1055-1060.

Ferguson D. The new industrial epidemic. Med J Australia 1984;140:318-319.

Fernández-López JA, Fernandez-Fidalgo M, Geoffrey R et al. Funcionamiento y discapacidad: la clasificacion internacional del funcionamiento (CIF). Rev Esp Salud Publica 2009.

Ferraz ASM. Estudo proteômico e fisiológico da resposta musculoesquelética ao exercício físico em ratos. Dissertação (Mestrado Acadêmico em Ciências Fisiológicas). Fortaleza: Universidade Estadual do Ceará, 2007.

Ferreira Junior M. Saúde no Trabalho. São Paulo: Roca 2000.

Ferreira MC, Mendes AM. Só de pensar em vir trabalhar, já fico de mau humor: atividade de atendimento ao público e prazer-sofrimento no trabalho. Natal: Estud Psicol 2001 jan./jun.;6:1.

Ferreira MT, Robson WG. Ginástica laboral na educação escolar: um estudo de caso na escola CINTRA – Centro Integrado do Rio Anil. Revista Sapientia. ISBN 2178 4019. Edição V, vol. V, n. 5, ano 3, ag./2012.

Ferreira NS. Análise articular para classificação do tônus muscular. Fisioterapia Res 2013;8:63-67.

Ferreira NS. Atividade de moto-frete e os riscos à saúde. Rio de Janeiro: Cadernos de Estudos e Pesquisas 2006;X:87-96.

Ferreira NS. Organizadora do livro de Iniciação Científica da Faculdade de Reabilitação da Frasce. Rio de Janeiro: Ed. Espaço Jurídico 2012.

Ferreira NS. Pesquisa da medida perimétrica dos membros superiores como critério de norteamento da conduta fisioterapeutica. Fisioterapia Ser 2006;1:18-24.

Ferreira NS, Abreu FP, Pimpão HC et al. Coordenação motora fina das mãos. Iniciação Científica da Faculdade de Reabilitação da Frasce. Rio de Janeiro: Ed. Espaço Jurídico 2012.

Ferreira NS, Franco LS, Coelho RM et al. Levantamento da resposta térmica humana no uso de luva com infravermelho longo como conduta fisioterapêutica de termoterapia superficial. Fisioterapia Ser 2012;7:193-251.

Ferreira NS, Souza AS, Gomes BSQ et al. Biossegurança em fisioterapia com foco no risco biológico. Iniciação Científica da Faculdade de Reabilitação da Frasce. Rio de Janeiro: Ed. Espaço Jurídico 2012.

Ferry A. Influences de l'exercise musculaire sur le systeme immunitaire: exemples d'immunomodulation. Sci Sports 1989;4:25-40.

Ferry A, Weill BL, Rieu M. Immunomodulations induced in rats by exercise on a treadmill. J Appl Physiol 1990;69:1912-5.

Fess EE. Grip strength. Clinical assessment recommendations. 2 ed. Chicago: American Society of Hand Therapists 1992.

Feuerstein M, Hickey PF. Ergonomic approaches in the clinical assessment of occupational musculoskeletal disorders. In: Turk DC, Melzack R. Handbook of Pain Assessment. New York: Guildford Press 1992.

Figueiredo F, Mont'Alvão C. Ginástica laboral e ergonomia. Rio de Janeiro: Sprint, 2005.

Figueiredo IM, Sampaio RF, Mancini MC et al. Ganhos funcionais e sua relação com os componentes de função em trabalhadores com lesão de mão. Rev Bras Fisioter 2006.

Figueiredo IM, Sampaio RF, Mancini MC et al. Teste de força de preensão utilizando o dinamômetro Jamar. Acta Fisiátrica 2007;14(2):104-110.

Fillipas S, Oldmeadow LB, Bailey MJ et al. A six-month, supervised, aerobic and resistance exercise program improves self-efficacy in people with human immunodeficiency virus: a randomized controlled trial. Aust J Physiother 2006;52(3):185-190.

Fleshner M. Exercise and neuroendocrine regulation of antibody product protective effect of physical activity on stress-induced suppression of the specifi c antibody response. Int J Sports Med 2000.

Flynn MG, Fahlman M, Braun WA et al. Effects of resistance training on selected indexes of immune function in eldery women. J Appl Physiol 1999.

Foldvari M, Clark M, Laviolette LC et al. Association of muscle power with functional status in community-dwelling elderly women. J Gerontol A Biol Sci Med Sci 2000.

Folland JP, Williams AG. The adaptations to strength training: morphological and neurological contributions to increased strength. Sports Med 2007;37:145-168.

Folstein S, Folstein M, McHugh PR. Mini-Mental State. A practical method for grading the cognitive state of patients for the clinician. J Phsychiat 1975;12:189-198.

Forrest KYZ, Zmuda JM, Cauley JA. Correlates of decline in lower extremity performance in older women: a 10-year follow-up study. J Gerontol A Biol Sci Med Sci 2006;61(11):1194-2000.

Fox EL, Mathews DK. Bases fisiológicas da educação física e dos desportos. Rio de Janeiro: Interamericana 1983.

Frenkel apud Sullivan 2003 Johnson BL, Nelson JK. Pratical measurements for evaluation in physical education. Burgess Publishing, United States of America 1979.

Fruns S. Modelos de gestão, o que são e quando devem ser usados. Ed. Financial Time 2004.

Fu SC, Qin L, Leung CK et al. Regular moderate exercise training prevents decrease of CD4+ T-limphocytes induced by a single bout of strenuous exercise in mice. Can J Appl Physiol 2003; 28:370-381.

Galafassi MC. Medicina do trabalho: programa de controle médico de saúde ocupacional. São Paulo: Atlas 1998;37-55.

Galbo H. Hormonal and metabolic adaptation to exercise. Stuttgart: Verlag 1983.

Gale CR, Martyn CN, Cooper C et al. Grip strength, body composition, and mortality. Int J Epidemiol 2007.

Galvão DA, Newton RU. Review of exercise intervention studies in cancer patients. J Clin Oncol 2005.

Garber CE, Blissmer B, Deschenes MR et al. American College of Sports Medicine position stand. Quantity and quality of exercise for developing and maintaining cardiorespiratory, musculoskeletal, and neuromotor fitness in apparently healthy adults: guidance for prescribing exercise. Med Sci Sports Exerc 2011 Jul;43(7):1334-1359.

Gardner E, Gray DJ, O'Rahilly R. Anatomia. Estudo regional do corpo humano. 4 ed. Rio de Janeiro: Guanabara Koogan 1988.

Gau JC. Osteoporose. Acta Ortop Bras 2001 abr./jun.;9(2):53-62.

Gelfi C, Palma, S, Ripamonti M et al. New aspects of altitude adaptation in tibetans: a proteomic approach. The FASEB Journal 2004;18:3.

Geraldes AAR. Exercício como estratégia de prevenção e tratamento da osteoporose: potencial e limitações. Rio de Janeiro: Rev Bras Fis Exerc 2003 fev./mai.; 2:1.

Ghorayeb N, Batlouni M, Pinto IMF et al. Hipertrofia ventricular esquerda do atleta. Resposta adaptativa fisiológica do coração. Arq Bras Card 2005;85:3.

Gil AC. Como elaborar projetos de pesquisa. 4 ed. São Paulo: Atlas 2002.

Gilroy SJ, Salmons S, Pennington SR. Changes in nuclear protein composition in response to chronic electrical stimulation of skeletal muscle. Electrophoresis 1997;18(5):809-813.

Gobatto CA, Rostom de Melo MA, Sibuya CY et al. Maximal lactate steady state in rats submitted to swimming exercise. Comparative Biochemistry and Physiology Part A 2001;130:21-27.

Gonçalves M, Cerqueira PE. Análise eletromiográfica do levantamento manual de carga: efeito da postura e altura inicial da carga e do uso de cinto pélvico. Anais do VII Congresso Brasileiro de Biomecânica. Campinas: Unicamp 1997;157-162.

Goodpaster BH, Park SW, Harris TB et al. The loss of skeletal muscle strength, mass, and quality in older adults: the health, aging and body composition study. J Gerontol A Biol Sci Med Sci 2006; 61(10):1059-1064.

Gorg A, Obermaier C, Boguth G et al. The current state of two-dimensional electrophoresis with immobilized pH gradients. Electrophoresis 2000;21(6):1037-1053.

Gould JA. Fisioterapia na ortopedia e na medicina do esporte. São Paulo: Manole 1993.

Graf A, Judge JO, Ounpuu S et al. The effect of walking speed on lower-extremity joint powers among elderly adults who exhibit low physical performance. Arch Phys Med Rehabil 2005.

Grandjean E. Manual de ergonomia – adaptando o trabalho ao homem. 4 ed. Porto Alegre: Artes Médicas 1998.

Grando JC. Recreação industrial uma tendência na empresa. Dynamis – Revista Tecno-Científica. Blumenal: FURB 1999 jan./mar.;7(26):45-61.

Greene WB, Heckman JD. The measurement of joint motion. AAOS 1994.

Grill E, Ewert T, Chatterji S et al. ICF Core Sets development for the acute hospital and early post-acute rehabilitation facilities. Disabil Rehabil 2005.

Guedes DP. Composição corporal: princípios, técnicas e aplicações. 2 ed. Londrina: APEF 1994.

Guedes DP, Guedes JE. Manual prático para avaliação em educação física. 1 ed. São Paulo: Ed. Manole 2006; 484p.

Guerra AC. Ginástica laboral sem mistérios. São Paulo: Movimento 1997;5.

Guerra M. Atividade física: a ginástica na empresa torna-se a alternativa de combate de doenças. Proteção 1995 jun.;45:28-43.

Gunning P, Weinberger R, Jeffrey P. Actin and tropomyosin isoforms in morphogenesis. Anat Embryol 1997;195:311-315.

Gustafsson T, Puntschart A, Kaijser L et al. Exercise induced expression of angiogenesis-related transcription and growth factors in human skeletal muscle. Am J Physiol 1999;276:679-685.

Guyton AC, Hall JE. Fisiologia humana e mecanismos das doenças. 10 ed. Rio de Janeiro: Guanabara Koogan 2002.

Guzman-Silva MA, Wanderley AR, Macedo VM et al. Recuperação da desnutrição em ratos mediante rações adicionadas ou não de suplemento alimentar e de vitaminas e minerais durante o período de crescimento. Rev Nutr Campinas 2004.

Haidar SG, Kumar D, Bassi RS et al. Average versus maximum grip strength: which is more consistent? J Hand Surg Br 2004;29:82-84.

Handar Z. SSST e a prevenção: a política do ministério do trabalho para o combate aos acidentes e doenças decorrentes do trabalho. In: Estatísticas na saúde e segurança. Revista Cipa. 1998;19:222:26.

Hansen L, Bangsbo J, Twisk J et al. Development of muscle strength in relation to training level and testosterone in young male soccer players. J Appl Physiol 1999.

Hayashi K, Shirasaki Y, Mukai N et al. Effects of physical training on cortical bone at midtibia assessed by peripheral QCT. J Appl Physiol 2003;95:219-224.

Haydon AMM, Macinnis RJ, English DR et al. Effect of physical activity and body size on survival after diagnosis with colorectal cancer. Gut 2006;55:62-67.

Hayes SC, Rowbotton D, Davies PSW et al. Immunological changes after cancer treatment and participation in an exercise program. Med Sci Sports Exerc 2003;35:2-9.

Helfenstein Jr. M. Prevalência da síndrome da fibromialgia em pacientes diagnosticados como portadores de LER. São Paulo: Tese de Doutorado em Medicina pela Universidade Federal de São Paulo 1997.

Herculano-Houzel S. Anat Record. Encephalization, neuronal excesso and index inrodents 2007;290: 1280-1267.

Herculano-Houzel S. Brain development: the generation of large brains. In: The New Encyclopedia of Neuroscience. Squire L (org). Oxford: Elsevier 2009.

Herculano-Houzel S. How to build a bigger brain: cellular scaling rules in rodent brains. In: Evolution of nervous systems: a comprehensive reference. Kaas J (org), vol. 4. Oxford: Elsevier 2007.

Herculano-Houzel S et al. Cellular scaling rules for primate brains. PNAS 2007;104:3562-3567.

Herculano-Houzel S et al. Cellular scaling rules for rodent brains. PNAS 2006;103:12138-12143.

Herculano-Houzel S et al. Connectivity-driven white matter scaling and folding in primate cerebral córtex. PNAS 2010;107:19008-19013.

Herculano-Houzel S et al. The basic non-uniformity of the cerebral cortex. PNAS 2008;105:12593-12598.

Herculano-Houzel S, Lent R. Isotropic fractionator: a simple, rapid method for the quantification of total cell and neuron numbers in the brain. J Neurosci 2005;25:2518-2521.

Heyn P, Abreu BC, Ottenbacher KJ. The effects of exercise training on elderly persons with cognitive impairment and dementia: a meta-analysis. Arch Phys Med Rehab 2004;84:1694-1704.

Hoeber PB. Disease of muscle: a study in pathology. New York 1957.

Hoffman EP, Nader GA. Balancing muscle hypertrophy and atrophy. Nat Med 2004.

Hoffman-Goetz L. Effect of estradiol and exercise on lymphocyte proliferation responses in female mice. Physiol Behav 1999;68:169-174.

Hoffman-Goetz L, Zajchowski S. In vitro apoptosis of lymphocytes after exposure to levels of corticosterone observed following submaximal exercise. J Sports Med Phys Fitness 1999;39:269-274.

Hoh FY. Neural regulation of mammalian fast and slow muscle myosins. Electrophoretic analysis. Biochemistry 1975;14(4):742-747.

Hollander J, Fiebig R, Gore M et al. Superoxide dismutase gene expression is activated by a single bout of exercise in ratskeletal muscle. Am J Physiol Regul Integr Comp Physiol 2001;442:426-434.

Hollmann W, Hettinger TH. Medicina do esporte. São Paulo: Manole 1989.

Hong S, Farag NH, Nelesen RA et al. Effects of regular exercise on lymphocytes subsets and CD62L after psychological vs. physical stress. J Psychosom Res 2004;56:363-370.

Hong S, Johnson TA, Farag NH et al. Attenuation of T-limphocyte demargination and adhesion molecule expression in response to moderate exercise in physically fit individuals. J Appl Physiol 2005;98:1057-1063.

Hoppenfeld S. Exame do ombro. Propedêutica ortopédica: coluna e extremidades. Rio de Janeiro: Atheneu 1987.

Hoppenfeld S. Propedêutica ortopédica: coluna e extremidades. São Paulo: Atheneu, 2004.

Hoppenfeld S, Murthy VL. Tratamento e reabilitação de fraturas. São Paulo: Manole 2001.

Host CR, Norton KI, Olds TS et al. The effects of altered exercise distribution on lymphocyte subpopulations. Eur J Appl Physiol 1995;72:157-164.

Hsu JE, Keenan MA. Current review of heterotopic ossification. Philadelphia: University of Pennsylvania Orthopaedic Journal 2010;20:126-130.

Hu EB, Manson JE, Stamper MJ et al. Diet, lifestyle, and the risk of type 2 diabetes mellitus in women. N Engl J Med 2001.

Humphries B, Newton RU, Bronks R et al. Effect of exercise intensity on bone density, strength, and calcium turnover in older women. Med Sci Sports Exerc 2000;32:1043-1050.

Hunter SK, Thompson MW, Adams RD. Relationships among age-associated strength changes and physical activity level, limb dominance, and muscle group in women. J Gerontol A Biol Sci Med Sci 2000.

Innes E. Handgrip strength testing: a review of the literature. Aust Occup Ther J 1999.

Ireland DCR. Repetition strain injury: the australian experience. J Hand Surg 1995;20A(Part 2):S53-S56.

Isayama RN, Oishi J, Cagnon VHA et al. Effect of testosterone on skeletal muscle of young and old male rats. Braz J Morp Sci 2006;23:247-253.

Isfort RJ. Proteomic analysis of striated muscle. J Chromatography B 2002;771:155-165.

Isfort RJ, Hinkle RT, Jones MB et al. Proteomic analysis of the atrophying rat soleus muscle following denervation. Electrophoresis 2000;21(11):2228-2234.

Isfort RJ, Wang F, Greis KD et al. Proteomic analysis of soleus and tibialis anterior muscle following immobilization. J Cromatography B 2002;769:323-332.

Jackson JM. Entre situations de gestion er situation de délibération: l'action de l'ergonome dans les projets industriels. Thèse de Doctorat en Ergonomie. Paris: ISPED 1998.

Jebsen RH, Taylor N, Trieshmann RB et al. An objective and Jordan HH. Miogelosis: the significance of pathologic conditions of musculature in disorders of posture and locomotiond. Ach Phys Therapy 1942.

Jelsma J. Use of the International Class.of Functioning, Disability and Health: a literature survey. J Rehabil Med. 2009.

Jemiolo B, Trappe S. Single muscle fiber expression in human skeletal muscle: validation of internal control with exercise. Bioch Bioph Res Comm 2004;320:1043-1050.

Jensen M, Fossum C. Effects of acute physical stress on immune competence in pigs. Am J Vet Res 1993;54:596-601.

Jin JP, Zhang Z, Bautista JA. Isoform diversity, regulation, and functional adaptation of troponin and calponin. Eukaryotic Gene Expression 2008;18(2):93-124.

Jonsdottir IH. Special feature for the Olympics: effects of exercise on the immune system: neuropeptides and their interaction with immune function. Immunol Cell Biol 2000;8:562-570.

Juzwiak CR, Amancio OM, Vitalle MS et al. Effect of calcium intake, tennis playing, and body composition on bone-mineral density of Brazilian male adolescents. Int J Sport Nutr Exerc Metab 2008.

Kaczor JJ, Ziolkowski W, Popinigis J et al. Anaerobic and aerobic enzyme activities in human skeletal muscle from children and adults. Pediatr Res 2005;57:331-335.

Kanaley JA, Weltman JY, Pieper KS et al. Cortisol and growth hormone responses to exercise at different times of day. J Clin Endocrinol Metab 2001;86:2881-2889.

Kapandji AI. Fisiologia articular: membro superior. Rio de Janeiro: Guanabara Koogan 2001.

Kappel M, Tvede N, Galbo H et al. Evidence that the effect of physical exercise on NK cell activity is mediated by epinephrine. J Appl Physiol 1991.

Katsiaras A, Newman AB, Kriska A et al. Skeletal muscle fatigue, strength, and quality in the elderly: the Health ABC Study. J Appl Physiol 2005.

Katz WA, Sherman C. Exercise for osteoporosis. The Physician and Sports Medicine. 1998;26:2.

Keats D, Cameron K, Morton AR. Exercise and the immune response. Sports Med 1988.

Keller TCS. Structure and function of titin and nebulin. Current Opinion in Cell Biology 1995;7:32-38.

Kelley KW. Stress and immune function: a bibliographic review. Ann Rech Vet 1980;11:445-478.

Kelley KW, Arkins S, Li YM. Growth hormone, prolactin, and insulin-like growth factors: new jobs for old players. Brain Behav Immunol 1992.

Kemmler WK, Engelke D, Lauber J et al. Exercise effects on fitness and bone mineral density in early postmenopausal women: 1-year EFOPS results. Med Sci Sports Exerc 2002;34(12):2115-2123.

Kendall FL. Músculos provas e funções, com postura e dor. 5 ed. Barueri: Manole 2007.

Kendall FP, McCreary EK, Provance PG. Músculos: provas e funções. São Paulo: Manole 1995.

Kendall HO. Care during the recovery paralytic poliomyelitis. U.S. Public Health Boll n° 212, revised 1939.

Kim DL. Proteomic changes during the B cell development. J Chromatography B Analyt Technol Biomed Life Sci 2005;815(1-2):295-303.

Kiran TR, Subramanyam MVV, Devi SA. Swim exercise training and adaptations in the antioxidant defense system of myocardium of old rats: relationship to swim intensity and duration. Comparative Biochemistry and Physiology 2004;137:187-196.

Knapp DA, Koch H. The management of new pain in office-based ambulatory care. National Ambulatory Medical Care Survey. Public Health Service. Hyattsville: DHHS Pub 1984.

Knox SS, Hausdorff J, Markovitz JH. Reactivity as a predictor of subsequent blood pressure. Racial diferences in the coronary artery risk development in young adults (CARDIA) study. Hypertens 2002;40:914-919.

Kolling A. Ginástica laboral compensatória. Revista Brasileira de Educação Física e Desporto 1980;44:20-23.

Kolling A. Ginástica laboral compensatória: uma experiência vitoriosa da FEEVALE. Novo Hamburgo: FEEVALE 1980;3(2):47-72.

Kopp B, Kunkel A, Flor H et al. The relationship between elbow position and grip strength. Am J Occup Ther 1992.

Kovelis D, Segretti N, Probst V et al. Validação do modified pulmonary functional status and dyspnea questionnaire e da escala do medical research council para o uso em pacientes com DPOC no Brasil 2008.

Kraemer WJ, Clemson A, Triplett NT et al. The effects of plasma cortisol elevation on total and differential leukocyte counts in response to heavy-resistance exercise. Eur J Appl Physiol Occup Physiol 1996;73:93-97.

Kraemer WJ, Hakkinen K. Treinamento de força para o esporte. 1 ed. Porto Alegre: Artmed 2004.

Kraemer WJ, Noble BJ, Clark MJ et al. Physiologic responses to heavy resistance exercise with very short rest periods. Int J Sports Med 1987;8:247-252.

Kramer AS, Lazzarotto AR, Sprinz E et al. Alterações metabólicas, terapia antiretroviral e doença cardiovascular em idosos portadores de HIV. Arq Bras Cardiol 2009.

Kregel KC, Allen DL, Booth FW et al. Resource book for the design of animal exercise protocols. American Physiological Society 2006.

Ksnig D, Weinstock C, Keul J et al. Zinc, iron, and magnesium status in athletes. Influence on the regulation of exercise-induced stress and immune function. Exerc Immunol Rev 1998;4:2-21.

Kuorinka I, Forcier L. LATR – les lésions attribuables au travail répétitif. Quebec: Editions Multi Mondes 1995.

La Greche A, Taylor AJ, Prior DL. Athlete's heart: The potential for multimodality imaging to address the critical remaining questions. J Am Coll Cardiol 2009;2:3.

Labor, Physical. Ginástica Laboral. 1999. Disponível na internet:<htp://www.folk.com.br/ginastica.htm>

Lancioni H, Lucentini L, Palomba A et al. Muscle actin isoforms are differentially expressed in human satellite cells isolated from donors of different ages. Cell Biology International 2007;31:180-185.

Landmann R. Beta-adrenergic receptors I human leucocyte subpopulations. Eur J Clin Invest 1992; 22:30-36.

Lange M. Die Muskelberfan (Miogelosen). Munich: J.F. Lehman 1931.

Lapagesse FD. Contribuições da ergonomia e da ergomotricidade nas estruturas de produtividade. Motos corporis. Rio de Janeiro: Universidade Gama Filho 1998;21-41.

Laperriere A, Ironson G, Antoni MH et al. Exercise and psychoneuroimmunology. Med Sci Sports Exerc 1994;26:182-190.

Lapierre A. La Reeducación Física. Editorial Científico Médica 1971.

Lapierre A. Reducação física. Vol 1, 2 e 3. Ed Manole1982.

Laporte W. La Gymnastique de Pause dans l'Enterprise. Bruxelles: Minisère de la Culture Française/ Administration de l'Education Physique, des Sports et de Vie en Plein Air 1970.

Laukkanena JA, Kurl S, Rauramaa R et al. Systolic blood pressure response to exercise testing is related to the risk of acute myocardial infarction in middle-aged men. Eur J Cardiovasc Prev Rehabil 2006;13:421-428.

Lauretani F, Russo CR, Bandinelli S et al. Age-associated changes in skeletal muscles and their effect on mobility: an operational diagnosis of sarcopenia. J Appl Physiol 2003.

Laville A. Ergonomia. São Paulo: EPU/USP 1977.

Lawler JM, Powers SK, Hammeren J et al. Oxygen cost of treadmill running in 24-month-old Fischer-344 rats. Medicine Science Sports Exercise 1993;25(11):1259-1264.

Lazzoli JK. Atividade física e saúde na infância e adolescência. Rev Bras Med Esporte 1998 Jul/Ago 4(4):107-109.

Leitão JA. Profilaxia da fadiga do trabalho. Alguns aspectos psico-fisiológicos ligados à ginástica de pausa. Bulletin de la Féderation Internationale d'Education Physique. Lisboa 1969;1-2.

Leite CF, Santos MN, Rombaldi AJ. Efeitos da prática regular de exercícios físicos por portadores de lúpus eritematoso sistêmico: Estudo de revisão. Campinas: Revista da Faculdade de Educação Física da Unicamp 2013 jul./set.;11(3):166-175.

Leite MRR, Brenzikofer R, Lima Filho EC et al. Anais do VIII Congresso Brasileiro de Biomecânica. Florianópolis: CEFID/UDESC 1999;281-286.

Leite N. Prescrição de exercícios físicos em populações especiais. Programa de Pós-graduação em Medicina Desportiva. PUC-PR 1999;122:41-46.

Léo JA, Coury HJCG. Em que os distúrbios osteomusculares relacionados ao trabalho (DORT) se diferenciam das lesões por esforços repetitivos (LER)? Revista Fisioterapia em Movimento v. 10, nº 2, out/97-mar./1998.

Levi L. Quality of the working environment: proctection and promotion of occupacional mental health, report from the laboratory for clinical stress reserarch. Stockholm 1978:1-3.

Lima DG. Ginástica laboral: metodologia de implantação de programas com abordagem ergonômica. Jundiaí: Fontoura 2004.

Lima MEA, Araújo JNG, Lima FPA. LER – lesões por esforços repetitivos – dimensões ergonômicas e psicossociais. Belo Horizonte: Health 1997.

Lima MM. A influência do treinamento com peso em mulheres como prevenção da osteoporose: uma revisão bibliográfica. Goiânia: Rev Estudos 2004;31(1):47-55.

Lima SMT, Fontana CM. Atividade física como um dos aspectos preventivos da osteoporose. Arq Ciênc Saúde Unipar 2000 mai./ago.;4:2.

Lima V. Ginástica laboral: atividade física no ambiente de trabalho. São Paulo: Phorte 2003.

Lin SY, Jan MS, Chen HI. The effect of chronic and acute exercise on immunity in rats. Int J Sports Med 1992.

Lindegaard B, Hansen T, Hvid T et al. The effect of strength and endurance training on insulin sensitivity and fat distribution in human immunodeficiency virus-infected patients with lipodystrophy. J Clin Endocrinol Metab 2008;93(10):3860-3869.

Lindsay R, Silverman SL, Cooper C et al. Risk of New Vertebral Fracture in the Year Following a Fracture. JAMA 2001;285(3):320-323.

Lindskog S. Structure and mechanism of carbonic anhydrase. Pharmacol Ther 1997;74(1):1-20.

Lippert LS. Cinesiologia clínica para fisioterapeutas. 3 ed. Rio de Janeiro: Ed. Guanabara Koogan 2003.

Lirani APR, Lazaretti-Castro M. Evidências da ação de agentes físicos sobre o metabolismo do tecido ósseo e seus potenciais usos clínicos. Arq Bras Endocrinol Metab 2005;49:6.

Liu LJ, Maruno R, Mashimo T et al. La fatiga psicológica en el deportista. Selección 1995.

Longen WC. Ginástica laboral na prevenção de LER/DORT? Um estudo reflexivo em uma linha de produção. Dissertação (Mestrado em Engenharia de Produção, Área de Concentração: Ergonomia). Florianópolis: Universidade Federal de Santa Catarina 2003;130 f.

Lourenço RA, Veras RP. Mini-exame do estado mental: características psicométricas em idosos ambulatoriais. Rev Saúde Pública 2006.

Lovett RW.The Treatment of infantile paralysis. 2 ed. Philadelphia: P. Blakiston's Son 7 Co. 1917;136.

Lowman CL et al. Techinique of underwater gymnastics. Los Angeles: Amerian Publications Inc. 1937.

Lucareli PRG, Lima MO, Lima FPS et al. Comparação dos métodos de mensuração da força muscular dos flexores dos dedos das mãos através da dinamometria manual e esfigmomanômetro modificado. Rev Einstein 2010.

Lucki NC, Nicolay CW. Phenotypic plasticity and functional asymmetry in response to grip forces exerted by intercollegiate tennis players. Am J Hum Biol 2007;19:566-577.

Machado AAN. Estudo dos padrões bioquímicos e proteômicos de ratos exercitados aerobicamente. Monografia (Especialização em Bioquímica Clínica e Biologia Molecular). Fortaleza: Universidade Federal do Ceará 2006.

Machado AAN, Ferraz ASM, Oliveira AC et al. Identificação de isoformas miosínicas estruturais de músculo gastrocnêmio de ratos treinados e sedentários em gel bidimensional. Revista Portuguesa de Ciências do Desporto. (Submetido para publicação) 2009.

Machado DB. Estudo de características dinâmicas do caminhar humano, em função do calçado. Santa Maria: Dissertação de Mestrado, Mestrado Educação Física, UFSM 1994.

Maciel CM, Junqueira M, Paschoal ME et al. Differential proteomic serum pattern of low molecular weight proteins expressed by adenocarcinoma lung câncer patients. JETO 2005;5:21-28.

Maciel R, Albuquerque AMFC, Melzer AC et al. Quem se beneficia dos programas de ginástica laboral? Cad Psicol Soc Trab 2005;8:71-86.

Magee DJ. Ombro. In: Disfunção musculoesquelética. Magee DJ (ed). 3 ed. São Paulo: Manole 2002.

Mahoney DJ, Parise G, Melov S et al. Analysis of global mRNA expression in human skeletal muscle during recovery from endurance exercise. FASEB J 2005;19(11):1498-1500.

Mahoney DJ, Tarnopolsky MA. Understanding skeletal muscle adaptation to exercise training in humans: contributions from microarray studies. Phys Med Reabil Clin N Am 2005.

Mahoney FL, Barthel D. Functional evaluations the Barthel Index. Maryland Stated Med J 1965;14:61-65.

Malm C, Lenkei R, Sjödin B. Effects of eccentric exercise on the immune system in men. J Appl Physiol 1999;86:461-468.

Malm C. Exercise immunology: the current state of man and mouse. Sports Med 2004.

Malm C. Susceptibility to infections in elite athletes: the S-curve. Scand J Med Sci Sports 2006;16:4-6.

Manfio EF, Avila AOV. A influência dos perfis diferenciados dentro de uma mesma numeração, na qualidade do calçado. Anais do VII Congresso Brasileiro de Biomecânica. Campinas: Unicamp 1997;305-309.

Maratona. Ginástica laboral. 1999. Disponível na Internet: http://www.maratonaqv.com.br/laboral.htm.

Marchand EA. A proposta metodológica para pacientes de parkinson. Pelotas: 13 Simpósio Nacional de Ginástica 1992.

Marchesini CE. São Paulo: Revista Mackenzie 2002;2(1):33-46.

Marco JC, Rodriguez H, Navas JF et al. La fatiga psicológica en el deportista. Selección 1995;4:129-136.

Maron B, McKenna W et al. ACC/ESC Expert Consensus Document on Hypertrophic Cardiomyopathy. JACC 2003.

Maron B, Pelliccia A. The heart of trained athletes: cardiac remodeling and the risks of sports, including sudden death. Circulation 2006;144:1633-1644.

Marques AP. Manual de goniometria. Ed. Manole 2003.

Marrodán Serrano MD, Romero Collazos JF, Moreno Romero S et al. Handgrip strength in children and teenagers aged from 6 to 18 years: reference values and relationship with size and body composition. Barcelona: An Pediatr 2009.

Marsh DR et al. Myogenic regulatory factors during regeneration of skeletal muscle in young, adult, and old rats. J Appl Physiol 1997;83:1270-1275.

Martín Valverde A et al. Derecho del trabajo. Madrid: Tecnos 2007;212.

Martinez J, Padua A, Filho J. Dispnéia. Ribeirão Preto: Medicina 2004;37.

Martins CO. Cem perguntas e respostas sobre ginástica laboral. *Doryphorus* 2004. CD-ROM.

Martins CO. Ginástica laboral no escritório. Jundiaí: Fontoura 2001.

Martins CO. Repercussão de um programa de ginástica laboral na qualidade de vida de trabalhadores de escritório. Tese (Doutorado em Engenharia de Produção) – Florianópolis: Programa de Pós-graduação em Engenharia de Produção da Universidade Federal de Santa Catarina 2005;184f.

Martins CO, Duarte MFS. Efeitos da ginástica laboral em servidores da Reitoria UFSC. Revista Brasileira de Ciência e Movimento 2001;8(4):7-13.

Martins GC, Barreto SMG. Vivências de ginástica laboral e melhoria da qualidade de vida do trabalhador: resultados apresentados por funcionários administrativos do Instituto de Física da Universidade de São Paulo (Campus São Carlos). Motriz 2007;13(3):214-224.

Martins MC. Prevenção das LER/DORT. In: Textos de ergonomia. Belo Horizonte: Fundacentro, s/d.

Martins MC. Prevenção de lesões por esforços repetitivos: a norma regulamentadora 17 de ergonomia. Trabalho Apresentado no I Seminário Interinstitucional. Belo Horizonte: 26 a 29 de junho de 1995.

Martins PJF, Mello MT, Tufik S. Exercício e sono. Rev Bras Med Esp 2001.

Marx C. Manuscritos econômicos-filosóficos. In: Os pensadores. 3 ed. São Paulo: Abril Cultural 1985.

Mathiowetz V, Rennells C, Donahoe L. Effect of elbow position on grip and key pinch strength. J Hand Surg Am 1985;10:694-697.

Mathiowetz V, Wiemer DM, Federman SM. Grip and pinch strength: norms for 6 to 19 year-olds. Am J Occup Ther 1986;40:705-711.

Matsakas A, Patel K. Skeletal muscle fibre plasticity in response to selected environmental and physiological stimuli [abstract]. Histol Histopathol 2009.

Matsudo VKR. Testes em ciências do esporte. 2 ed. São Caetano do Sul: Burti 1983.

Maughan R. Carbohydrate metabolism. Surgery 2008;27:1.

Mayer N. Clinicophysiologic concepts of spasticity and motor dysfunction in adults with an upper motoneuron lesion. In: Spasticity: etiology, evaluation, management and role of botulinum toxin. We move Sept 2002.

Mayhew DL, Thyfault JP, Koch AJ. Rest-interval length affects leukocyte levels during heavy resistance exercise. J Strength Cond Res 2005;19:16-22.

Mazzeo RS. The influence of exercise and aging on immune function. Med Sci Sports Exerc 1994;26:586-592.

McAnaney D. O contributo da CIF-CJ para as necessidades educativas especiais: modelação das políticas e das práticas de inclusão social das pessoas com deficiências em Portugal. Arcozelo: Centro Reab Prof de Gaia 2007.

McArdle WD, Katch FI, Katch VL. Fisiologia do exercício – energia, nutrição e desempenho humano. 4 ed. Rio de Janeiro: Guanabara Koogan 1998.

McCarthy DA, Dale MM. The leucocytosis of exercise. A review and model. Sports Med 1988;6:333-363.

McLean RA, Sanders WL, Stroup WW. A unified approach to mixed linear models. Am Stat 1991;45: 54-64.

Meester-Delver A, Beelen A, Hennekam R et al. The capacity profile: a method to classify additional care needs in children with neurodevelopmental disabilities. Dev Med Child Neurol 2007.

Meester-Delver A, Beelen A, Ketelaar M et al. Construct validity of the capacity profile in preschool children with cerebral palsy. Dev Med Child Neurol 2009.

Meesters JJ, Verhoef J, Liem IS et al. Validity and responsiveness of the World Health Organization Disability Assessment Schedule II to assess disability in rheumatoid arthritis patients. Oxford: Rheumatology 2010;49:326-333.

Mellerowicz H, Franz I-W. Training als mittel des präventiven medizin. Perimed, Erlangen 1981.

Melo SIL. Biomecânica: caracterização, possibilidades e tendências. Apostila, Centro de Educação Física e Desportos, UDESC, Florianópolis 2000.

Mendes EV. As redes de atenção à saúde. 2 ed. Brasília: OPAS 2011.

Mendes MRSSB, Gusmão JL, Faro ACM et al. A situação social do idoso no Brasil: uma breve consideração. Acta Paul Enferm vol.18, n° 4, 2005.

Mendes RA. Ginástica laboral: implantação e benefícios nas indústrias da cidade industrial de Curitiba. (Dissertação de Mestrado em Tecnologia). Curitiba: Centro Federal de Educação Tecnológica 2000.

Mendes RA, Leite N. Ginástica laboral: princípios e aplicações práticas. São Paulo: Manole 2004.

Meyer T, Faude O, Urhausen A et al. Different effects of two regeneration regimens on immunological parameters in cyclists. Med Sci Sports Exerc 2004.

Meyer T, Gabriel H, Rätz M et al. Anaerobic exercise induces moderate acute phase response. Med Sci Sports Exerc 2001;33:549-555.

Meyhaler JM, Guin-Renfroe S, Grebb P et al. Long-term continuouly infused intrathecal badofen for spastic-dystonic hypertonia in traumatic brain injury – 1 year experience. Arch Phys Med Rehabil 1999.

Miles MP, Leach SK, Kraemer WJ et al. Leukocyte adhesion molecule expression. During intense resistance exercise. J Appl Physiol 1998.

Militão AG. A influência da ginástica laboral para a saúde dos trabalhadores e sua relação com os profissionais que a orientam. Florianópolis, 2001. Dissertação (Mestrado em Engenharia de Produção, Área de Concentração: Ergonomia). Florianópolis: Universidade Federal de Santa Catarina 2001.

Millet MF. Neurochirurgie dans le paraplegic spastiques. Resultats a moyen treme de la radicellotomie posterieure selective. In: Actualites en reeducation fonctionnelle et readaptation. Simon L (ed). Paris: Masson 1981;76-85.

Minetto M, Rainoldi A, Gazzoni M et al. Differential responses of serum and salivary interleukin-6 to acute strenous exercise. Eur J Appl Physiol 2005;93:679-686.

Ministério da Previdência Social – INSS. Normas técnicas para avaliação da incapacidade: LER – lesões por esforços repetitivos. Brasília: MTb 1993.

Ministério da Saúde. Programa Nacional de Educação Física e Saúde através do Exercício Físico e do Esporte, Brasília 1986.

Ministério do Trabalho e Previdência Social. Portaria n° 3751 de 23 nov. de 1990. [Publicada no Diário Oficial da União. Brasília, 26 de nov. 1990.

Miranda CR. Introdução à saúde no trabalho. São Paulo: Atheneu 1998.

Miranda CR, Dias CR. LER – Lesões por esforços repetitivos, uma proposta de ação preventiva. CIPA (Caderno Informativo de Prevenção de Acidentes) – LER a principal doença ocupacional 1999.

Miyai N, Arita M, Miyashita K. Blood pressure response to heart rate during exercise test and risk of future hypertension. Hypertens 2002;39:761.

Miyasaka K, Ichikawa M, Kawanami T et al. Physical activity prevented age-related decline in energy metabolism in genetically obese and diabetic rats, but not in control rats. Mech Ageing Devel 2003;124:183-190.

Miyazaki T, Hashimoto S, Masubuchi S et al. Phase-advance shifts of human circadian pacemaker are accelerated by daytime physical exercise. Am J Physiol Regul Integr Comp Physiol 2001.

Monteiro LFG. Fazendo ginástica. Revista Proteção 1993;21:30-31.

Mooren FC, Lechtermann A, Volker K. Exercise induced apoptosis of lymphocytes depends on training status. Med Sci Sports Exerc 2004;36:1476-1483.

Moraska A, Fleshner M. Voluntary physical activity prevents stress-induced behavioral depresión and anti-KLH antibody supression. Am J Physiol Regul Integr Comp Physiol 2001;281:R484-R489.

Moreira L. Beneficios da hidroginástica para os portadores de osteoporose. Rev Estudos 2004;31(1): 57-66.

Muniz AMS, Moro ARP, Avila AOV. Um estudo comparativo da curvatura vertebral na posição em pé e sentada a partir da reconstrução 3D. Anais do VIII Congresso Brasileiro de Biomecânica. Florianópolis: CEFID/UDESC 1999;255-259.

Murakami T, Shimomura Y, Yoshimura A et al. Induction of nuclear respiratory factor – 1 expression by an acute bout of exercise in rat muscle. Biochim Biophys Acta 1998;1381:113-122.

Muthuchamy M, Rethinasamy P, Wieczorek DF. Tropomyosin structure and function. New insights. Trends Cardiovasc Med 1997;7(4):124-128.

Nader GA. Molecular determinants of skeletal muscle mass: getting the "AKT" together. Int J Bioch Cell Biol 2005;37(10):1985-1996.

Nakao C, Ookawara T, Kizaki T et al. Effects of swimming training on three superoxide dismutase isoenzymes in mouse tissues. J Applied Phys 2000;88:649-654.

Nakaseko M, Tokunaga R, Hosokawa M. History of occupational cervicobrachial disorder in Japan. Tokio: J Human Ergolory 1982.

Nakashima M et al. Exercise blood pressure in young adults as a predictor of future blood pressure: a 12-year follow-up of medical school graduates. J Human Hypertens 2004;18:815-821.

Nash MS. Exercise and immunology. Med Sci Sports Exerc 1994;26:125-127.

Nasser JP. Estudo da variação do arco plantar longitudinal com apoio do calcâneo em diferentes alturas. Tese de doutorado, Doutorado em Educação Física, UFSM, Santa Maria, RS.

Netto ADCS. Stress no trabalho. Rio de Janeiro: Ed. Revinter 2001.

Neu CM, Rauch F, Rittweger J et al. Influence of puberty on muscle development at the forearm. Am J Physiol Endocrinol Metab 2002;283:E103-107.

Neufer P, Ordway G, Williams R. Transient regulation of C-Fos, αBcrystallin, and hsp70 in muscle during recovery from contractile activity. Am J Physiol 1998;274:341-346.

Neves CEB. Avaliação funcional. Rio de Janeiro: Ed. Sprint 2003.

Nicoletti SJ. LER – Lesões por esforços repetitivos – literatura técnica continuada de LER. São Paulo: Bristol-Myers Squibb do Brasil, Fascículo 4, 1996.

Nieman DC. Exercício e saúde: como se prevenir de doenças usando o exercício como seu medicamento. Ed. Manole 1999.

Nieman DC. Exercise and resistance to infection. Can Physiol Pharmacol 1998.

Nieman DC. Exercise, upper respiratory tract infection, and the immune system. Med Sci Sports Exerc1994b;26:128-139.

Nieman DC. Nutrition, exercise and immune system function. Clin Sports Med 1999.

Nieman DC. The effect of exercise in immune function. Bull Rheum Dis 1994.

Nieman DC, Henson DA, Austin MD et al. Imune response to a 30-minute walk. Med Sci Sports Exerc 2005;37:57-62.

Nieman DC, Henson DA, Smith LL et al. Cytokine changes after a marathon race. J Appl Physiol 2001; 91:109-114.

Nieman DC, Johanssen LM, Lee JW et al. Infections episodes in runners before and after the Los Angeles Marathon. J Sports Med Phys Fitness 1990.

Nieman DC, Nehlsen-Cannarella SL. The effects of acute and chronic exercise on immunoglobulins. Sports Med 1991;11:183-201.

Nieman DC, Pedersen BK. Exercise and immune function: recent developments. Sports Med 1999.

Nieman DC, Simandle DA, Henson DA et al. Lymphocyte proliferative response to 2.5 hours of running. Int J Sports Med 1995.

Nieto-Moreno M. Aplicación de la CIF para el estudio y evaluación del funcionamiento y la discapacidad en depresión unipolar en el ámbito de atención primaria. Actas Esp Psiquiat 2006.

Nigg BM, Herzog W. Biomechanics of the musculo-skeletal system. New York: John Wiley & Sons, Inc. 1995.

NIH. Consensus Development Panel on Osteoporosis Prevention, Diagnosis, and Therapy. Osteoporosis Prevention, Diagnosis, and Therapy. JAMA 2001;285:785-795.

NIH. Consensus Statement, número 111. Osteoporosis prevention, diagnosis and therapy. 2000;17:1-36.

Nogueira Machado AA. Proteinas marcadoras do exercício físico aeróbio em tecido muscular de ratos treinados em diferentes intensidades. Dissertação Universidade Estadual do Ceará 2009.

Noonan VK, Kopec JA, Noreau L et al. A review of participation instruments based on the International Classification of Functioning, Disability and Health. Disabil Rehabil 2009.

Novelli M, Pocai A, Skalicky M et al. Effects on long-life exercise on circulating free fatty acids and muscle triglyceride content inaging rats. Experimental Gerontology 2004;39:1333-1340.

Nubila HBVD. Uma introdução à CIF: classificação internacional de funcionalidade, incapacidade e saúde. São Paulo: Revista Brasileira de Saúde Ocupacional 2010;35:122-123.

O'Brien GA, Corbett JM, Dunn MJ et al. Electrophoretic analysis of electrically trained skeletal muscle. Electrophoresis 1992;13(9-10):726-728.

O'Brien GA, Corbett JM, Dunn MJ et al. Response to resistance training in young women and men. Int J Sports Med 1995;16:314-321.

O'Donovan C, Apweiler R, Bairoch A. The human proteomics initiative (HPI). Trends in Biotechnology 2001;19:5.

O'Donovan MA, Doyle A, Gallangher P. Barriers, activities and participation: incorporating ICF into service planning datasets. Disabil Rehabil 2009.

O'Farrell PH. High resolution two-dimensional electrophoresis of proteins. J Biol Chem 1978;250:4007-4021.

O'Sullivan SB, Thomas JS. Fisioterapia: avaliação e tratamento. Ed. Manole 2004.

Okawa Y, Ueda S, Shuto K et al. Development of criteria for the qualifiers of activity and participation in the International Classification of Functioning, Disability and Health based on the accumulated data of population surveys. Int J Rehabil Res 2008.

Okumura N, Hashida-Okumura A, Kita K et al. Proteomic analysis of slow- and fast-twitch skeletal muscle. Proteomics 2005;5:2896-2906.

Olaussen M, Holmedal Ø, Lindbaek M et al. Physiotherapy alone or in combination with corticosteroid injection for acute lateral epicondylitis in general practice: a protocol for a randomised, placebo-controlled study. BMC Musculoskelet Disord 2009.

Oliveira A. Estudo comparativo do desempenho muscular isocinético do quadril de jovens e idosos utilizando um dispositivo estabilizador [dissertação]. Belo Horizonte (MG): Universidade Federal de Minas Gerais 2006.

Oliveira CR. Lesões por esforços repetitivos – LER. Revista Brasileira de Saúde Ocupacional v. 19, n. 73, abr./mai./jun. 1991.

Oliveira CR et al. Manual prático de LER – lesões por esforços repetitivos. Belo Horizonte: Health 1998.

Oliveira JRG. A prática da ginástica laboral. 3 ed. Rio de Janeiro: Sprint 2006.

Oliveira SL, Diniz DB, Amaya-Farfan J. Metabolic changes induced by energy retriction and vitamin E supplementation in exercised rats. Revista de Nutrição 2002.

Orwoll E. Perspective – assessing bone density in men. J Bone Miner Res 2000;15:1867-1870.

Ottavy S. La Gymnastique de Pause em France. Paris: Education Physique et Sport (121) mai/jun 1973.

Pagliari P. Palmas: Revista Consciência 2002 jul./dez.;16(2):19-30.

Palmer LM, Epler ME. Ombro. In: Fundamentos das Técnicas de Avaliação Musculoesquelética. Palmer LM, Epler ME (ed). 2002.

Palomeque López MC et al. Derecho del trabajo. Madrid: Editorial Centro de Estudos Ramón Aceces 2006;483.

Parker VM, Wade DT, Langton HR. Loss of arm function after stroke: measurement, frequency, and recovery. Rehab Med 1986;8:69-73.

Parker VM, Wade DT, Langton HR. Loss of arm function after stroke. In: The cerebral cortex of man: a clinica study of localization of function. Penfield W, Rasmussen T (ed). JAMA 1968.

Pate RR, Pratt M, Blair SN et al. Physical activity and public heath. A recommendation from the Centers for Disease Control and Prevention and the American College of Sports Medicine. JAMA 1995;273(5):402-407.

Paulin D, Li Z. Desmin: a major intermediate filament protein essential for the structural integrity and function of muscle. Experimental Cell Research 2004;301:1-7.

Payan DG, McGillis JP, Goetz EJ. Neuroimmunology. Adv Immunol 1986;39:299-323.

Pedersen BK. Influence of physical activity on the cellular immune system: mechanisms of action. Int J Sports Med 1999;12:S23-29.

Pedersen BK, Helle BH. How physical exercise influences the establishment of infections. Sports Med 1995;19:393-400.

Pedersen BK, Hoffman-Goetz L. Exercise and the imune system: regulation, integration and adaptation. Physiol Rev 2000;80:1055-1081.

Pedersen BK, Ullum H. NK cell response to physycal activity: mechanisms of action. Med Sci Sports Exerc1994;26:140-146.

Pellegrinotti IL. A atividade física e esporte: a importância no contexto saúde do ser humano. Revista Brasileira de Atividade Física e Saúde v. 3, n. 1, 1998.

Penn RD, Kroin JS. Long-term intrathecal baclofen infusion for treatment of spasticity. J Nerosurg 1987.

Penn RD, Savoy SM, Corcos D et al. Intrathecal baclofen for severe spinal spasticity. N Engl J Med 1989;320:1517-1521.

Pereira da Costa L. Educação física e esporte não-formais. Rio de Janeiro: Ao Livro Técnico 1984.

Pereira ER. Fundamentos de ergonomia e fisioterapia do trabalho. Rio de Janeiro: Phys Med Rehab 2003;84:977-981.

Pereira TI, Lech O. Prevenindo a LER. Novo Hamburgo: Proteção 1997.

Perry A, Morris M, Unsworth C et al. Therapy outcome measures for allied health practitioners in Australia: the AusTOMs. Int J Qual Health Care 2004.

Petroski EL. Antropometria: técnicas e padronizações. Porto Alegre: Palotti 1999.

Pette D. Training effects on the contractile apparatus. Acta Physiologica Scandinavica 1998;162: 367-376.

Pette D, Vrbova G. What does chronic electrical stimulation teach us about muscle plasticity? Muscle Nerve 1999;22(6):666-677.

Phaneuf S, Leeuwenburgh C. Apoptosis and exercise. Med Sci Sports Exerc 2001.

Picoli EB, Guastelli CR. Ginástica laboral para cirurgiões-dentistas. São Paulo: Phorte 2002.

Pilegaard H, Ordway GA, Saltin B et al. Transcriptional regulation of gene expression in human skeletal muscle during recovery from exercise. Am J Physiol Endocrinol Metab 2000;279:806-814.

Pilegaard H, Saltin B, Neufer PD. Exercise induces transition transcriptional activation of the PGC-1 alpha gene in human skeletal muscle. J Physiol 2003;546:851-858.

Pimentel GGA. A ginástica laboral e a recreação nas empresas como espaços de intervenção da educação física no mundo do trabalho. Revista Corpo Consciência, n. 3, 1999.

Pinfildi CE, Prado RP, Liebano RE. Efeito do alongamento estático após diatermia de ondas curtas versus alongamento estático nos músculos isquiotibiais em mulheres sedentárias. Fisioter Bras 2004;5(2):119-125.

Pinheiro AR, Cunha AR, Aguila MB et al. Beneficial effects of physical exercise on hypertension and cardiovascular adverse remodeling of diet-induced obese rats. Nutr, Met & Card Dis 2007.

Pinto WAS. Ergonomia participativa contribuindo na melhoria do ambiente de trabalho. Florianópolis: Dissertação (Mestrado em Engenharia da Produção). Programa de Pós-graduação em Engenharia de Produção – Universidade Federal de Santa Catarina 2001.

Pitanga FJG. Epidemiologia da atividade física, exercício físico e saúde. 2 ed. São Paulo: Phorte Editora 2004.

Pizza FX, Baylies H, Mitchel JB. Adaptation to eccentric exercise: neutrophils and E-selectin during early recovery. Can J Appl Physiol 2001;26:245-253.

Polito E, Bergamaschi EC. Ginástica laboral: teoria e prática. Rio de Janeiro: Sprint 2003.

Polleto SS. Avaliação e implantação de programas de ginástica laboral: implicações metodológicas. Dissertação (Mestrado em Engenharia da Produção). Pós-graduação de Engenharia de Produção. Porto Alegre: UFRGS 2002.

Pollock MW, Fox JH, Rocha SM et al. Exercícios na saúde e na doença. Philadelphia: Ed Medsi 1986.

Portes LA, Tucci PJF. O treinamento físico por natação atenua o remodelamento miocárdico e congestão pulmonar em ratas Wistar com insuficiência cardíaca secundária a infarto do miocárdio. Arq Bras Card 2006;87(1):54-59.

Porto CC. Semiologia médica. 4 ed. Rio de Janeiro: Guanabara Koogan 2001.

Potteiger JA, Chan MA, Haff GG et al. Training status influences T-cell responses in women following acute resistance exercise. J Strength Cond Res 2001;15:185-191.

Powers SK. Fisiologia do exercício. Volume do professor e volume do aluno. 3 ed. São Paulo: Editora Manole 2003.

Powers SK, Howley ET. Fisiologia do exercício: teoria e aplicação ao condicionamento e ao desempenho. 3 ed. São Paulo: Manole 2000.

Prentice WE, Voight ML. Técnicas em reabilitação músculoesquelética. Porto Alegre: Ed. Artmed 2003.

Prestes J, Foschini D, Donatto FF. Efeitos do exercício físico sobre o sistema imune. Revista Brasileira de Ciências da Saúde, ano III, nº 7, jan./mar. 2006.

Prieto A, Pérez A, Reyes E et al. Moléculas coestimuladoras, tanto solubles como de membrana implicadas en la presentación antigénica y en la respuesta inmune. Medicine 1997;51:2255-2262.

Prieto A, Pérez A, Reyes E et al. Tolerancia y autoinmunidad. Medicine 1997;51:2303-2308.

Prieto A, Reyes E, Sanz E et al. Activación de las subpoblaciones de linfocitos a sus funciones efectoras. Medicine 1997;51:2263-2267.

Pryor JA, Webber BA. Fisioterapia para problemas respiratórios e cardíacos. 2 ed. Rio de Janeiro: Guanabara Koogan 2002;366 p.

Pulcinelli AJ. Curso de capacitação para coordenadores do programa ginástica na empresa. Brasília: Serviço Social da Indústria (SESI) 1998.

Puntschart A, Wey E, Jostarndt K et al. Expression of fos and jun genes in human skeletal muscle after exercise. Am J Physiol Cell Physiol 1998;274:129-137.

Ramazzini B. As doenças dos trabalhadores. SãoPaulo: Fundacentro 2000.

Ramiro J, Alcántara E, Forner A. Guía de recomendaciones para el diseño de calzado. Instituto de Biomecânica de Valência 1995.

Ranney D. Distúrbios osteomusculares crônicos relacionados ao trabalho. São Paulo: Roca, 2000.

Raso VG, Polito JMD, Doederlein M. Pollock: Fisiologia clínica do exercícios. Ed. Manole 2013.

Rauch A, Cieza A, Stucki G. How to apply the International Classification of Functioning, Disability and Health (ICF) for the rehabilitation management in clinical practice. Eur J Phys Rehabil Med 2008.

Rebelatto JR, Calvo JI, Orejuela JR et al. Influência de um programa de atividade física de longa duração sobre a força muscular manual e a flexibilidade corporal de mulheres idosas. Rev Bras Fisioter 2006.

Redondo FRR. Efeitos do uso de esteróides anabolizantes associados ao treinamento físico de natação sobre o fluxo sanguíneo para o miocárdio de ratos normotensos. Dissertação (Mestrado em Educação Física), São Paulo: Universidade de São Paulo 2007.

Reed GM, Dilfer K, Bufka LF et al. Operationalizing the International Classification of Functioning, Disability and Health in clinical settings. Rehab Psychol 2005.

Reed GM, Leonardi M, Ayuso-Mateos JL et al. Implementing the ICF in a psychiatric rehab setting for people with serious mental illness in the lombardy region of Italy. Disabil Rehabil 2009.

Reggiani C, Bottinelli R, Stienen GJM. Sarcomeric myosin isoforms: fine tuning of a molecular motor. News Physiol Sci 2000;15:26-33.

Reighlin S. Neuroendocrine-immune interactions. N Engl J Med 1993;329:1246-1253.

Rejeski WJ, Ip EH, Marsh AP et al. Measuring disability in older adults: the International Classification System of Functioning, Disability and Health (ICF) framework. Geriatr Gerontol Int 2008.

Rentsch HP, Bucher P, Dommen Nyffeler I et al. The implementation of the International Classification of Functioning, Disability and Health (ICF) in daily practice of neurorehabilitation: an interdisciplinary project at the Kantonsspital of Lucerne, Switzerland. Disabil Rehabil 2003.

Ribeiro de Vilhena PE. Relação de emprego. São Paulo: LTR 2005;531-534.

Riehhle H. Introdução da biomecânica do esporte. Santa Maria: Apostila, Centro de Educação Física e Desportos (UFSM) 1976.

Rio RP. LER – ciência e lei. Novos horizontes da saúde e do trabalho. Minas Gerais: Ed. Health 1998.

Rittweger J. Can Exercise prevent osteoporosis? J Musculoskelet Neuronal Interact 2006;6(2):162-166.

Robergs RA, Roberts SO. Princípios fundamentais de fisiologia do exercício para aptidão, desempenho e saúde. São Paulo: Phorte 2002.

Rocha LE, Araújo MD, Udihara ML et al. Lesões por esforços de repetição: análise em 166 digitadores de um centro de computação de dados. Revista Brasileira de Ortopedia 1986;21:4.

Rodrigues MD, Serrão JC, Avila AO et al. Aspectos antropométricos do pé humano: procedimentos de mensuração e relações com o crescimento físico na segunda infância. Revista Brasileira de Postura e Movimento 1998;2(1):15-27.

Roebuck JA, Kroemer KHE, Thomson WG. Engineering anthropometry méthods. New York: John Wiley & Sons 1975.

Rolland Y, Lauwers-Cances V, Cesari M et al. Physical performance measures as predictors of mortality in a cohort of community-dwelling older French women. Eur J Epidemiol 2006.

Rolland Y, Lauwers-Cances V, Cournot M et al. Sarcopenia, calf circumference, and physical function of elderly women: a cross-sectional study. J Am Geriatr Soc 2003.

Rombaldi AJ, Leite CF, Santos MN. Efeitos do exercício físico em marcadores imunológicos de pessoas com HIV/Aids: Estudo de Revisão. Revista Brasileira de Ciências da Saúde 2012;6(2):253-258.

Ronsen O, Borsheim E, Bahr R et al. Immuno-endocrine and metabolic responses to long distance ski racing in world-class male and female cross-country skiers. Scand J Med Sci Sports 2004;14:39-48.

Ronsen O, Holm K, Staff H et al. No effect of seasonal variation in training load on immuno-endocrine responses to acute exhaustive exercise. Scand J Med Sci Sports 2001;11:141-148.

Rosenberg N, Soudry M, Stahl S. Comparison of two methods for the evaluation of treatment in medial epicondylitis: pain estimation vs grip strength measurements. Arch Orthop Trauma Surg 2004.

Ross MH, Reith EJ. Histologia: texto e atlas. 2 ed. São Paulo: Panamericana 1993.

Roth SM, Ferrel RE, Peters DG et al. Influence of age, sex, and strength training on human muscle gene expression determined by microarray. Physiol Genomics 2002.

Roubenoff R, Skolnik Pr, Shevitz A et al. Effect of a single bout of acute exercise on plasma human immunodeficiency virus RNA levels. J Appl Physiol 1999;86.

Rowe PC, Barron DF, Calkins H et al. Intolerância ortostática e CFS associado com síndrome de Ehlers-Danlos. J Ped 1999;135(4):494-499.

Ryan AS, Nicklas BJ, Dennis KE. Aerobic exercise maintains regional bone mineral density during weight loss in postmenopausal women. J Appl Physiol 1998;84(4):1305-1310.

Sá SAG. Biometria em educação física: generalidades, antropomorfologia. São Paulo: McGraw-Hill do Brasil 1975.

Sacco ICN, Duarte M, Amadio AC. Contribuição das características e propriedades inerciais da massa corporal humana para o estudo de modelos antropométricos biomecânicos. Anais do VI Congresso Brasileiro de Biomecânica. Brasília: UNB 1995;144-150.

Salvendi I. Handbook of Human Factors and Ergonomics. New York: John Wiley & Sons 1997.

Sampaio AA, Oliveira JRG. A ginástica laboral na promoção da saúde e melhoria da qualidade de vida no trabalhador. Caderno de Educação Física 2008;7(13):71-79.

Sánchez-Garcia S, Garcia-Peña C, Duque-López MX et al. Anthropometric measures and nutritional status in a healthy elderly population. BMC Public Health 2007;7(2):1-9.

Sancho L, De La Hera A, Nogales A et al. Induction of NK activity in newborns. N Engl J Med 1986; 314:57-58.

Santos CW, Melo SIL. Uma proposta para medição da flexibilidade da articulação coxofemoral. Anais do VII Congresso Brasileiro de Biomecânica. Campinas: Unicamp 1997;149-154.

Santos SSC. Gerontologia à luz da complexidade de Edgar Morin. Revista Eletrônica do Mestrado de Educação Ambiental, vol. Especial, out. 2004.

Sartorio A, Lafortuna CR, Pogliaghi S et al. The impact of gender, body dimension and body composition on handgrip strength in healthy children. J Endocrinol Invest 2002;25:431-435.

Sato L. LER: objeto e pretexto para a construção do campo trabalho e saúde. Rio de Janeiro: Cad Saúde Pública v. 17, n. 1, jan./feb. 2001.

Sayers SP, Guralnik JM, Thombs LA et al. Effect of leg muscle contraction velocity on functional performance in older men and women. J Am Geriatr Soc 2005;53(3):467-471.

Schimitz JC. Ginástica laboral compensatória. Rio de Janeiro: Comunidade Esportiva II vol. 16, set/out, 1981.

Schlote A, Richter M, Wunderlich MT, et al. WHODAS II with people after stroke and their relatives. Disabil Rehabil 2009;31:855-864.

Schlüssel MM, Anjos LA, Kac G. A dinamometria manual e seu uso na avaliação nutricional. Campinas: Revista de Nutrição. Vol. 21, nº 2, mar./abr. 2008.

Schneidert M, Hurst R, Miller J et al. The role of environment in the international classification of functioning, disability and health (ICF). Disabil Rehabil 2003.

Schön DA. Educando o profissional reflexivo: um novo design para o ensino e a aprendizagem. Trad. Roberto Cataldo Costa. Porto Alegre: Artes Médicas Sul 2000.

Schuntermann MF. The implementation of the International Classification of Functioning, Disability and Health in Germany: experiences and problems. Int J Rehabil Res 2000.

Seale P, Rudnicki MA. A new look at the origin, function, and "stem-cell" status of muscle satellite cells. Dev Biol 2000;218(2):115-124.

Seene T, Alev K, Kaasik P et al. Endurance training: volume-dependent adaptations changes in myosin. Intern J Sports Med 2005;26:815-821.

Seidl EMF, Machado ACA. Bem-estar psicológico, enfrentamento e lipodistrofia em pessoas vivendo com HIV/Aids. Maringá: Psicol Estud 2008;13(2):239-247.

Selivanov VA, Atauri P, Centelles JJ et al. The changes in the energy metabolism of human muscle induced by training. J Theoretical Biol 2008.

Selye H. Stress in health. Boston: Butterworth Inc. 1976.

SESI – Serviço Social da Indústria. Ginástica na empresa. Caderno técnico-didático. SESI 2006.

SESI – Serviço Social da Indústria. Ginástica na empresa. Subsídios técnicos para implantação. Brasília: SESI – DN 1996.

Shang XL, Chen SY, Ren HM et al. Carbonic Anhydrase III: The new hope for the elimination of exercise-induced muscle fatigue. Medical Hypotheses 2009;72:427-429.

Shephard RJ, Pang N. Immunological hazards from nutritional imbalance in athletes. Exerc Immunol Rev 1998;4:22-48.

Shephard RJ, Rhind S, Pang N. Exercise and the immune system. Natural killer cells. Interleukins and related responses. Sports Med 1994;18:341-369.

Shewhar WA. Economic control of quality of manufactured product/50th anniversary commemorative issue. [S.l.]: American Society for Quality 1980.

Shewhart WA. Statistical method from the viewpoint of qualit. New York, 1939.

Shinkai S, Shore S, Shek PN et al. Acute exercise and immune function. Relationship between lymphocyte activity and changes in subset counts. Int J Sports Med 1992;13:452-461.

Shinzato GT, Batistella LR. Exercício isocinético: sua utilização para avaliação e reabilitação musculoesquelética. Ambito Med Desportiva 1996;1:11-18.

Shishkin SS, Kovalyov LI, Kovalyova MA. Proteomic studies of human and other vertebrate muscle protein. Moscow: Biochemistry 2004;69(11):1283-1298.

Shumway-Cook A, Guralnik JM, Phillips CL et al. Age-associated declines in complex walking task performance: the walking In: Chianti toolkit. J Am Geriatr Soc 2007;55(1):58-65.

Shumway-Cook A, Woollacott MH. Controle motor: teoria e aplicações práticas. São Paulo: Manole, 2003.

Sigal LH, Ron Y. Immunology and inflammation. Basic mechanisms and clinical consequences. New York: McGraw-Hill 1994.

Silva CC, Goldberg TBL, Teixeira AS et al. O exercício físico potencializa ou compromete o crescimento longitudinal de crianças e adolescentes? Mito ou Verdade? Niterói: Rev Bras Med Esporte v. 10 n. 6, nov./dez. 2004.

Silva E. Histomorfometria e expressão de proteínas de choque térmico (HSP-70) em músculos estriados de ratos sedentários, treinados e submetidos ou não ao exercício exaustivo. Dissertação (Mestrado em Biologia Celular e Estrutural). Viçosa: Universidade Federal de Vicosa 2007.

Silva Netto ADC. Stress ocupacional: uma abordagem pessoal e empresarial 2000.

Silva NP. Recreação. 2 ed. São Paulo: Brasil 1971.

Silva OJ. Exercício e saúde: fatos e mitos. Florianópolis: UFSC 1995.

Silva RT, Cohen M, Matsumoto MH et al. Avaliação das lesões ortopédicas em tenistas amadores competitivos. Rev Bras Ortop 2005;40:270-279.

Silva TAA, Frisoli Júnior A, Pinheiro MM et al. Sarcopenia associada ao envelhecimento: aspectos etiológicos e opções terapêuticas. Rev Bras Reumatol 2006;46(6):391-397.

Silverstein BA, Fine LJ, Armstrong TJ. Occupational factors and the carpal tunnel syndrome. New York: Amer J Ind Med 1987;11:3.

Simeonsson RJ. ICF–CY: a universal tool for documentation of disability. J Pol Prac Intel Dis 2009.

Simeousson RJ. Classification of communication disabilities in children: contribution of the International Classification on Functioning, Disability and Health. Int J Audiol 2003.

Siopack JS, Jergesen, HE. Total hip arthroplasty. West J Med London 1995;162(3):243-249.

Skelton DA, Greig CA, Davies JM et al. Strength, power and related functional ability of healthy people aged 65-89 years. Age Ageing 1994;23(5):371-377.

Smith MJ. Considerações psicossociais sobre os distúrbios ósteo-musculares relacionados ao trabalho (DORT) nos membros superiores. Tradução: Maria Cristina Palmer Lima Zamberlan. Proceeding of the Human Factors and Ergonomics Society 40th Annual Meeting 1996;776-780.

Snyder BK, Sigal LH. Nutrition and immunity. In: Immunology and inflammation. Basic mechanisms and clinical consequences. Sigal LH, Ron Y (ed). New York: McGraw-Hill 1994;509-518.

Soares RG, Assunção AA. A baixa adesão ao programa de ginástica laboral: buscando elementos do trabalho para entender o problema. VII Congresso Latino -Americano de Ergonomia. Recife: Abergo 2002.

Sociedade Brasileira de Medicina do Esporte. Atividade física e saúde na infância e adolescência. Rev Bras Med Esporte, vol. 4, nº 4, jul./ago. 1998.

Sociedade Brasileira de Medicina do Esporte. Posicionamento Oficial. In: Osteoporosis and exercise. Tajima O, Ashizawa N, Ishii T, Amagai HM, Todd JA, Robinson RJ. Postgrad Med J 2003;79: 320-323.

Souza AC, Magalhaes LC, Teixeira-Salmela LF. Adaptação transcultural e análise das propriedades psicométricas da versão brasileira do perfil de atividade humana. Cad Saúde Pública 2006.

Souza HCD, Penteado DMD, Martin-Pinge MC et al. O bloqueio da sintese do óxido nítrico promove aumento da hipertrofia e da fibrose cardíaca em ratos submetidos a treinamento aeróbio. Arq Bras Cardiol 2007;89(2):99-104.

Souza PML, Jacob-Filho W, Santarém JM et al. Progressive resistance training in elderly HIV-positive patients: does it work? Clinics 2008;63(5):619-624.

Souza TPL, Raiol RA. Benefícios dos exercícios resistidos no processo de envelhecimento humano. Buenos Aires: EFDeportes.com, Revista Digital. Año 16, nº 156, mayo de 2011.

Spriet LL. Anaerobic metabolism in human skeletal muscle during short-term, intense activity. Can J Phys Pharm 1992;70(1):157-165.

Steffen TM, Hacker TA, Mollinger L. Age- and gender-related test performance in community-dwelling elderly people: Six-Minute Walk Test, Berg Balance Scale, Timed Up & Go Test, and gait speeds. Phys Ther 2002;82(2):128-137.

Steiner WA, Ryser L, Huber E et al. Use of the ICF model as a clinical problem – solving tool in physical therapy and rehabilitation medicine. Phys Ther 2002.

Steppich B, Dayyani F, Gruber R et al. Selective mobilization of CD14+ CD16+ monocytes by exercise. Am J Cell Physiol 2000;279(3):C578-C586.

Stites DP, Terr AI, Parslow TG. Imunologia médica. 9 ed. Rio de Janeiro: Guanabara Koogan 2000.

Strohman RC. Epigenesis: the missing beat in biotechnology? Biotechnology 1995.

Strohman RC. Linear genetics, non-linear epigenetics: complementary approaches to understanding complex diseases. Integ Phys Behaviour Sci 1995.

Stucki G, Cieza A. The International Classification of Functioning Disability and Health in physical and rehabilitation medicine. Eur J Phys Rehabil Med 2008.

Stucki G, Grimby G. Applying the ICF in medicine. J Rehabil Med 2004.

Stucki G, Ustun TB, Melvin J. Applying the ICF for the acute hospital and early post-acute rehabilitation facilities. Disabil Rehabil 2005.

Su CY, Lin JH, Chien TH et al. Grip strength in different positions of elbow and shoulder. Arch Phys Med Rehabil 1994;75:812-815.

Sugiura H, Nishida H, Sugiura H et al. Immunomodulatory action of chronic exercise on macrophage and lymphocyte cytokine production in mice. Acta Physiol Scand 2002;174:247-256.

Sun H, Liu J, Ding F et al. Investigation of differentially expressed proteins in rat gastrocnemius muscle during denervation-reinnervation. J Muscle Res Cell Motil 2006;27:241-250.

Sund-Levander M, Forsberg C, Wahren LK. Normal oral, rectal, tympanic and axillary body temperature in adult men and women: a sistematic literature review. Scand J Caring Sci 2002;16(2):122-128.

Sunnerhagen KS, Hedberg M, Henning GB et al. Muscle performance in an urban population sample of 40- to 79-year-old men and women. Scand J Rehabil Med 2000;32(4):159-167.

Suri P, Rainville J, Kalichman L et al. Does this older adult with lower extremity pain have the clinical syndrome of lumbar spinal stenosis? Jama 2010;304(23):2628-2636. Review. Pubmed Pmid: 21156951.

Sznelwar L, Zidan LN. O trabalho humano com sistemas informatizados no setor de serviços. São Paulo: Plêiade 2000.

Sznelwar LI. Fórum Nacional sobre o Fenômeno LER/DORT – Construindo uma nova visão e formas concretas de ação. Ata final do Fórum. Florianópolis: Fundacentro 2001.

Tagliavini RL, Poi WR. Prevenção de doenças ocupacionais em odontologia. São Paulo: Santos 1998.

Tajima O, Ashizawa N, Ishii T et al. Osteoporosis and exercise. Postgrad Med J 2003.

Takao T, Nagai K. Proteomic analysis of slow- and fast-twitch skeletal muscle. Proteomics 2005; 5:2896-2906.

Targa J. Teoria da educação físico-desportivo-recreativa. Porto Alegre: Escola Superior de Educação Física 1973.

Terra R, Silva SAG, Pinto VS et al. Efeito do exercício no sistema imune: resposta, adaptação e sinalização cellular. São Paulo: Rev Bras Med Esporte vol.18 n° 3 May/June 2012.

Thomas-Stonel N, Oddson B, Robertson B et al. Predicted and observed outcomes in preschool children following speech and language treatment: parent and clinician perspectives. J Commun Disord 2009.

Thonnard JL, Penta M. Functional assessment in physiotherapy. A literature review. Eur Medicophys 2007.

Tietjen-Smith T, Smith SW, Martin M et al. Grip strength in relation to overall strength and functional capacity in very old and oldest old females. Phys Occup Ther Geriatr 2006;24(4):63-78.

Tiggemann C, Pinto R, Kruel L. A percepção do esforço no treinamento de força. Soc Bras Med Esp 2010.

Timmerman LA, Clipstone NA, Ho SN et al. Rapid shuttling of NF-AT in discrimination of Ca^{2+} signals and immunosuppression. Nature 1996;383:837-840.

Timmons BW, Tarnopolsky MA, Bar-Or O. Sex-based effects on the distribution of NK cells subsets in response to exercise and carbohydrate intake in adolescents. J Appl Physiol [article in press], 2006.

Todd JA, Robinson RJ. Osteoporosis and exercise. Postgrad Med J 2003;79:320-323.

Toft I, Lindal S, Bønaa KH et al. Quantitative measurement of muscle fiber composition in a normal population. Muscle Nerve 2003;28:101-108.

Toledo AA, Orselli OT. Ginástica laboral. Florianópolis: UFSC 2001.

Tolgo AM, Beatrici A, Schulz R et al. Estudo comparativo de dois tipos de pás de remo em relação à técnica da remada dupla. Anais do VIII Congresso Brasileiro de Biomecânica. Florianópolis: CEFID/UDESC 1999;149-154.

Tomoko LIU, Li J, Saitoh S et al. Interaction of the effects between vitamin D receptor polymorphism and exercise training on bone metabolism. J Appl Physiol 2000;88:1271-1276.

Torgan CE, Daniels M. Regulation of myosin heavy chain expression during rat skeletal muscle development in vitro. Molecular Biology Cell 2001;12:1499-1508.

Toth MJ, Ades PA, Lewinter MM et al. Skeletal muscle myofi brillar mRNA expression in heart failure: relationship to local and circulating hormones.Trends in Biotechnology 2001;19:5.

Trombly CA, Scott AD. Occupational therapy for physical dysfunction. Baltimore: Williams e Wilkins Co. 1977.

Tuomilehto J, Lindstrom J, Eriksson JG et al. Prevention of type 2 diabetes mellitus by changes in life style among subjects with impaired glucose tolerance. N Engl J Med 2001.

Turek SL. Ortopedia: princípios e sua aplicação. São Paulo: Manole 1991.

U.S. Department of Health and Human Services. Agency for Healtcare and Quality Advancing Excellence in Heath Care.The guide to clinical preventive services – Recommendations of the U.S. Preventive Services Task Force 2009.

Ustun B, Chatterji S, Kostanjsek N. Comments from WHO for the Journal of Rehabilitation Medicine Special Supplement on ICF Core Sets. J Rehabil Med 2004.

Van der Lee JH. Constraint-induced therapy for stroke: more of the same or van Iersel MB, Munneke M, Esselink RA, Benraad CE, Olde Rikkert MG. Gait velocity and the timed-up-and-go test were sensitive to changes in mobility in frail elderly patients. J Clin Epidemiol 2008.

Van Tubergen A, Landewé R, Heuft-Dorenbosch L et al. Assessment of disability with the World Health Organization Disability Assessment Schedule II in patients with ankylosing spondylitis. Ann Rheum Dis 2003;62:140-145.

Vasconcelos KSS, Dias JMD, Dias RC. Relação entre intensidade de dor e capacidade funcional em indivíduos obesos com osteoartrite de joelho. Rev Bras Fisioter 2006;10(2):213-218.

Vaughn B. Revisão da prótese total de quadril. In: Segredos em ortopedia: respostas necessárias ao dia-a-dia: em rounds, na clínica, em exames orais e escritos. Brown DE, Neumann RD. 2 ed. Porto Alegre: Artmed 2001;468 p.

Velloso M, Costa C, Ozek C. Métodos de mensuração da dispneia: uma revisão da literatura in Conscientiae Saúde. São Paulo: Revista Científica, Uninove 2002.

Verde TJ, Scott GT, Moore RW et al. Immune responses and increased training of the elite athlete. J Appl Physiol 1992;73:1494-1499.

Vianna LC, Oliveira BR, Araujo CG. Age-related decline in handgrip strength differs according to gender. J Strength Cond Res 2007.

Vicent M, Toulouse G, Richard JG et al.Travail répétitit: guide d' analyse de postes. Quebec: IRSST 1995.

Vincent KR, Braith RW. Resistance exercise and boné turnover in elderly men and women. Med. Sci. Sports Exerc 2002;34(1):17-23.

Vivacqua CCR, Carreira MAMQ. Ergometria – ergoespirometria, cintilografia e ecocardiografia de esforço. 2 ed. Rio de Janeiro: Ed Atheneu 2009.

Wada M, Inashima S, Yamada T et al. Endurance traininginduced changes in alkali light chain patterns in type IIB fibers of the rat. J Appl Phys 2003.

Wade DT, Halligan P. New wine in old bottles: the WHO ICF as an explanatory model of human behaviour. Clin Rehabil 2003;17:349-354.

Wahrmann J, Winard R, Rieu M. Plasticity of skeletal myosin in endurance – trained rats (I): a quantitative study. Eur J Applied Phys 2001;84:367-372.

Wasinger VC, Corthals GL. Proteomic tools for biomedicine. J Chrom B 2002;771:33-48.

Watson RR, Eisinger M. Exercise and disease. Boca Raton: CRC 1992.

Wehren LE. Osteoporosis increases mortality risk in men. Geriatric Times v. III, n. 4, jul./aug. 2002.

Weigl M, Cieza A, Andersen C et al. Identification of relevant ICF categories in patients with chronic health conditions: a Delphi exercise. J Rehabil Med 2004;44(Suppl):12-21.

Weise M, Drinkard B, Mehlinger SL et al. Stress dose of hydrocortisone is not beneficial in patients with classic congenital adrenal hyperplasia undergoing short-term, high-intensity exercise. J Clin Endocrinol Metab 2004.

Werlang C. Flexibilidade e sua relação com o exercício físico. In: Exercícios em situações especiais I. Silva OJ (ed). Florianópolis: Ed. UFSC 1997.

White FC, Bloor CM, McKirnan MD et al. Exercise training in swine promotes growth of arteriolar bed and capillary angiogenesis in heart. Appl Physiol 1998;85(3):1160-1168.

WHO. Measuring health and disability: manual for WHO disability assessment schedule: WHOADAS 2.0. Geneva: World Health Organization 2010.

WHO. The international classification of functioning, disability and health. Geneva: World Health Organization 2001.

Wieczrek SA, Duarte M, Amadio CA. Avaliação da força de reação do solo no movimento básico de step. Anais do VII Congresso Brasileiro de Biomecânica 1997.

Wigal SB, Nemet D, Swanson JM et al. Catecholamine response to exercise in children with attention deficit hyperactivity disorder. Pediatric Res 2003.

Wilkins MR, Gasteiger E, Sanchez JC et al. Protein identification with sequence tags. Current Biology 1996;6:1543-1544.

Wilkins MR, Williams KL, Appel LD et al. Proteome research: new frontiers in functional genomics. Berlin: Springer Verlag, 1997.

Willians F. Saúde e segurança ocupacional: o que deve mudar no pensamento dos empresários brasileiros. Gazeta Mercantil, Sessão Trabalho, jun. 1999.

Winter DA. Biomechanics and motor control of human movement. 2 ed. New York: John Wiley & Sons, Inc. N Engl J Med 2002.

World Health Organization. Ageing and osteoporosis. World Health Day, 7 April 1999.

World Health Organization. Towards a common language for functioning, disability and health: ICF The International Classification of Functioning, Disability and Health. Genebra: WHO 2002.

Wysong P. Aquatic and Land exercises improve balance, function in older women with osteoporosis. Medscape Health Network 2003.

Xavier RBP. Abordagens médicas e fisioterapêuticas utilizadas em pacientes portadores de artroplastia total de quadril na região da grande Florianópolis. Trabalho de conclusão de curso. Universidade do Estado de Santa Catarina (UDESC) 2003.

Yu C, Chen Y, Cline GW et al. Mechanism by which fatty acids inhibit insulin activation of insulin receptor substrate-1 (IRS-1)-associated phosphatidylinositol 3-kinase activity in muscle. J Biol Chem 2002;277:50230-50236.

Zackoski KM, Dromerick AW, Sahrmann SA et al. Sarcopenic obesity: a new category of obesity in the elderly. Nutr Metab Cardiovasc Dis 2008;18(5):388-395.

Zambon AC, McDearmon EL, Salomonis N et al. Time- and exercise-dependent gene regulation in human skeletal muscle. Genome Biology 2003;4:61-67.

Zammit PS, Cohen A, Buckingham ME et al. Integration of embryonic and fetal skeletal myogenic programs at the myosin light chain 1f/3f locus. Developmental Biology 2008;313(1):420-433.

Zazula FC, Pereira MAS. Fisiopatologia da osteoporose e o exercício físico como medida preventiva. Arq Ciênc Saúde Unipar 2003;7(3):269-275.

Zétola PR. Análise epidemiológica de 125 casos de lesões por esforços repetitivos – LER em trabalhadores de indústria eletroeletrônica. Dissertação (Mestrado em Engenharia da Produção – Ergonomia). Curso de Pós-graduação em Engenharia da Produção, UFSC 2000.

Zhong S, Chen CN, Thompson LV. Sarcopenia of ageing: functional, structural and biochemical alterations. Rev Bras Fisioter 2007.

Zilli CM. Ginástica laboral e cinesiologia: uma tarefa interdisciplinar com ação multiprofissional. Curitiba: Lovise 2002.

Índice Remissivo

A

Ação(ões)
  biomecânicas, 22
  inadiável, 15
  telemérica, 47
Acomodação articular, 55
Acusia, 44
Agentes biológicos, 273
Agnosia, 41
  para leve toque, 41
Agulhas estéreis de insulina, 38
Alerações sensoriais, 34
Alongamento, 238
  de cadeias posteriores, 239
  do deltoide, 239
  lento, 240
Altura segmentar, 102
Amplitudes articulares, 82
Analgesia, 41
Análise do patrimônio biológico do trabalhador, 179-182
Anestesia, 30, 41
Angulações articulares, 167
Ângulos articulares, levantamento dos, 92
Aparelho
  contrátil, citoesqueleto sarcomérico do, 51
  locomotor, 21
Aquecimento, 238
Arco(s)
  de Forestier, 134
  de movimento(s), 79

instrumentos para avaliação, 83
segundo Leigton, 80
tabela dos, 81
Armação de vergalhões, 137
Atenção, 30
Atermoestesia, 41
Atividade(s)
 da vida diária, 15
  e sua ocupação porcentual média, 20
 da vida profissional, 17
 de vida do lazer, 19
 do bombeiro, 18
 humanas, 20
 marceneneiro/carpiteiro, 18
 predominantemente
  braçal, 244
  intelectual, 245
  operacional, 244
Ato inseguro, 202, 275
Atrofia, 97
Audição, 30, 44
Avaliação
 do dedo-chão na flexão de tronco, 126
 do tônus muscular, 55
 sensoperceptiva, 32
 sensorial, instrumentos para, 34

B

Barestesia, 30
Bíceps, 97
Biomecânica, 74
Biossegurança
 na ginástica laboral, 273-276
 relacionada aos agentes biológicos, 273
Bloqueios
 álgicos, 30
 antálgicos, 30
 articulares, classificação, 94
Braço
 dominante, 100
 não dominante, 100

C

Calor, percepção do, 29
Caminhada/corrida no mesmo lugar, 140
Caminhadas, trabalhadores que realizam longas, 167
Cansaço, sensação de, 172
Ciclo
 Deming, 204, 205
 PDCA, 204
Cintura escapular, medida da, 131
CIPA, *ver* Comissão Interna de Prevenção de Acidentes
Citoesqueleto, 51
 proteico, 50
 sarcomérico do aparelho contrátil, 51
Clipes para papel, adaptações com, 38
Comissão Interna de Prevenção de Acidentes (CIPA), 291
Compasso de "ponta cega", 37
Comportamento articular, 55-57
Concentração sanguínea, 232
Condição
 hipertônica, 66
 insegura, 275
Contração
 isométrica, 76, 202
 isotônica, 202
 muscular, 39
  elementos considerados "combustíveis" da, 75
  tecidos responsáveis pela, 74
Contratilidade, 74
 muscular, 76
  correção entre as classificações de, 77
 redução da, 260
Contrato
 celetista, elaboração de, 283
 de prestação de serviço em ginástica laboral, 288
Contratura
 miogelose, 39

muscular, 38
   sinonímia das, 39
  zonal, 39
Controle biológico na ginástica laboral, 221
Coordenação
  motora
    aquisição da, classificação hierárquica da, 155
    fina, 46
      das mãos, 158
      dos pés, 161
      global, 156
      segmentar, 156
    grossa, 47
      global, 155
      segmentar, 155
Corpúsculo
  de Meissner, 33
  de Pacini, 33
Córtex
  motor, 32
  sensor, 32
Cotovelo, hiperextensão de, 73
Cubo
  de neodímio, 159
  de Rubik, 158

D

Dedo mínimo, extensão do, 73
Desconforto, 172
  quadros de, 8
Desempenho muscular, 75
Desaquecimento, 240
Dinamômetro, 107
  analógico de pinça, 109
  Crohn para preensão manual, 111
  de mão, punho e antebraço, 110
  de mola para dedos, 110
  de preensão, 108
  de pronossupinação, 109
  de tronco e membros, 111

digital de pinça, 108
escapular, 111
fabricado por Chéron e Verdin, 112
isocinético com análise por *software*, 112
isocinético de tronco e membros inferiores, 112
Jamar de pinça, 109
para mão, 110
Disco de Merkel, 33
Discriminação relacional, 30
Disk discriminator, 35
  de plástico e pontas de metal, 36
  todo de plástico, 36
Distância
  acrômio-acrômio posterior, 130
  de Schöber, 119
  de Stibor, 120
  dedo-chão na inclinação de tronco, 127
Distúrbios emocionais, redução dos, 177
Doença de Hansen, 32
"Dois pontos"
  estímulo de, distâncias que deverão ser utilizadas, 37
  locais onde devem ser testados, 36
Dor, 41, 172

E

Elasticidade, 224
  comportamento da, 117
  de tronco, 121
    na flexão, estudo do perfil da, 122
  instrumentos para avaliação da, 117
  na flexão do tronco, 121
  negativa, 162
Energia cinética, 12, 22
Envelhecimento, retardo no processo de, 174
Equilíbrio, 30, 137
  avaliação com auxílio de *software*, 153
  cinético, 22
  corporal, bola como instrumento de avaliação do, 153

dinâmico, 6
estático, 6
   global, 31
   segmentar, 46
orgânico, 22
por grau de complexidade
   classificação do, 138
por posturas neuroevolutivas, classificação do, 139
segmentar dinâmico, 31
segmentar estático, 31
técnicas, testes e métodos utilizados para avaliar, 140
Equipamento(s)
   auxiliares e adaptativos, uso de, 263
   para estímulo dos padrões de equilíbrio, 152
Erro(s)
   de execução de tarefas, 172
   humanos na realização das tarefas diárias, 6
Escala
   de Ashworth, 258
   de Beighton, 257
   de Borg, 227
   de Bulbena, 257
   de cor, 34
   de equilíbrio de Berg, 142
   de Lyon Université, 259
   de Penn, 258
   de reflexos tendinosos, 259
   de sensibilidade, 34
   de Tardieu, 260
   de tônus patológico, 73
   Medical Research Council, 227
   para identificação da espasticidade, 258
Escore de Beighton, 73
Esfigmomanômetro
   de Lucareli *et al.*, 108
   original, 107
Espasticidade, 65
   escalas para identificação da, 258
Espondilite anquilosante, 125

"Espreguiçar", 5
Esquema corporal, 28, 31, 48
Estabilometria, 154
"Estado de semicontração muscular", 50
Estesiômetro, 34
   nacional, 35
Estímulo
   da fixação de minerais nos ossos, 175
   imunológico, 173
Estresse, 197
Ética e sigilo profissional na ginástica laboral, 277-279
Etiqueta na prática da ginástica laboral, 281-282
Eutonia, 72
Exercício(s)
   com foco
      na atividade, 246
      na pessoa, 243
   como lazer, prática de, 19
   composição dos, 166
   fisiologia dos, 21
   "inteligentes", 8
   isométricos, 26
   isotônicos, 26
   matriz do, 166
   na ginástica laboral no trabalho, história dos, 186
   na posição sentada, 247
   para trabalhadores
      com atividades predominantes
         braçais, 245
         de escritório, 246
         intelectuais, 245, 246
         operacionais, 245
   que utilizam movimentos finos das mãos, 247
   preventivos, 79
   resposta imunológica pela prática dos, 25
   tempo de execução em ação
      dinâmica, 167
      estática, 167

F

Fadiga
  leve, 151
  metabólica, 170
  resistência à, 170
  sinais de, 171
Fasciculações musculares, 171
Fator ergonômico, 12, 22
  classificação, 13, 14
Fibrilação, 172
Fisiologia da ginástica laboral, 23
Fita métrica emborrachada, 102
Flecha de Forestier, 134
  distância da, 134
Flexão
  do tronco em três situações, 123
  lateral do tronco, 128
Flexibilidade, 137, 162
Flexímetro, 84
Força
  cinética, 11
  de garra, 106
  muscular, 75, 103, 224
    instrumentos para avaliação da, 107
    média
      em quilogramas na realização da pinça polpa-polpa, 107
      na população brasileira, 105
    medições intrumentais de, 104
    no adulto, 106
    por idade e dominância, 105
    redução da, 261
    valores em vários países, 105
  redução da, 75
Formas, 30
Função
  cardíaca, ginástica laboral e, 228
  preparar para a, 199
  totalizadora, 31, 48
    no posto de trabalho, 202

G

Gesto profissional, 195
  formação do, 196
  formar, 199
  inserção progressiva de, 196
Geusia, 44
Ginástica laboral, 22
  ações integradas com empresas, 291-294
  adaptada, 249-263
  banco de três pernas com as diretrizes da, 5
  benefícios para os trabalhadores portadores de doenças, 23
  controle biológico da, 223
  definição de, 189
  efeitos fisiológicos da, 169-177
  ética e sigilo profissional na, 277-279
  etiqueta na prática da, 281-282
  fisiologia da, 23
  fundamentação legal, 191
  movimentos selecionados e planejados, 5
  para mototaxista, *motoboy* e motofrentista, 311-313
  para professores, 315-317
  para trabalhador autônomo, 299-301
  para trabalhador doméstico, 305-307
  para trabalhador em *home office*, *flex office*, *anywhere office* e teletrabalho, 307-310
  para trabalhador informal, 303-304
  para trabalhadoras gestantes, 265-266
  para trabalhadores com morbidades controladas, 225-234
  prestação de serviço para, 283
  posturas adequadas, 5
  resultados, 23
  seleção de grupos homogêneos para, 209-214
  sinonímia, 193
  técnicas de relaxamento, 5
Goniômetro(s)
  de interfalangianas, 84

para segmentos longos, 84
pendular, 84
universais, 85
Gorduras plasmáticas, redução das, 174
Grafestesia, 30
Graus
de complexidade, implantação de, 168
de liberdade articular, 55, 58
Grupo
de ginástica laboral, elegibilidade do trabalhador para compor, 210
homogêneo para exercícios em trabalhador
com restrições funcionais e não laborais, 212
deficiente reabilitado, 213
hígido e ideal para sua função, 211
hígido e treinável, 211
não hígido e com lesão residual, 212
reabilitado, 212
Gustação, 30, 44

H

Habilidade(s)
biológica
específica, desenvolver, 201
medidas da, 223
discriminativas, 43
Hábito(s)
formação de, 198
formar, 199
negativos, 200
positivos, 200
Hiperagnosia para leve toque, 41
Hiperestesia, 30, 41
Hipermobilidade, 56, 117
Hipertensão muscular, 39
Hipertermoestesia, 41
Hipertermognosia, 41
Hipertonia, 63
muscular, 39
patológica, 70
porcentual de, 66

Hipertrofia muscular, 76
Hipoestesia, 30, 41
Hipognosia para leve toque, 41
Hipomobilidade, 56, 117
Hipotermoestesia, 41
Hipotermognosia, 41
Hipotonia, 55, 63
dos membros superiores, 64
moderada, 72
porcentual de, 66
Hipotrofia, 97
muscular, 40
História natural da doença, 22
Homem de Vitruvius, 59
Homeostasia orgânica, 22
Homúnculo sensorial e motor de Penfield, 32
Humor, mudança de, 172

I

Inclinação
avaliação da, 128
lateral, 133
Inclinômetro de cabeça, 84
Índice
de massa corporal, 232
classificação, 233
de Schöber, 118
de Stibor, 119
medida do, 120
Instrumento
de trabalho, 17
para avaliação
da elasticidade, 117
da força muscular, 107
do arco de movimento, 83
do trofismo, 101, 102
sensorial, 34
Inteligência lógico-matemática, 205
Íons, "pulos" de, 169

J

Joelho
  com musculatura hipotônica, 64
  hiperextensão de, 73
Jogo de amarelinha, 154

K

Kinesiotapping, 39

L

Lesões cerebrais, prevenção das, 174
Leve toque, 41
Linguística, 205
Linha(s)
  ausência de algumas, 58
  de clivagem, 55, 57
  de força, 55
    muscular, 57
  de Langer, 57, 58
  normais, 57

M

Marcha, 31, 47
Massa muscular
  "consistência" da, 55
  normal entre braço dominante e não dominante, diferença de, 100
  preservar/manter, 200
Matriz
  do exercício, 166
  do movimento, 166
    desenvolvimento, 168
Medida(s)
  angulares negativas, 67
  da cintura escapular, 131
  de interfalangianas, 102
  do índice de Stibor, 120

Média angular com movimento em resistência, 68
Membros, capacidade funcional dos, 75
Menor de idade, ginástica laboral para, 267-271
Método Bobath, 141
Micropausa, 5
Minerais nos ossos, estímulo da fixação de, 175
Miogelose, 39
Miosite ossificante, 162
Monofilamento, 34
  estojo de, 35
  nacional, 35
Monotonia, 197
Motivação, 197
Mototaxista, *motoboy* e motofrentista, ginástica laboral para, 311-313
Movimento(s)
  articulares
    ativos, 83
    passivos, 83
    resistidos, 83
  ativos, 66
    livres
      em praticantes de atividade, 69
      em sedentários, 69
  intensidade dos, 12
  interarticulares, 164
  matriz do, 166
  na diagonal, 167
  o homem e os, 11-20
  passivos, 67
    em praticantes de exercícios, 70
    em sedentários, 69
  promotores de congruência articular, 49
  resistidos, 67, 68
  semiologia dos, 28-162
    arco de movimento, 79
    contratilidade, 74
    elasticidade, 114
    força muscular, 103

sensibilidade, 28
trofismo, 95
sensopercepções relacionadas com o, 41
Músculos esqueléticos, 50

N

Nebulina, 51
Neurotmese, 97
Noção espacial e temporal, 31, 48
Normoestesia, 41
Normotermoestesia, 41
Normotermognosia, 41
Normotonia, 72
  porcentual de, 66

O

Olfato, 30, 44
Órteses, uso de, 263
Orthogiro®, 159
  protocolo de exercícios com o, 160
Osteocinemática, 49

P

Padrão(ões)
  de equilíbrio, equipamentos para estímulo dos, 152
  extensor, 164
    ativo, 165
  flexor, 70, 164, 165
  Kabat, 85
  musculares, classificação, 163-168
  Pompage, 166
Palestesia, 31
Pallet, 8
Pannus, 162
Papel quadriculado, 136
Paquímetro com "ponta cega", 37, 38
Parestesia, 41

Patrimônio biológico do trabalhador, classificação, 211
Pausa, 5
PDCA (Plan, Do, Check, Act), 204
PDSA (Plan, Do, Study, Act), 204
Pele
  estruturas da, 33
  receptores presentes na, 33
Percepção
  do calor, 29
  háptica, 30
Perfil de hidratação, ginástica laboral e, 231
Perimetria
  de braço, 97
  dinâmica do tórax, medidas de, 135
Peso corporal, cálculo, 157
Pessoas deficientes, perfil epidemiológico, 256
Pilometria, 31
Pinça polpa-polpa, força muscular média em quilograma na realização da, 107
Plano de Frankfourt, 62
Plasticidade positiva, 162
Polegar, flexão em direção ao antebraço, 73
POMA, 147
"Pontos-gatilho", 39
Ponto(s)
  anatômicos, 130-132
    do ECOM em posição neutra, 135
  de avaliação de Forestier, 135
Pontuação de Beighton, 116
Posto
  de trabalho
    checklist para avaliação simplificada, 219
    estudo do
      avaliação, 216
      cronoanálise dos movimentos e posturas, 218
      roteiros validados, 218
    exigência do, critério de interpretação, 220
Postura(s), 31
  global, 55

normal, 55
transferências de, 31
Pregas dérmicas, 57
Pressão arterial, 222
   classificação em teste de esforço, 231
   em repouso e após exercício, 229
Professores, ginástica laboral para, 315-317
Programa
   de ginástica laboral, 6
     ciclo Deming, 204
     elaboração do, 183-294
     etapas
       acolhimento/comunicação, 236
       ambientação, 235
       divulgação, 236
       exercícios aplicados, 236
       motivação, 236
       para construção do programa, 237
       roteiro das sessões de exercícios, 238
       usuais para elaboração do, 206
   o que é, 203
   objetivos do
     específicos, 199
     gerais, 197
   pontos importantes para o planejamento, 204
Proteínas musculares, fixação das, 176
Próteses, uso de, 263
Pulso arterial, 222

Q

Quebra da retina, 197

R

Receptor(es)
   de folículo piloso, 33
   presentes na pele, 33
Reforço positivo, 198
Régua
   articulada, 118

   de medidas de dedos, 102
   escapular, 85
   flexível
     em escala, 136
     simples, 136
Relação(ões)
   cintura e o quadril, 234
   interpessoais, melhora das, 197
Relaxamento, 239, 241
   técnicas de, 5
Relevo, 30
Reservatório, 274
Resistência progressiva, 262
Risco
   biológico, 274
   ergonômico, 12

S

Saturação de oxigênio em ar ambiente, níveis de, 226
Saúde, patrimônio intangível da pessoa humana, 22
Semana Interna de Prevenção de Acidentes, 292
Semiologia, 21
   dos movimentos, 28-162
Sensação, 32
Sensibilidade(s), 28
   discriminativas, 42
   em relação ao momento, classificação da, 30
   escala de, 34
   integradoras, 31
   objetiva, 28
     profunda, 28
     superficial, 28
   subjetiva, 28
Sensopercepção(ões), 28
   classificação, 29
   de proteção individuais, 30
   especiais, 44
   finalizadoras, 31

integradoras, 31
muscular, preservar/manter, 200
relacionadas com o movimento, 41
táteis, 30
tipos de, 41
Simetrógrafo, 134
Sinal(is)
da "corda de arco", 133
da flecha, 134
da seta, 134
de debilidade, 170
de fadiga, 171
vitais, 222
Síndrome
de Down, 57
de Ehlers-Danos, 115
metabólica, critérios de reconhecimento, 170
SIPAT, *ver* Semana Interna de Prevenção de Acidentes

T

Tabela
de angulação de movimentos articulares, 86
de Kapandji, 62
de Kendall, 62
dos arcos de movimentos, 81
Tato fino, 42
Tecidos
moles
anelástico, 116
consistência pela palpação, 56
hiperelástico, 115
hipoelástico, 116
inelástico, 116
normoelástico, 114
responsáveis pela contração muscular, 74
Técnica de medida dedo-chão
na flexão de tronco, 125
na inclinação, 127
Telemetria, 30

Temperaturas, 30, 41
Terminação(ões)
de Ruffini, 33
livres, 33
Termoestesia, 41
Teste
de Babinsk-Weil, 141
de equilíbrio dinâmico e estático, 140
de resistência variável, 104
de Tinetti, 145
do índice de Schöber, 118
isocinético, 104
isométrico, 104
isotônico, 104
Romberg, 140
Texturas, 30
Titina, 51
Tônus
atônico, 65
classificação, 71
flutuante, 65
hipertônico, 65
com hipomobilidade, 60
hipotônico, 65
hipotônicos
com hipermobilidade, 60
com hipomobilidade, 60
muscular, 50
avaliação, 55
classificação, 52
angular do, 66
esquema de cálculo, 63
nível do, 71
validação do, 55
níveis de, interpretação dos, 54
normal, 54, 62
normotônico, 60, 65
patológico, escalas de, 73
Trabalhador(a)(es)
autônomo, ginástica laboral para o, 299-301
com deficiência física, 168

deficiente habilitado, 182
dentro do padrão de normalidade, 168
domésticos, ginástica laboral para o, 305-307
em *Home office, flex office, anywhere office* e teletrabalho, ginástica laboral para, 307-310
em transporte manual de cargas, 168
gestantes, ginástica laboral para, 265-266
hígido, 179
   e treinável, 180
ideal para a função, 179
informal, ginástica laboral para o, 303-304
não hígido com lesões residuais, 181
patrimônio biológico do, análise do, 179-182
que realizam longas caminhadas, 167
reabilitado, 181
vigilantes, vigias e similares, 167
Trabalho com uso de equipamento de informática, 17
Tremores, 171
Trena de medidas humanas, 102
Tricoestesia, 30, 41
Trofia, 95
Trofismo, 95, 223

análise
   qualitativa, 99
   quantitativa, 99
instrumentos para avaliação do, 101
muscular, evolução e involução do, 98
Tronco
   em *long sitting*, 139
   em *side sitting*, 139
   face posterior em PO, 133
   flexão do, 73
      em três situações, 123
   posições de avaliação do dedo-chão na flexão de, 125

U.S. Department of Health and Human Services
   classificação de evidências, certezas e recomendações do, 7

Validação do Tônus Muscular, 55, 57
   protocolo, 59
Vibração, 31
Visão, 30, 44

Impressão e Acabamento:
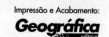